# 실무 의학용어

MEDICAL TERMINOLOGY

김상미 · 김민주 · 서우순 · 이옥희 · 정은욱 · 최지연 · 황슬기
공저

계축문화사

# 머리말 Preface

1977년 '의무기록사' 제도 도입 이후 2018년 '보건의료정보관리사' 개칭을 맞이하여 기존의 의무기록사에 대한 역량 강화의 필요성이 더욱 요구되는 시점에서 교과목 간의 연계성 있는 실무중심 교재의 부족함을 느꼈다. 의무기록사 관련 교과목이 대부분 의학용어, 해부생리학, 병리학개론 등의 이론 수업 후 질병 및 수술분류, 의무기록 실습 과정으로 연결되고 있다. 이때, 전자의 교과목 이후 후자의 교과목 사이 연결 고리가 부족함으로써 학생들이 질병분류를 하거나 의무기록 예제 챠트 수업시 이해력이 부족하다고 느꼈다. 이에 본 교재는 연결고리의 역할을 수행하고자 우선적으로 구성하였다.

질병에 대한 개념 또는 정의 설명 후 별도의 진단, 치료 부분에서 별개로 설명하는 기존 교재와 차별적으로 하나의 질병용어에서 용어분석, 진료과, 개요, 증상, 원인, 합병증, 진단, 치료까지의 과정을 제시함으로써 의무기록 챠트에서의 환자의 질병에 관한 호소(chief complaints)로부터 치료까지의 흐름과 유사하게 구성하였다. 이러한 과정의 구성은 위에서 언급한 부분을 채워줄 수 있을 것으로 생각된다. 또한 의학용어를 처음 접하는 경우라도 조각조각이 아닌 흐름의 과정으로 본 교재를 접하는 것은 좀 더 수월히 임상을 이해할 수 있을 것으로 생각된다.

한편, 급성기 의료기관 외 요양병원에서도 다수의 보건의료정보관리사가 근무하는 것에 부응하기 위하여 별도의 노인질환 부분을 삽입하여 임상현장에서 쉽게 접근할 수 있도록 구성, 시대변화에 따르고자 하였다.

인공지능, 빅데이터, 사물인터넷, 지능형 로봇 등으로 대표되는 4차 산업혁명 시대가 도래하면서 보건의료분야에서의 보건의료정보관리사로서의 역할을 수행하기 위한 의학용어 지식을 습득하기 바란다. 본 교재의 부족한 부분에 대한 지적을 요청 드리며 추후 계속 보완하는 노력을 계속하도록 하겠다.

2018. 2<br>집필진 일동

# 차 례 Contents

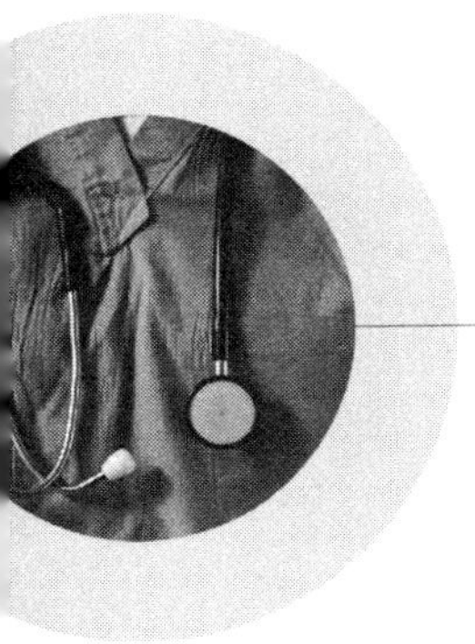

# 제 1 장

# 소화기계

## Digestive System

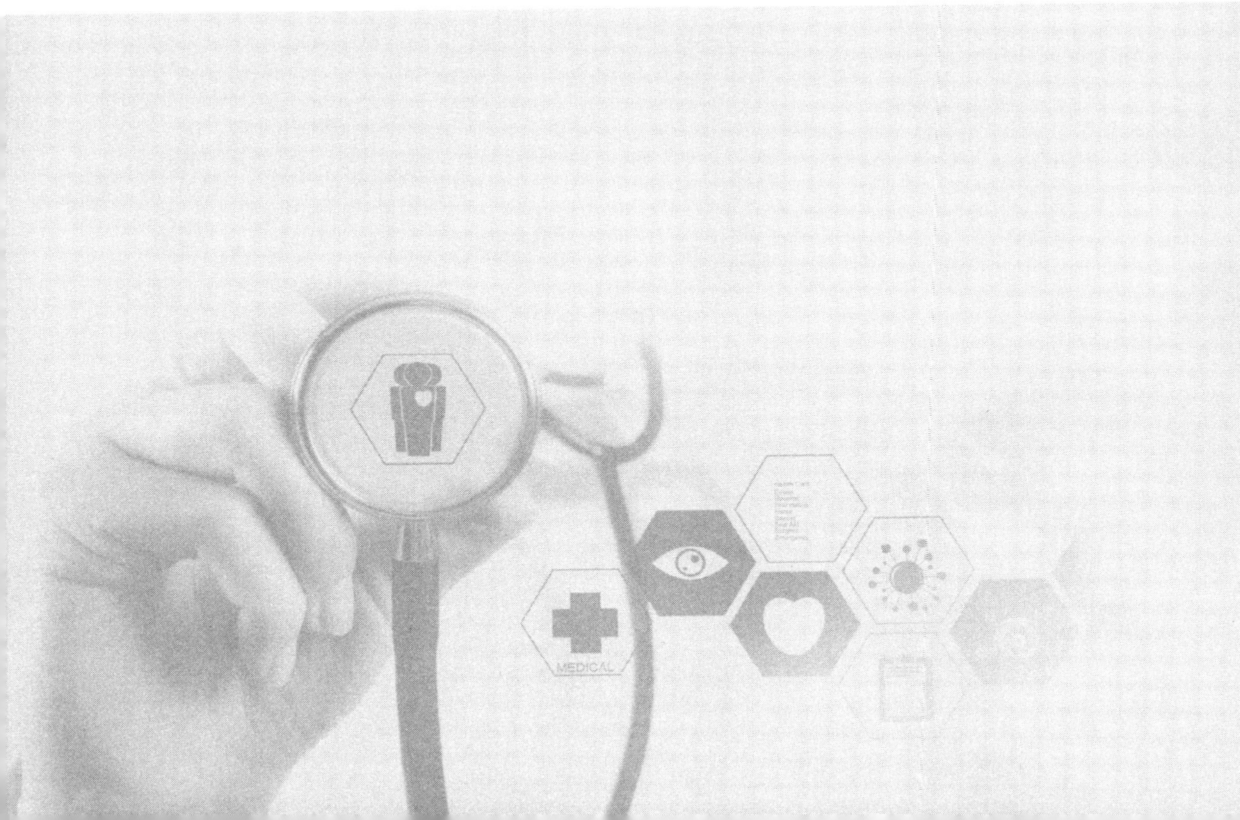

제 1 장

# 소화기계

## Digestive System

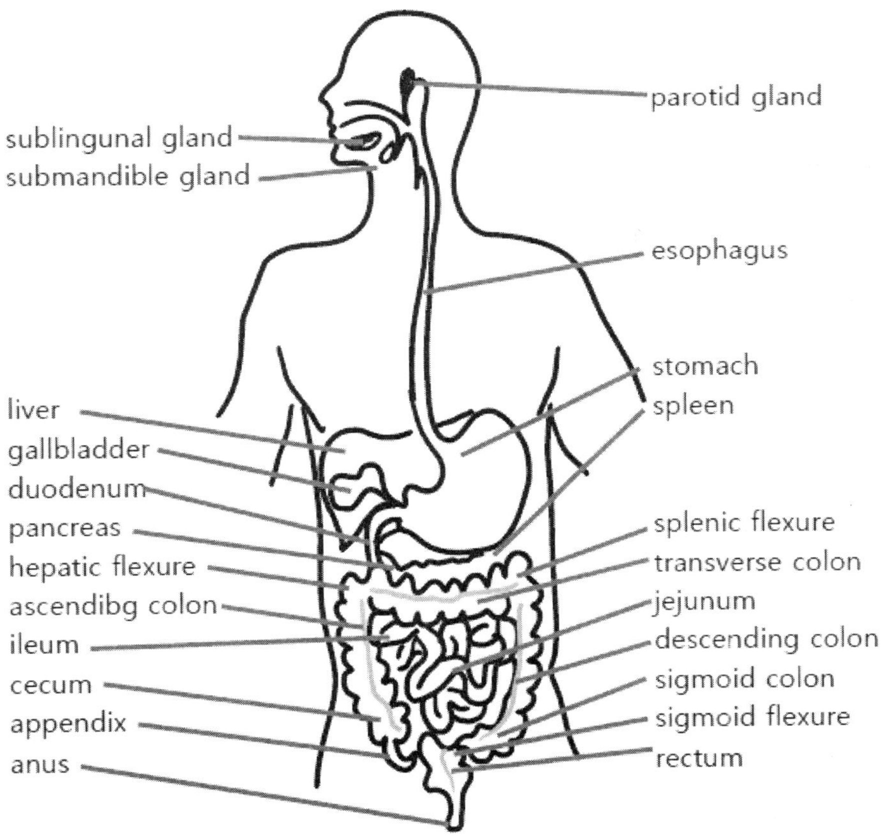

## 1. alimentary tract

oral cavity(구강) → pharinx(인두) → esophagus(식도) → stomach(위) → small intestine (duodenum : 십이지장, jejunum : 공장, ileum : 회장) → cecum → appendix → colon (ascending colon : 상행결장 → transverse colon : 횡행결장 → descending colon : 하행결장 → sigmoid colon : s상결장) → anal canal(직장)

## 2. Accessory organ (부속장기)

- liver : 간 → bile 담즙분비
- gall bladder : 담낭 → 담즙저장
- pancreas : 췌장 → 소화효소분비(amylase, lipase)
- common bile duct : 총담관
- cystic duct : 담낭관
- spleen : 비장

## 3. oral cavity (구강)

- lip : 입술
- gums, gingiva : 잇몸
- hard palate : 경구개, soft palate : 연구개
- uvula : 구개수(목젖)
- lingual frenulum : 설소대

## 4. structure of the teeth (치아의 구조)

- enamel : 사기질, dentine : 상아질, cementum : 시멘트질,
- pulp cavity : 치수강, crown : 치관, root canal : 치근관, gum : 잇몸

## 5. salivary gland (침샘)

- parotid gland : 이하선 → 가장 큰 샘
- submandibular gland : 악하선
- sublingual gland : 설하선 → 가장 작은 샘

## 6. stomach (위)

- fundus : 위저, body : 위체, pyloric antrum : 유문동, cardia : 분문
- pylorus : 유문, lesser curvature : 소만, greater curvature : 대간
- pyloric sphincter mucsle : 유문괄약근, rugae : 점막주름

## 7. large intestine (대장)

- ileum : 회장, cecum : 맹장, ileocecal valve : 회맹판, appendix : 충수
- ascending colon : 상행결장, transverse colon : 횡행결장
- descending colon : 하행결장, sigmoid colon : S상결장, rectum : 직장
- anal canal : 항문관, external and sphincter : 외항문괄약근, mesentery : 장간막

## aphtous stomatitis (= canker sore) 아프타구내염

(KCD code : )

- 용어 분석 stomato / 구강 –itis / 염증
- 주 진료과 치과
- 개 요 입안 점막부에 발현
  윤곽이 뚜렷하고, 홍반이 있는 통증성 괴양이 있음
- 증 상 구취(halitosis), 구강 백반증(leukoplakia of oral cavity)
- 원 인 1. 헤르페스 바이러스
  2. 스트레스, 피로, 호르몬 변화, 생리주기, 갑작스러운 체중 변화, 비타민 B12 결핍, 철분과 엽산 결핍, 면역력 저하
- 진 단 시진(visual exam)
- 치 료 약물치료 : 항바이러스제, 항생제, 면역억제제

## thrush 아구창

(KCD code :        )

- 용어 분석
- 주 진료과　치과
- 개　　요　입안의 아프타형성, 또는 백색반을 특징으로 하는 구강점막의 칸디다증
- 증　　상　백색증(leukoplakia), 구강점막내 궤양(oral ulcers)
- 원　　인　1. 신생아의 경우, 출생시 산도를 빠져 나오는 과정에서 감염
  2. 영양장애가 심할 때는 중증이 되는 경우도 있지만 일반적으로 예후는 양호
  3. 성인에서는 만성쇠약성 질환의 경과 중에 나타남
- 진　　단　시진(visual exam)
- 치　　료　1. 양치질 등으로 입안을 청결히 소독
  2. 영양개선으로 면역력 강화
  3. 니스타틴이나 트리코마이신

## candidiasis 칸디다증

(KCD code :        )

- 용어 분석　candida / 칸디다　-iasis / 병증상태
- 주 진료과　치과, 피부과
- 개　　요　칸디다속의 곰팡이에 의한 감염병
- 증　　상　회백색의 작은반점모양의 병터 또는 미란, 습진모양의 피부염
- 원　　인　1. 칸디다속의 Candida albicans
  2. 기회감염병
- 진　　단　시진(visual exam)
- 치　　료　1. 니스타틴(nystatin)이나 아졸(azole)계 항진균제 연고
  2. 항진균제

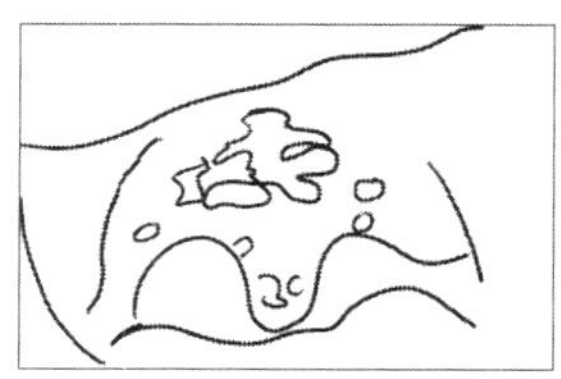

## ankylоglossia 허유착증

(KCD code :　　　　)

- 용어 분석　ankylo / 유착　glossio / 혀
- 주 진료과　소아청소년과, 성형외과
- 개　　요　설소대(frenulum linguae)가 비정상적으로 짧은 상태
- 증　　상　수유장애, 언어장애
- 원　　인　모름
- 합 병 증　안면기형
- 진　　단　육안으로 확인 가능
- 치　　료　설소대절제술(frenotomy)
- 관련용어　혀유착(tongue tie)

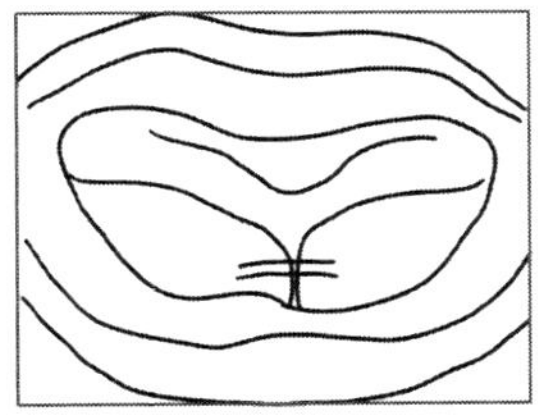

## cleft lip (=hare lip) 구순열　cleft palate 구개열

(KCD code :　　　　)

- 용어 분석　cleft / 갈라지다, lip / 입술
- 주 진료과　소아청소년과, 성형외과
- 개　　요　구순열 : 입술이 갈라진 상태
  구개열 : 입천장이 갈라진 상태
  동반되어 나타나는 경우가 많음
- 증　　상　수유장애, 언어장애, 치아 또는 턱뼈 발달 이상
- 원　　인　유전, 임신 초기 약물 복용(항경련제 페니토인 복용)이나 엽산 또는 비타민 C의 결핍, 저산소증, 홍역 등의 질병
- 합 병 증　안면기형
- 진　　단　1. 육안으로 확인 가능
  2. 산전초음파
- 치　　료　1. 구순열 재건술(cleft lip repair)
  2. 구개열 재건술(cleft plate repair)
- 관련용어　구개열(palatoschisis)
  구순열(harelip, labium leporinum)

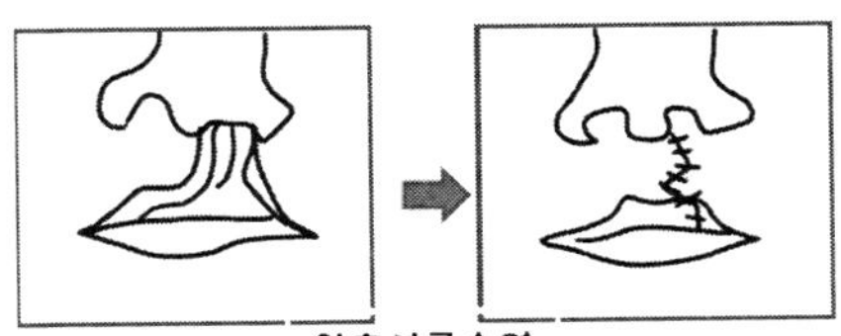

일측성구순염

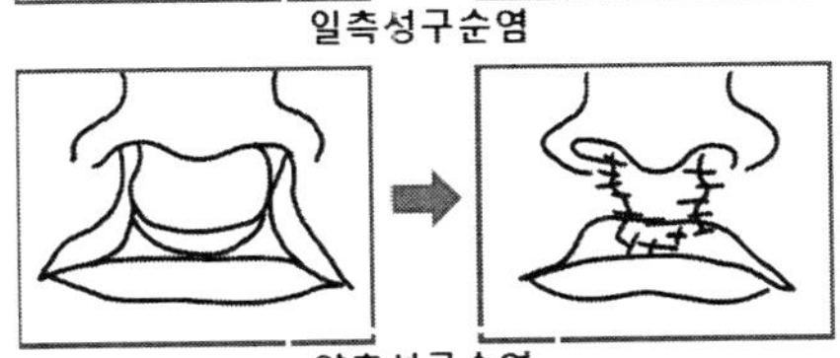

양측성구순염

## dental caries 치아우식

(KCD code :              )

- 용어 분석
- 주 진료과 치과
- 개 요 구강내 세균으로 치아 구성요소가 무기염의 탈호와 유기질의 용해로 와동을 형성하는 것
  급성·만성의 치질붕괴가 주요변화
- 증 상 치아통증(toothache)
- 원 인 1. 세균(S.mutans)
  2. 곰팡이
- 진 단 1. 시진(visual exam)
  2. X-ray
- 치 료 충전 : 아말감, 금, 은

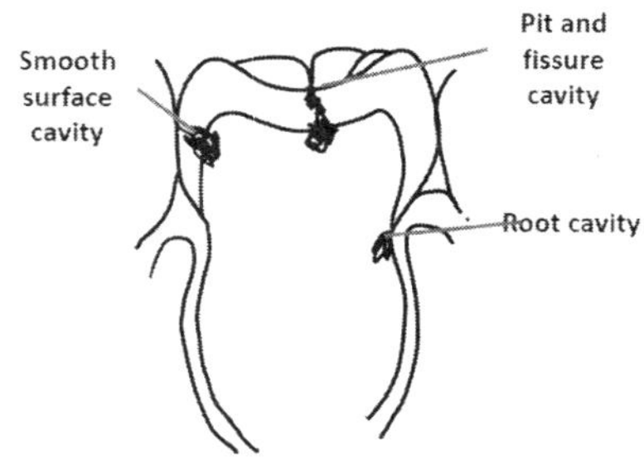


## periodontal disease 치주병

(KCD code :              )

- 용어 분석 peri- / 주위 dont- / 치아
- 주 진료과 치과
- 개 요 치주조직의 기능을 침해하는 병적상태
  대부분은 플라트안에 있는 세균으로 인한 염증
  잇몸염과 치주염
- 증 상 잇몸이 빨갛게 붓고, 출혈이 있음
- 원 인 1. 플라크(plaque)
  2. 단백질, 비타민 등의 영양부족, 임신한 경우나 당뇨병 등과 같은 호르몬 장애, 흡연, 후천성면역결핍증(AIDS) 등
- 진 단 1. 시진(visual exam)
  2. 방사선 검사
- 치 료 1. 스케일링(Scaling)
  2. 클로헥시딘(chlorhexidine)
  3. 항생제 치료

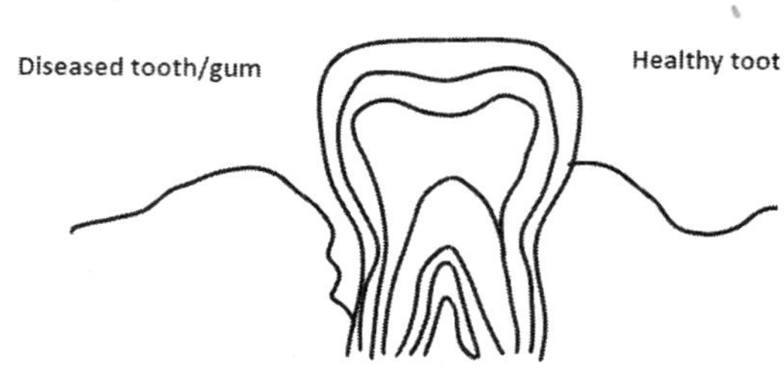

## palatoschisis 구개열

(KCD code :                )

- 용어 분석 palato- / 입천장 schisis / 갈림증
- 주 진료과 이비인후과
- 개 요 윗입술이 세로로 찢어져, 토끼의 입술 같아 보임
- 증 상 중이염(tympanitis), 청각장애
- 원 인 임신 초기 약물 복용(항경련제 페니토인 복용)
  엽산 또는 비타민 C 결핍, 저산소증, 홍역
- 진 단 시진(visual exam)
- 치 료 입천장과 인두 사이의 간격을 좁혀주는 수술
  입천장성형술(palatoplasty)

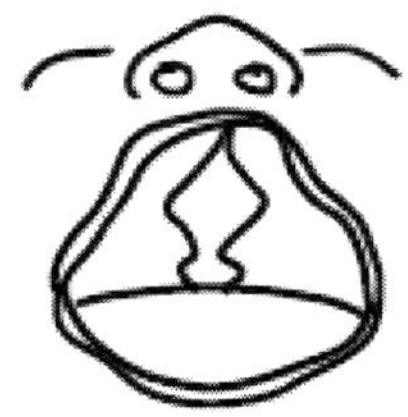

## esophageal atresia 식도폐쇄

(KCD code :                )

- 용어 분석 esophago- / 식도 atresia / 폐쇄
- 주 진료과 소화기내과
- 개 요 식도의 선천성 결여
- 증 상 기관식도샛길(Tracheoesophageal fistula),
  청색증(cyanosis), 호흡곤란(dyspnea)
- 원 인 1. 유전 기형 인자
  2. 환경적인 요인
- 진 단 1. 출생전 : 양수검사(양이 많아짐)
  2. 출생후 : 수유시 기침이나 질식 증상
- 치 료 수술요법

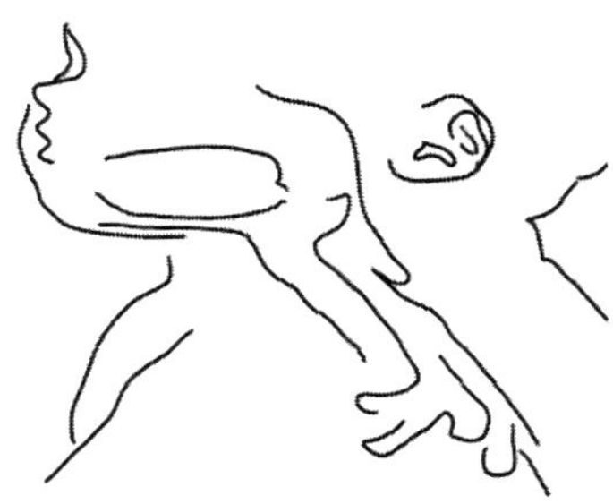

## esophageal varix 식도정맥류

(KCD code :                )

• 용어 분석 esophago- / 식도 varix / 정맥류
• 주 진료과 소화기내과
• 개 요 식도에 생기는 정맥류
문맥압 상승으로 문맥계와 연결되어 있는 부분의 정맥 압력이 높아짐
• 증 상 토혈(hematemesis), 흑색변(melena), 빈맥(tachycardia)
• 원 인 간경변(liver cirrhosis)
• 진 단 내시경 검사
• 치 료 1. 정맥류의 압을 떨어뜨릴 수 있는 약물투여
2. 식도정맥결찰술(esophageal varix ligation)

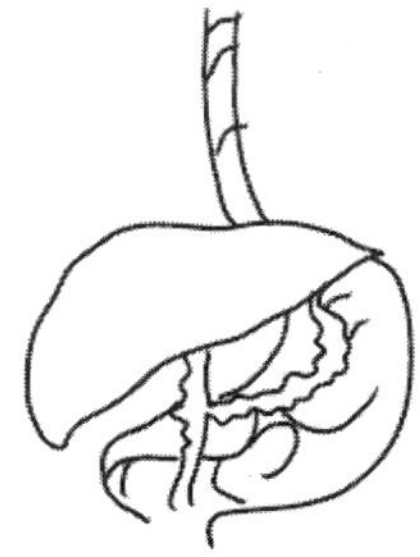

## achalasia 이완불능증

(KCD code :                )

• 용어 분석
• 주 진료과 소화기내과
• 개 요 식도하부의 조임근이 이완되지 않는 상태
• 증 상 연하곤란(dysphasia), 흉통(chest pain), 역류(regurgitation), 가슴앓이, 트림 장애(belching), 인두 불쾌감, 딸국질(hiccup), 연하통, 기도 내 흡입, 체중 감소
• 원 인 간경변(liver cirrhosis)
• 진 단 1. 흉부방사선 촬영
2. 바륨조영술
3. 식도 내압 검사
4. 내시경 검사
• 치 료 1. 약물치료와 보튤리눔 독소 주입법
2. 풍성확장술과 근절개술

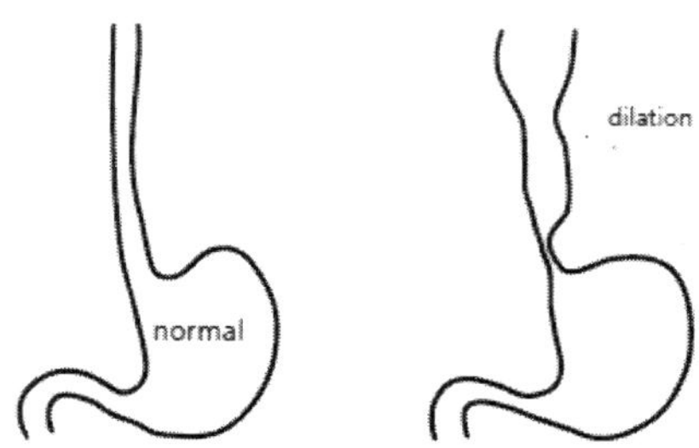

## esophagitis 식도염

(KCD code :                )

- 용어 분석 esophago- / 식도 -itis / 염증
- 주 진료과 소화기내과
- 개 요 식도 점막이 염증으로 짓무르는 질환
- 증 상 쉰목소리(hoarseness), 구역(nausea), 구토(vomiting), 발열(fever), 오한(chills), 경미한 백혈구 증가
- 원 인 1. 바이러스성
  2. 세균성
  3. 진균성
- 진 단 1. 문진
  2. 내시경검사
- 치 료 1. 항진균제
  2. 항바이러스제
  3. 항결핵제

## esophageal reflux 위식도역류

(KCD code :                )

- 용어 분석
- 주 진료과 소화기내과
- 개 요 식도로 역류된 위의 내용물로 불편한 증상, 합병증이 유발되는 상태
- 증 상 가슴쓰림(heartburn), 산 역류 증상(regurgitation)
  연하곤란(dysphagia), 연하통(odynophagia), 오심(nausea)
- 원 인 1. 하부식도 괄약근(lower esophageal sphincter: LES)의 일시적인 이완에 의한 것
  2. 식도열공 헤르니아(hiatal hernia)와 같은 해부학적 결손
  3. 하부식도 괄약근의 낮은 압력
- 진 단 1. 문진
  2. 내시경검사
- 치 료 1. 위산 분비 감소 : 히스타민 H2 수용체 길항제 또는 프로톤 펌프 억제제
  2. 수술적 치료

## esophageal cancer 식도암

(KCD code :                )

- 용어 분석
- 주 진료과　소화기내과
- 개　　요　식도에 발생하는 악성종양
- 증　　상　연하곤란(dysphagia), 구토(vomiting), 출혈(hematoemesis), 쉰 목소리(hoarseness), 만성 기침(chronic cough)
- 원　　인　1. 식이 요소 : 뜨거운 음료, 영양소 결핍(비타민 A, 비타민 C, 비타민 E, 베타-카로틴, 리보플라빈, 나이아신, 아연 등), 마테차, 곰팡이 독소
  2. 흡연, 음주, 방사선, 바레트 식도(Barrett's esophagus)
- 진　　단　조직검사
- 치　　료　1. 수술적 치료
  2. chemotherapy
  3. radiotherapy

## gastritis 위염

(KCD code :                )

- 용어 분석　gastro- / 위　-itis / 염증
- 주 진료과　소화기내과
- 개　　요　내시경에서 위궤양, 식도염 등의 징후가 나타나지 않는 소화불량 증상들을 모두 일컫는 비궤양성 소화불량(non ulcer dyspepsia)
- 증　　상　소화불량(dyspepsia), 위장 부근 불편감, 심와부(명치) 통증(epigastric pain), 복부 팽만감(abdominal distension), 식욕부진(anorexia), 트림(belching), 구토(vomiting), 오심(nausea), 열감
- 원　　인　1. 특정 음식
  2. 헬리코박터 파일로리
  3. 감염성 인자
- 진　　단　1. 내시경
  2. 조직검사
- 치　　료　위산억제제, 위장점막보호제

## gastroptosis 위하수

(KCD code :　　　　)

- 용어 분석　gastro- / 위　-ptosis / 하수
- 주 진료과　소화기내과
- 개　　요　위가 장골능 밑으로 위치해 있는 경우
- 증　　상　무기력, 추위, 배에 가스참
  식사를 할 때마다 명치 부근이 답답하고 불편, 소화불량
- 원　　인　1. 선천적 유전
  2. 스트레스 및 기타 자극
  3. 규칙적이지 못한 식사
- 진　　단　1. 문진(medical examination)
  2. 시진(inspectation)
  3. 촉진(palpation)
- 치　　료　1. 생활습관개선
  2. 유산균, 식이섬유 섭취

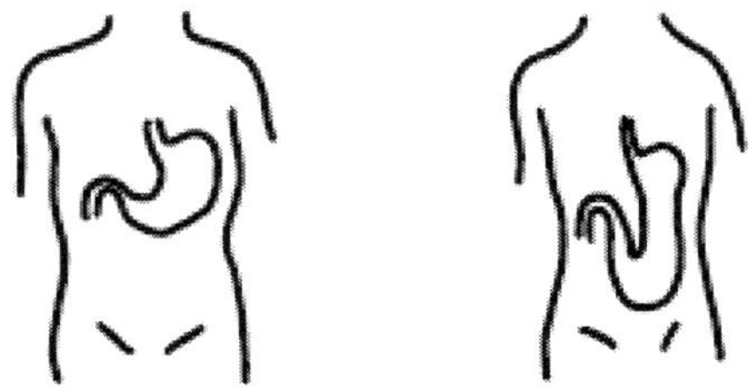

## peptic ulcer 소화궤양

(KCD code :　　　　)

- 용어 분석
- 주 진료과　소화기내과
- 개　　요　궤양(ulcer) : 점막이나 피부의 상피가 여러 가지 원인으로 상피바닥을 넘어 파괴 또는 괴사를 일으켜 염증이 수반되는 상태
  소화궤양(peptic ulcer) : 산성 위액의 작용에 의해서 식도, 위 또는 샘창자 점막이 파괴되어 결손부가 생기는 것
- 증　　상　위쪽 배에 심한 통증
  십이지장궤양 : 공복시 통증, 대개 식욕이 좋음
  위궤양 : 식사시 통증, 식욕부진으로 체중 감소(loose weight)
- 원　　인　1. 헬리코박터피로리균 감염
  2. 아스피린 등의 진통소염제 복용
  3. 흡연, 불규칙한 식사습관, 자극성 음식섭취, 육체적 질병, 스트레스, 위염
- 진　　단　내시경(endoscopy)
- 치　　료　1. 약물치료 : 위산분비억제제, 점막보호제
  2. 생활습관개선

## Zollinger-Ellison syndrome 졸링거엘리슨증후군

(KCD code :                )

• 용어 분석

• 주 진료과　소화기내과

• 개　　요　과다염산으로 인한 소화궤양, 이자섬의 비베타 세포 종양
　　　　　　가족성 다발내분비 샘종증과 연관

• 증　　상　설사(diarrhea)

• 원　　인　스트린을 분비하는 내분비 종양

• 진　　단　공복 혈청 가스트린 수치는 150pg/mL 이하

• 치　　료　1. 약물치료 : 위산분비억제제
　　　　　　2. 수술적요법 : 위전절제술(total gastrectomy)

## pyloric stenosis 유문협착(증)

(KCD code :                )

• 용어 분석

• 주 진료과　소화기내과

• 개　　요　위 유문(pylorus)이 좁아져 내용물이 잘 지나가지 못함
　　　　　　구분 : 선천성 - 비후성 날문 협착
　　　　　　　　　후천성 - 위궤양, 날문 전부 암

• 증　　상　체증, 구역(nausea), 구토(vomiting)

• 원　　인　유문근 주위 부종, 유문 근육 경련
　　　　　　계속적인 구토와 근육의 두꺼워지는
　　　　　　악순환으로 유문강이 좁아짐

• 진　　단　위장관조영술(gastrointestinal series)

• 치　　료　1. 산염기 및 전해질 대사이상 - 먼저 교정
　　　　　　2. 교정 후 비후된 유문근 절개 - Ramstedt pyloromyotomy

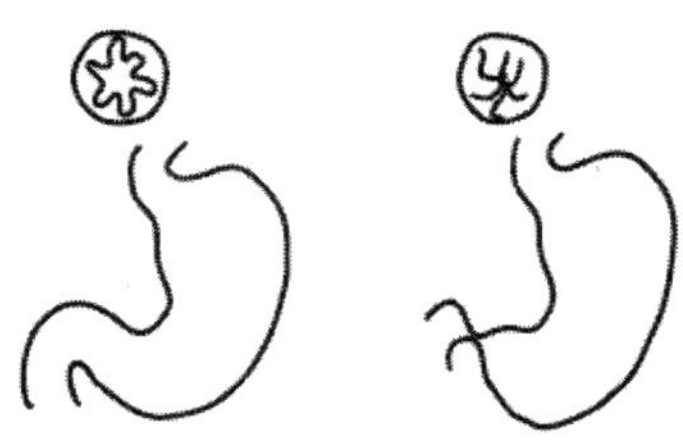

## congenital hypertrophic pyloric stenosis 선천성 비대성 유문협착

(KCD code :          )

- 용어 분석 hyper / 많은, 과한 –trophic / 증식
- 주 진료과 소아청소년과, 외과
- 개　　요 선천적으로 유문 속 근육의 비후로 유문이 막히거나 좁아져 있는 상태
- 증　　상 소화장애(dyspepsia), 구토(vomiting)
- 원　　인 원인은 모르나 남녀 발병 비율 4:1
- 합 병 증 탈수(dehydration)
- 진　　단 1. 복부초음파
  2. 영상검사
- 치　　료 1. 수액 요법 : 탈수 및 전해질 이상 교정
  2. 유문근절제술(pylorus resection)
- 관련용어 영아 비대성 유문협착증(infantile hypertrophic pyloric stenosis, IHPS)
  신생아 비후성 유문협착증(Hypertrophic Pyloric Stenosis in newborn infants)

## stomach cancer 위암

(KCD code :          )

- 용어 분석
- 주 진료과 소화기내과
- 개　　요 위의 악성 종양
- 증　　상 상복부 불쾌감, 통증, 소화 불량(dyspepsia), 위염(gastritis)
- 원　　인 1. 환경적인 요인
  2. 유전적 요인
- 진　　단 조직검사
- 치　　료 1. 수술(radical gastrectomy)
  2. chemotherapy
  3. radiotherapy

## ileitis 회장염

(KCD code :            )

- 용어 분석 ileum / 회장 –itis / 염증
- 주 진료과 소화기내과
- 개 요 작은창자의 회장에 생기는 염증
- 증 상 발작적인 복통(colic), 설사(diarrhea), 구토(vomiting), 경련
  식욕과 체중감소(anorexia, loose weight)
- 원 인 1. 장내 세균
  2. 알레르기
- 진 단 1. 임상의학적 검사 : 혈액검사, 소변검사
  2. Barium enema, 상부위장관조영술
  3. sigmoidscopy, colonoscopy
- 치 료 1. 약물요법
  2. 결장절제술(colectomy)
  3. 협착성형술(strictureplasty)

## colitis 결장염

(KCD code :            )

- 용어 분석 colon / 결장 –itis / 염증
- 주 진료과 소화기내과
- 개 요 세균감염이나 장내용물의 발효로 인한 대장 염증
  궤양성대장염(ulcerative colitis) : 대장의 점막, 점막하층에 염증 또는 궤양이 생기는 질환
- 증 상 발열(fever), 메스꺼움(nausea), 구토(vomiting), 설사(diarrhea)
- 원 인 1. 염증, 독성 자극
  2. 담즙 흡수 장애
- 진 단 1. 문진 및 임상의학적 검사
  2. 내시경을 통한 조직검사
- 치 료 약물요법 : 콜레스티라민, 부데소나이드, 차살리실산 비스무트(bismuth subsalicylate), 프레드니솔론, 메살라진

## enteritis 장염

(KCD code :  )

- 용어 분석 entero- / 장 -itis / 염증
- 주 진료과 소화기내과
- 개 요 창자의 모든 염증
  작은창자의 염증
- 증 상 복통(abdominal pain), 메스꺼움(nausea), 구토(vomiting),
  설사(diarrhea), 발열(fever)
- 원 인 1. 세균감염(포도상구균, 바실루스 세레우스, 클로스트리디움)
  2. 폭식
- 진 단 1. 증상을 통한 진단
  2. 잠혈변 검사 등을 통한 원인 균주 감별 진단
- 치 료 1. 수액공급 : 구토나 설사로 인한 체내 수분손실시 전해질 보급
  2. 항생체 : 혈변, 점액성변, 발열 동반시

## appendicitis 충수염

(KCD code :  )

- 용어 분석 appendix / 충수 -itis / 염증
- 주 진료과 소화기내과
- 개 요 맹장 끝 충수돌기에 염증 발생
  분류 : 조기 충수염, 화농성 충수염, 괴저성 충수염, 천공된 충수염 등
- 증 상 복통(abdominal pain), 메스꺼움(nausea), 구토(vomiting),
  식욕부진(ancrexia), 발열(fever)
- 원 인 1. 10대 : 점막하 림프소포(lymphoid follicle)의 증식으로 폐쇄
  2. 성인 : 대변이 굳어 분석(fecalith)에 의해 폐쇄
- 진 단 1. 문진 및 임상의학적 검사
  2. 복부 CT, 복부초음파(abdominal ultrasonography)
- 치 료 충수돌기절제술(appendectomy) : Mcburney's point 절개 후 충수돌기를 절제
  복강경 수술(laparoscope)

## proctitis 직장염

(KCD code :　　　　)

- 용어 분석　procto- / 직장　-itis / 염증
- 주 진료과　소화기내과
- 개　　요　직장에 나타나는 염증
- 증　　상　점액, 고름(pyochezia), 혈변(hematochezia)
- 원　　인　1. 궤양성대장염(Ulcerative colitis), 이질(Shigellosis) : 세균성 장염
  2. 아메바(Entamoeba histolytica) 원충류 감염
- 진　　단　1. 문진을 통한 병력 검사
  2. 임상검사 : 혈액검사, 대장 X-ray
  3. 대장내시경, 조직검사
- 치　　료　약물 : 항염증제(설파살라진/메살라진), 스테로이드, 면역억제제, 항생제

## dysentery 이질

(KCD code :　　　　)

- 용어 분석
- 주 진료과　소화기내과
- 개　　요　시겔라(Shigella) 균에 감염된 상태
  대장과 소장을 침범하는 급성 감염성 질환
  제1군 법정 감염병
- 증　　상　발열(fever), 구역(nausea), 복통(abdominal pain), 독소혈증(toxemia), 구토(vomiting), 잔변감(tenesmus), 점액, 고름(pyochezia), 혈변(hematochezia)
- 원　　인　그람음성 막대균인 시겔라(Shigella)
- 진　　단　대변검사
- 치　　료　1. 수분과 전해질 보충
  2. 항생제

## Crohns' disease 크론병

(KCD code :            )

- 용어 분석
- 주 진료과　소화기내과
- 개　　요　원인불명인 위장계통의 만성 육아종성 염증
  하부 회장 벽의 비후
- 증　　상　구역(nausea), 복통(abdominal pain), 구토(vomiting), 설사(diarrhea), 식욕감퇴(anorexia)
- 원　　인　1. 환경적 요인
  2. 유전적 요인
- 진　　단　1. 병력을 통한 진찰
  2. 혈액검사
  3. 대장 엑스선검사
  4. 대장 내시경검사
  5. 조직검사
- 치　　료　약물 : 항염증제(설파살라진(sulfasalazine), 메살라민(mesalamine)) 부신피질호르몬제 등

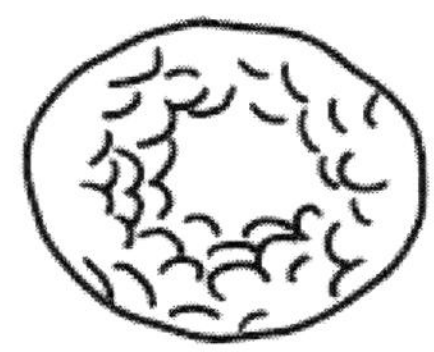

## diverticulitis 게실염

(KCD code :            )

- 용어 분석　diverticular / 게실　-itis / 염증
- 주 진료과　소화기내과
- 개　　요　게실증 : 대장벽이 바깥쪽으로 꽈리 모양으로 튀어나오는 질병
  게실염 : 꽈리 모양의 주머니(게실) 안으로 대변과 같은 오염 물질이 염증을 일으킨 것
- 증　　상　복통(abdominal pain), 열(fever), 혈변(hematochezia)
- 원　　인　1. 대장벽의 선천적으로 약한 부위의 대장 안으로 압력 증가
  2. 식사 습관, 변비, 고령
- 진　　단　1. 대장내시경
  2. 대장조영술
- 치　　료　1. 금식
  2. 수액 및 약물요법
  3. 수술요법

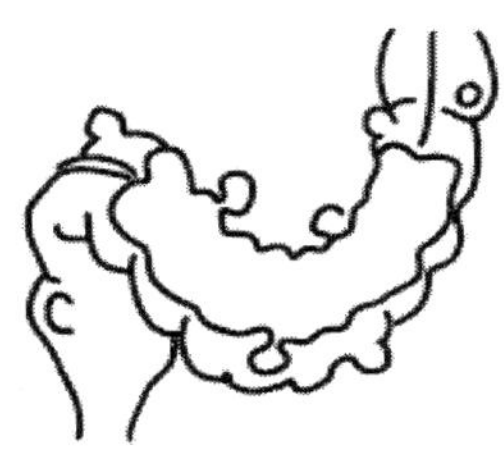

## peritonitis 복막염

(KCD code :          )

- 용어 분석 peritoneum / 복막 -itis / 염증
- 주 진료과 소화기내과
- 개 요 세균감염에 의해 배막에 발생한 염증
  급성과 만성으로 나뉨
- 증 상 구역(nausea), 구토(vomiting), 식욕감퇴(anorexia)
- 원 인 1. 위궤양, 십이지장궤양의 천공
  2. 충수염, 장티푸스에 의한 창자의 천공
  3. 자궁외 임신의 파열
- 진 단 임상증상
- 치 료 1. 비수술적 치료 : 금식, 수액 공급, 항생제 투여 및 경피적 배농, 내시경적 스텐트 삽입
  2. 수술적 치료 : 원인에 따라 수술 방법 및 수술 범위가 달라짐

## hemoperitoneum 혈복강

(KCD code :          )

- 용어 분석 hemo- / 혈액 peritoneum / 복강
- 주 진료과 소화기외과
- 개 요 복강내 장기의 파열에 의한 복강내 출혈이 생긴 상태
- 증 상 혈변(melena), 체중감소(loose weight), 뒤무직(tenesmus), 아랫배 통증(lower abdominal pain)
- 원 인 1. 사고나 외상에 의한 내장파열
  2. 동맥류 파열
  3. 자궁외 임신파열, 난소출혈
  4. 간암 등 악성종양의 파열, 소화관 천공
- 진 단 1. 육안 진찰
  2. 항문경
- 치 료 1. 수액과 수혈
  2. 산소공급
  3. 원인에 따른 치료법 적용

## Hirschsprung's disease (=congenital megacolon) 히르슈슈프룽병

(KCD code : )

- 용어 분석
- 주 진료과 소화기내과
- 개 요 큰창자 말단부 근육층 신경절 세포의 선천적 결여에 의한 병
  해당 부분 운동기능 결손은 몸쪽 부분의 정상 잘록창자의 심한 비대성 확장을 일으킴
- 증 상 변비(constipation), 복부팽만(abdominal distension), 구토(vomiting)
- 원 인 1. 유전적 요인
  2. 환경적 요인
- 진 단 1. 대장조영술(colon study)
  2. 직장내압검사(manometry)
  3. 조직검사
- 치 료 수술요법 : 듀하멜식(Duhamel's operation), 소아베식, 스벤슨식

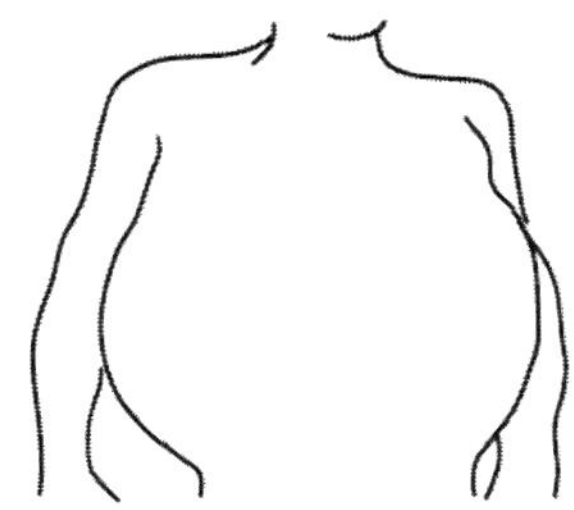

## Meckel's diverticulum 메켈 게실

(KCD code : )

- 용어 분석
- 주 진료과 소아청소년과, 외과
- 개 요 산모로부터 태아에게 혈액을 공급하던 제장관막관이 퇴화되지 않고 60~100cm 정도의 회장벽에서 돌출하여 비정상적인 낭을 형성하는 질환
- 증 상 혈변(Hematochezia), 장폐색(ileus)
- 원 인 원인은 모르나 남녀 발병 비율 4:1
- 합 병 증 장폐색(ileus)
- 진 단 영상검사
- 치 료 1. 회장절제술(ileectomy)
  2. 게실 절제술(diverticulectomy)

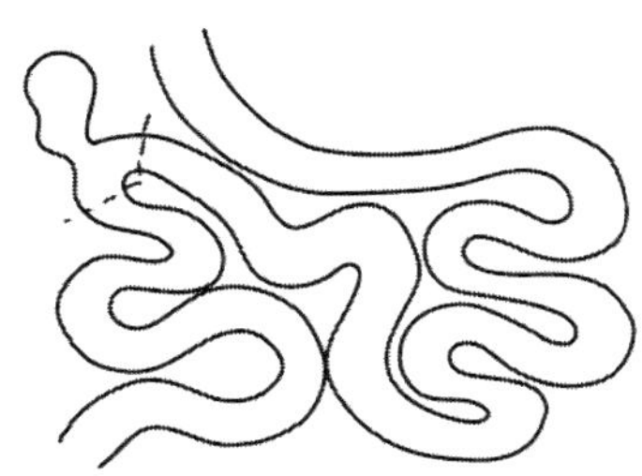

## ileus 장폐색증

(KCD code :            )

- 용어 분석
- 주 진료과 소화기내과
- 개　　요 작은창자가 막히는 것
- 증　　상 복부팽만(abdominal distension), 복부내압증가로 인한 호흡곤란(dyspnea), 구토(vomiting), 탈수증(dehydration), 저혈압(hypotension)
- 원　　인 1. 창자가 막혀서 폐쇄된 기계적 막힘
  2. 창자의 운동이 중지하여 기능적으로 폐쇄된 마비적 막힘
- 진　　단 1. 청진, 촉진
  2. 단순복부 X-ray
  3. 바륨조영술
- 치　　료 1. 수술적 치료
  2. 수액 및 전해질 공급
  3. 항염증제 치료
  4. 비위관 및 레빈튜브 삽입

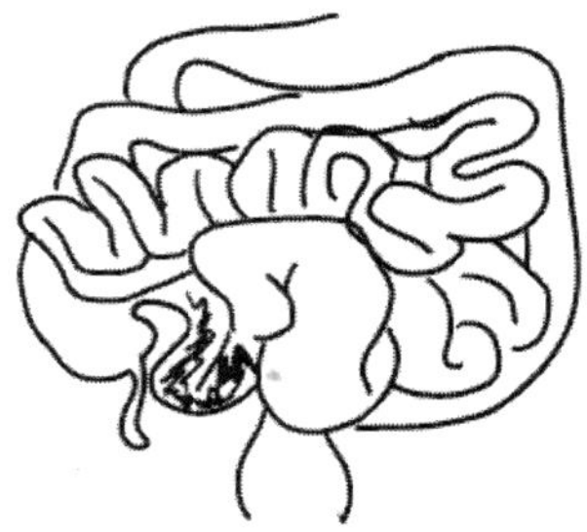

## irritable bowel syndrome (IBS) 과민대장증후군

(KCD code :            )

- 용어 분석
- 주 진료과 소화기내과
- 개　　요 만성적인 질환으로 복통, 복부 팽만감과 같은 소화기 증상이 반복
  대장 내시경이나 엑스선검사로 확인되는 특정 질환은 없음
- 증　　상 복통(abdominal pain), 복부팽만감(abdominal distension), 설사(diarrhea), 변비(constipation)
- 원　　인 1. 내장 감각의 과민성 증가, 위장관 운동성 변화, 위장관 팽창도 감소
  2. 정신적 스트레스
- 진　　단 대변검사, 대장 내시경, 혈액검사 등의 여러 가지 기본적인 검사를 통해서 원인이 되는 기질적 질환이 없다는 것을 확인하는 과정이 필요
- 치　　료 1. 심리적 불안과 갈등 제거
  2. 대장에 심한 자극을 줄 수 있는 음식을 피하는 것
  3. 약물치료 : 진경제, 부피형성 완하제, 신경안정제

## intussusception 장중첩증

(KCD code :  )

- 용어 분석
- 주 진료과 소화기내과
- 개 요 장의 한 부분이 장의 안쪽(내강)으로 말려 들어간 것
  소장 말단과 막창자 사이에서 일어나는 장 중첩이 가장 흔함
  소장-소장 또는 대장-대장끼리 일어나기도 함
- 증 상 복통(abdominal pain), 복부 종괴(만져지는 덩어리)
  피가 섞인 끈적끈적한 양상(혈성 점액성)의 대변(currant jelly stool)
- 원 인 1. 바이러스감염
  2. 기질적 원인 : 멕켈 게실, 소장 용종, 소장 중복증
- 진 단 1. 증상을 통한 진단
  2. 단순 복부 촬영, 복부 초음파, 조영 관장
- 치 료 1. 비위관을 통해 감압시키면서 수액 공급
  : 탈수, 전해질 불균형 교정
  2. 공기 및 조영 정복술
  3. 수술적 치료

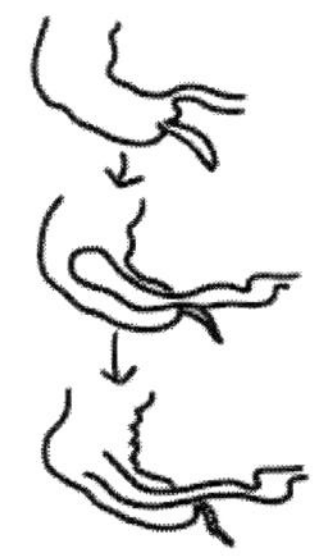

## volvulus 장염전

(KCD code :  )

- 용어 분석
- 주 진료과 소화기내과
- 개 요 소화관의 일부가 장 간막을 축으로 회전하거나 주변 섬유화에 의한 유착으로 꼬인 상태
  통과장애와 순환장애로 증상 발생 후 수시간 안에 전체 장 괴사가 생길 수 있음
- 증 상 오심(nausea), 구토(vomiting), 혈변(melena), 복부팽만(abdominal distension), 탈수(dehydration), 변비(constipation), 장폐색(intestinal obstrution)
- 원 인 1. 선천적으로 장간막이 비정상적으로 길어 장관의 이동성이 큰 경우
  2. 복막염이나 수술 후 복강장기에 유착이 생긴 경우
- 진 단 복부 x-ray
- 치 료 1. 수술적 치료 : 괴사된 경우 장의 일부를 절제
  2. 비위관 흡인, 수액투여, 결장 내시경을 통한 감압

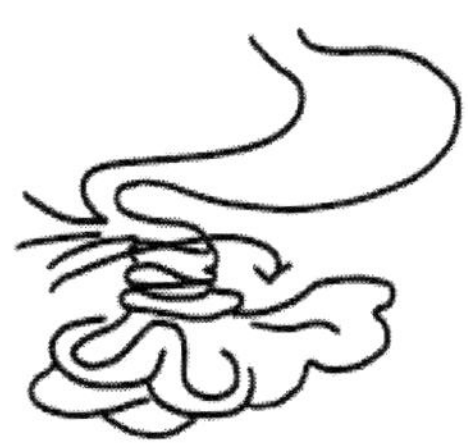

## inguinal hernia 서혜부탈장

(KCD code :            )

- 용어 분석
- 주 진료과 소화기내과
- 개 요 탈장 : 장기가 복벽의 약한 부분을 통해 복강 밖으로 빠져 나온 것
  서혜부 탈장 : 서혜부 주위에서 탈장이 발생한 것
- 증 상 사타구니 불편감, 갑작스러운 복통(colic)
- 원 인 복벽이 약해진 상태에서 복강 내 압력의 상승
- 진 단 서혜부 촉진
- 치 료 1. 도수정복
  2. 응급수술

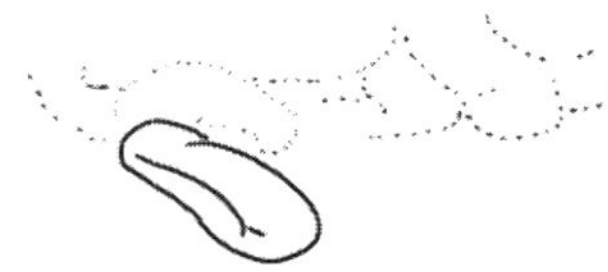

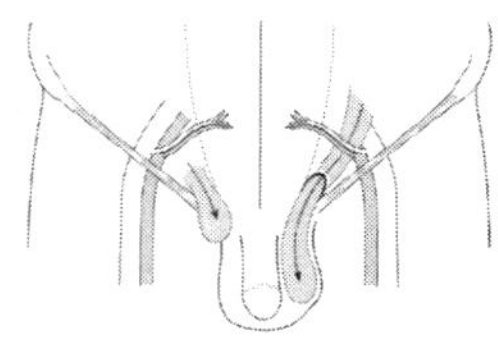

## colonic polyposis 결장폴립증

(KCD code :            )

- 용어 분석 colon / 결장 polyp- / 폴립 -osis / 병증
- 주 진료과 소화기내과
- 개 요 대장(결장) 표면에 생기는 증식물
  적어도 하나 이상의 용종이 있을 수 있음
  평평하거나 볼록하거나 양성이거나 악성일 수 있음
- 증 상 혈변(melena), 일주일 이상 지속되는 설사(diarrhea),
  변비(constipation), 항문 출혈(archorrhagia)
- 원 인 1. 용종
  2. 결장암의 증상
- 진 단 1. 대장 내시경 검사
  2. 바륨 관장
  3. CT
  4. 대변검사
- 치 료 내시경시 절제

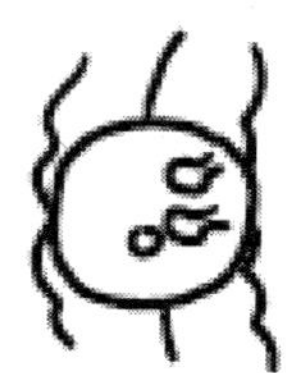

## hemorrhoid 치핵

(KCD code :                )

- 용어 분석
- 주 진료과  항문외과
- 개　　요  항문 및 항문주위 정맥이 자루처럼 확장된 것
- 증　　상  1. 내치핵 : 출혈, 탈홍(직장이 탈출된 것), 혈전으로 인한 괴사, 통증
  2. 외치핵 : 혈전 형성으로 통증, 가려움증, 피부의 늘어짐 증상
- 원　　인  1. 딱딱한 대변, 지속적으로 변을 보기 위해 항문에 힘을 주는 경우
  2. 복압이 증가된 경우
- 진　　단  1. 대장 내시경 검사
  2. 대변검사
- 치　　료  1. 보존적인 요법 : 변 완화제, 식이요법, 통증치료, 좌욕, 배변습관교정
  2. 환상 고무 결찰술(elastic ligation)
  3. 적외선 응고법 : 혈관 주위에 열을 통해 섬유화를 유도하는 것
  4. 치핵 절제 수술(excisional hemorrhoidectomy)

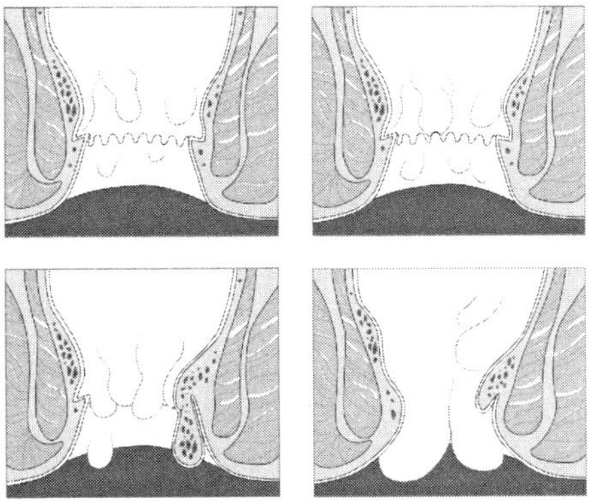

## rectal prolapse 직장탈출증

(KCD code :                )

- 용어 분석
- 주 진료과  소화기내과
- 개　　요  항문 조임근을 통해 직장 전벽이 탈출된 상태
- 증　　상  직장 탈출과 돌출
- 원　　인  1. 만성변비, 대장무기력증
  2. 과민성 대장 증후군
  3. 오랜 기간 과도한 배변 시 긴장
  4. 임신, 산과적 외상 기왕력
  5. 마미증후군, 척추 이분증
- 진　　단  1. 시진
  2. 직장 수지검사(Digital Rectal Examination)
- 치　　료  수술 : 직장이 내려오지 않도록 고정
  회음부 쪽에서 밀려나온 직장 점막 또는 근육층 절제
  괄약근 보강

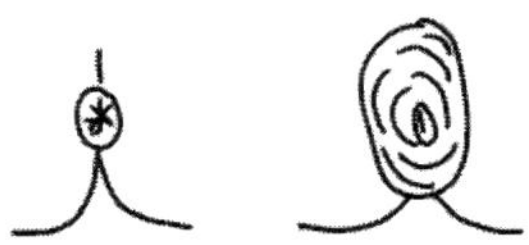

## anal fissure 항문열창

(KCD code :　　　　)

• 용어 분석
• 주 진료과　항문외과
• 개　　요　항문 내피에 있는 작은 상처 또는 균열
• 증　　상　항문 열상, 배변시 항문 부위의 통증, 혈흔, 항문 부위 가려움
• 원　　인　1. 분만, 배변 중 긴장, 변비 또는 설사
　　　　　2. 크론병, 과민성 대장질환
　　　　　3. 노령 : 항문직장 부위의 혈류 감소
　　　　　4. 너무 조여 있거나 경련성 항문 괄약근
• 진　　단　1. 육안 진찰
　　　　　2. 항문경
• 치　　료　1. 약물치료 : 섬유소 보충제
　　　　　2. 좌욕
　　　　　3. 국소 진통제 : 리도카인
　　　　　4. 항문 괄약근 절개술

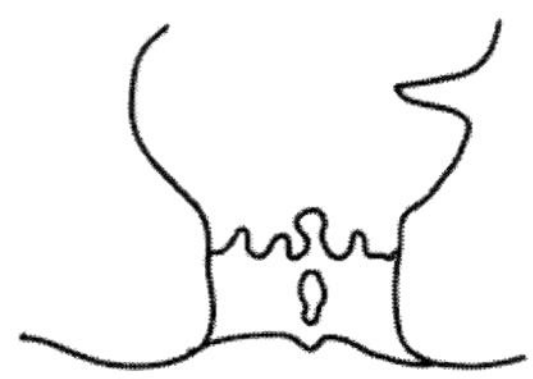

## rectal cancer 직장암

(KCD code :　　　　)

• 용어 분석　rectum / 직장　cancer / 암
• 주 진료과　외과
• 개　　요　직장에 생긴 악성 종양
• 증　　상　혈변(melena), 체중감소(loose weight), 뒤무직(tenesmus)
• 원　　인　동물성 지방의 과도한 섭취, 섬유질 섭취 부족, 칼슘, 비타민D 부족, 굽거나 튀기는 조리방법, 운동 부족, 염증성 장 질환, 대장 용종, 유전적 요인, 50세 이상의 연령
• 진　　단　1. 대장 조영술
　　　　　2. CT 또는 MRI 검사
　　　　　3. 혈액검사
• 치　　료　1. 내시경을 통한 국소 절제
　　　　　2. 수술 : 절제적 요법
　　　　　3. 항암 화학요법
　　　　　4. 방사선치료

## colon cancer 결장암

(KCD code :          )

- 용어 분석
- 주 진료과 소화기내과
- 개 요 결장에 발생하는 암
- 증 상 혈변(melena), 체중감소(loose weight), 뒤무직(tenesmus), 식욕부진(anorexia)
- 원 인 동물성 지방의 과도한 섭취, 섬유질 섭취 부족, 칼슘, 비타민D 부족, 굽거나 튀기는 조리방법, 운동 부족, 염증성 장 질환, 대장 용종, 유전적 요인, 50세 이상의 연령
- 진 단 1. 바륨 관장과 함께 하부 위장관 촬영(GI)
  2. 대장내시경 검사
  3. 하부 위장관 촬영
- 치 료 1. 내시경을 통한 국소 절제
  2. 수술 : 절제적 요법
  3. 항암 화학요법
  4. 방사선치료

## [간담췌장]

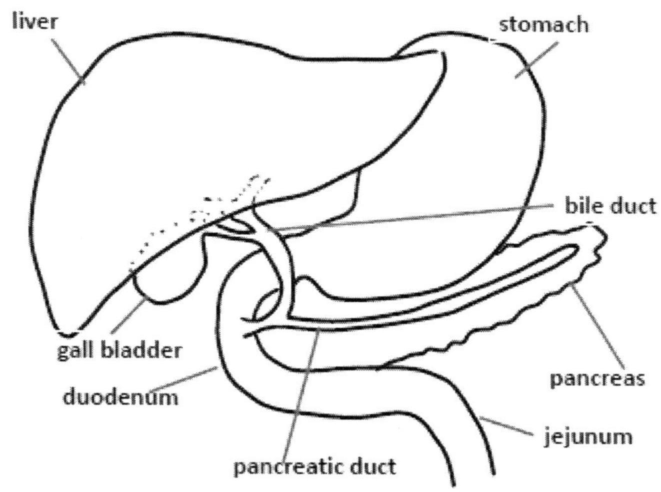

## 1. 간의 기능 및 구성

- 담즙 생산 및 분비, 탄수화물 대사, 지질 및 콜레스테롤 대사, 아미노산 대사, 비타민 저장 및 활성화, 해독작용
- 간의 최소 단위인 간세포로 구성

## 2. 담낭(쓸개)의 기능

- 담즙 저장 및 분비

## 3. 췌장(이자)의 기능

- 탄수화물, 단백질, 지방 대사
- 혈당 조절 호르몬 분비(인슐린)

## viral hepatitis 바이러스성 간염

(KCD code :　　　)

- 용어 분석　hepato- / 간　-itis / 염증

| 종류 | A형 간염 | B형 간염 | C형 간염 |
|---|---|---|---|
| 감염경로 | 경구감염 | 비경구감염 (체액) | 비경구감염(체액) |
| 잠복기 | 2~6주 | 4주~6개월 | 2주~6개월 |
| 치명률 | <0.5% | <1.2% | 0.5~1% |
| 만성화 | 없음 | 성인 : 2~10%<br>신생아 : 90% | 성인 : 50~85% |
| 간경변증 | 없음 | 약 17% | 약 20~30% |
| 간암유발 | 없음 | 있음 | 있음 |
| 증상 | 독감과 유사<br>전신쇠약<br>복통 | 피로, 구역질, 황달<br>미열 | 독감과 유사<br>무증상 |
| 진단 | anti-HAV Ab(IgM) | HBsAg, HBeAg<br>anti-HBc | anti-HCV |
| 예방 | 예방접종 | 예방접종 | 예방접종 없음 |
| 치료 | 보존적 치료 | 급성 : 보존적 치료<br>만성 : 항바이러스제 | 인터페론 알파와<br>리바비린 병합요법 |

## hepatitis 간염

(KCD code :            )

- 용어 분석 hepato- / 간 -itis / 염증
- 주 진료과 소화기내과
- 개 요 간세포 조직에 염증
  1. 전격성 간염(Fulminant Hepatic Failure) : 혈액 응고장애와 함께 간성뇌증이 발생한 경우
  2. 자가면역성 간염(Autoimmune hepatitis) : 면역체계교란으로 자신의 간세포를 공격하는 자가면역 질환이 동반되며 만성 간염 및 간경변증 유발
  3. 독성 간염(Toxic hepatitis) : 약물 복용에 따른 간염
  4. 알코올성 간염(Alcoholic liver disease) : 과다한 음주로 인해 발생
- 증 상 오한(chill), 발열(fever), 식욕부진(anorexia), 피로감(fatigue), 피부 소양감(itching)
- 원 인 간세포 기능 부전, 면역체계 이상
- 합 병 증 황달(jaundice), 복수(ascites), 간성 뇌병증(hepatic encephalopathy), 간부전(hepatic failure)
- 진 단 1. 간기능검사(liver function test)
  - GOT(AST) 13~40 IU/L
  - GPT(ALT) 7~40 IU/L
  - LDH 200~400 IU/L
  - Total bilirubin 0.2~1.2 mg/dl
  - Albumin 3.8~5.3 g/dl

  2. 복부 초음파
- 치 료 1. 증상에 따른 내과적 약물 치료
  2. 복수천자(paracentesis) : 복수배액(ascites drainage)

## fatty liver 지방간

(KCD code :            )

- 주 진료과 소화기내과
- 개 요 중성지방인 트리글리세라이드가 간세포의 기관과 조직에 축적
- 증 상 복부팽창, 식욕부진(anorexia), 피로감(fatigue)
- 원 인 음주가 가장 큰 원인
  비만, 당뇨, 고지혈증 등 대사질환
- 합 병 증 간경변(liver cirrhosis), 간암(liver cancer)

• 진 단 1. 간기능검사(liver function test)
- GOT(AST) 13~40 IU/L
- GPT(ALT) 7~40 IU/L
- LDH 200~400 IU/L
- Total bilirubin 0.2~1.2 mg/dl
- Albumin 3.8~5.3 g/dl

2. 복부 초음파

• 치 료 1. 금주
2. 대사질환 관리

• 관련질환 1. 알코올성 지방간(alcoholic fatty liver) : 음주가 원인
2. 비알코올성 지방간(NAFL non alcoholic fatty liver) : 비만, 당뇨, 고지혈증 등 음주가 원인이 아닌 경우

## liver cirrhosis (LC) 간경화

(KCD code : )

• 주 진료과 소화기내과

• 개 요 간세포가 파괴되면서 간 섬유화가 진행되면서 간이 딱딱해진 상태

• 증 상 체중감소, 식욕부진(anorexia), 피로감(fatigue)

• 원 인 바이러스성 간염, 음주, 독성 간질환 등

• 합 병 증 황달(jaundice), 복수(ascites), 간성 뇌병증(hepatic encephalopathy), 간부전(hepatic failure), 간암(liver cancer)

• 진 단 1. 복부 초음파
2. abdomen CT
3. Child-Pugh 등급 분류

| 구분 | 1점 | 2점 | 3점 |
|---|---|---|---|
| bilirubin (mg/dL) | <2.0 | 2.0~3.0 | >3.0 |
| Albumin (g/dL) | >3.5 | 2.8~3.5 | <2.8 |
| 복수 | 없음 | 쉽게 조절됨 | 조절 안됨 |
| 신경학적 이상 | 없음 | 경미함 | 혼수 |
| PT | 0~4 | 4~6 | >6 |

* Grade : A (총점 5~6), B(총점 7~9점), C(총점 10~15점)

료 1. 증상에 따른 보완적 치료
2. 복수천자(paracentesis) : 복수가 심한 경우 배액을 위한 천자술

환 간경변(hepatic cirrhosis)

## clonorchiasis 간흡충증

(KCD code :            )

- 주 진료과 소화기내과
- 개　　요 간흡충 유충이 간에 도달하여 2~3주 동안 간내담관에서 성숙한 후 충란(알)을 낳아 담관 염증, 폐쇄 등의 발생
- 증　　상 오한(chill), 발열(fever), 식욕부진(anorexia), 복부통증
- 원　　인 민물고기 생식에 의한 간흡충(Clonorchis sinensis) 감염
- 합 병 증 간내담관염 (intrahepatic cholangitis), 담석증(cholelithiasis)
  담관암(cholangiocarcinoma)
- 진　　단 1. 복부 초음파
  2. abdomen CT
  3. 분변검사
- 치　　료 약물투약 : Praziquantel(상품명; 디스토시드)
- 관련질환 간경변(hepatic cirrhosis)

## liver cancer 간암

(KCD code :            )

- 주 진료과 소화기내과
- 개　　요 간에 발생한 악성종양
  간세포암종(HCC, hepatocellular carcinoma)이 가장 흔하게 발생
- 증　　상 체중감소, 식욕부진(anorexia), 피로감(fatigue)
- 원　　인 바이러스성 간염, 간경변 등 지속적인 간세포 손상
- 합 병 증 황달(jaundice), 복수(ascites), 간성 뇌병증(hepatic encephalopathy), 간부전(hepatic failure), 전이암
- 진　　단 1. abdomen CT : 간세포암의 경우 CT 검사만으로 확진이 가능함
- 치　　료 1. 간절제술(hepatectomy)
  2. 경동맥 화학색전술(transarterial chemoembolization, TACE)
  3. 경피적 에탄올 주입술(percutaneous ethanol injection therapy, PEIT)
  4. 고주파 열치료(radiofrequency ablation, RFA) 등

## cholecystitis 담낭염

(KCD code :　　　)

- 용어 분석 cholecysto- / 담낭　-itis / 염증
- 주 진료과 소화기내과
- 개　　요 담낭의 기능이상으로 담관이 좁아지면서 발생함
- 증　　상 오한(chill), 발열(fever), 구토(vomiting), 복부통증
- 원　　인 담석증이 가장 큰 원인이며, 담관이 좁아지면 담즙이 축적되면서 발생
- 합 병 증 담낭 결석(cholecystolithiasis), 담낭암(GB cancer)
- 진　　단 abdomen CT
- 치　　료 증상에 따른 내과적 약물 치료

## cholecystolithiasis 담낭결석

(KCD code :　　　)

- 용어 분석 cholecysto- / 담낭　litho- / 돌
- 주 진료과 소화기내과, 외과
- 개　　요 담즙이 뭉쳐 돌처럼 단단하게 응고 된 것
- 증　　상 오한(chill), 발열(fever), 구토(vomiting), 심한 복부통증 (산통 colic)
- 원　　인 비만, 다출산
- 합 병 증 담낭용종(GB polyp)
  담낭의 콜레스테롤증(Cholesterolosis of gallbladder)
- 진　　단 1. 복부초음파
  2. abdomen CT
- 치　　료 담낭절제술(cholecystectomy) : 복강경(laparoscopic) 또는 로봇 이용

## pancreatitis 췌장염

(KCD code :　　　)

- 용어 분석 pancreat-/췌장　-itis / 염증
- 주 진료과 소화기내과, 외과
- 개　　요 췌장의 기능부전으로 인한 염증성 질환으로 췌장 내부 소화 효소로 복부 내 다발성 장기 손상이 발생할 수 있는 중증 질환임
  급성 췌장염(acute pancreatitis) : 회복 후 췌장의 기능이 정상으로 돌아올 수 있는 상태
  만성 췌장염(chronic pancreatitis) : 췌장 조직이 회복 되지 못하는 상태

| | 급성췌장염 | 만성췌장염 |
|---|---|---|
| • 증 상 | 오한(chill), 발열(fever),<br>심한 복부통증 (산통 colic) | 오한(chill), 발열(fever),<br>심한 복부통증 (산통 colic) |
| • 원 인 | 다량의 음주<br>기름기 있는 음식 섭취 | 다량의 음주<br>당뇨 |
| • 합 병 증 | 가성낭종(pancreatic pseudocyst) | 췌장암 (pancreas cancer)<br>가성낭종(pancreatic pseudocyst)<br>장기 부전 |
| • 진 단 | 1. 혈중 아밀라제, 리파아제<br>2. 복부 초음파, CT | 1. 혈중 아밀라제, 리파아제<br>2. 복부 초음파, CT<br>3. MRCP, ERCP |
| • 치 료 | 금식 및 내과적 약물 치료 | 내과적 약물 치료(췌장효소제, 인슐린 주사 등) |

• 기 타 1. 자기공명담췌관조영술
MRCP, magnetic resonance cholangiopancreatography
2. 내시경적 역생성 담췌관 조영술
ERCP, endoscopic retrograde cholangiopancreatography

## pseudocyst of pancreas 췌장가성낭종

(KCD code : )

• 용어 분석 cholecysto- / 담낭 litho- / 돌

• 주 진료과 소화기내과, 외과

• 개 요 췌장에서 발견되는 낭성 병변 중에서 가장 흔한 것
췌장염, 췌장의 외상, 수술, 췌장종양에 의하여 관이 막혀서 터질 경우 췌액이 누출되어 생기는 염증성 낭성 병변

• 증 상 오한(chill), 발열(fever), 구토(vomiting), 심한 복부통증(산통 colic)

• 원 인 췌장염의 후유증, 췌관의 폐쇄에 의해 발생

• 합 병 증 복막염(peritonitis), 췌장염(pancreatitis)

• 진 단 1. 복부초음파
2. abdomen CT

• 치 료 급성 췌장염에서 낭종의 크기가 6cm 이상인 경우 배액술 시행
만성 췌장염에서 낭종의 크기가 4cm 이상인 경우 배액술 시행

## panceatic cancer 췌장암

(KCD code :　　　)

- 용어 분석
- 주 진료과　소화기내과, 외과
- 개　　요　췌장에서 발생한 암
- 증　　상　초기에는 무증상, 지방변(steatorrhea), 구토(vomiting)
- 원　　인　흡연, 만성 췌장염, 고열량/고지질 식사, 남성, 50세 이상의 고령
- 합 병 증　복막염(peritonitis), 췌장염(pancreatitis)
- 진　　단　1. abdomen CT, MRI
  2. MRCP
- 치　　료　췌장절제술(pancreatectomy)
  1. 근치적 췌장십이지장 절제(radical pancreaticoduodenectomy)
  2. 췌장 아전 절제(subtotal resection of pancreas)
  3. 부분 췌장 절제(partial pancreatectomy)
  4. 십이지장췌장절제(duodenopancreatectomy)

## intraductal papillary mucinous neoplasm 췌장내유두상점액종

(KCD code :　　　)

- 용어 분석　intra- 내부　duct 관
- 주 진료과　소화기내과, 외과
- 개　　요　1) 주췌관 내에만 발생하는 주췌관형(악성화 비율이 높음)
  2) 췌관의 이차 분지 이하에서 발생하는 분지형
  3) 두 가지가 혼합되어 있는 혼합형
- 증　　상　지방변(steatorrhea), 구토(vomiting)
- 원　　인　흡연, 만성 췌장염, 고열량/고지질 식사, 남성, 50세 이상의 고령 등
- 합 병 증　췌장염(pancreatitis)
- 진　　단　1. abdomen CT, MRI
  2. MRCP
- 치　　료　1. 주췌관 형태 : 악성화 될 가능성이 70% 이상으로 수술적 절제가 원칙
  2. 분지췌관형태 : 3cm 이하이고 주췌관의 확장이 없으며 고형부분이 없으면, 악성으로 진행할 확률이 적어 경과 관찰

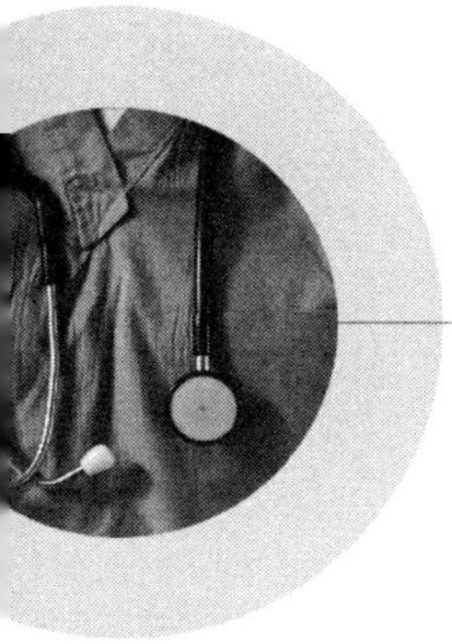

# 제 2 장

# 심혈관계

## Cardiovascular System

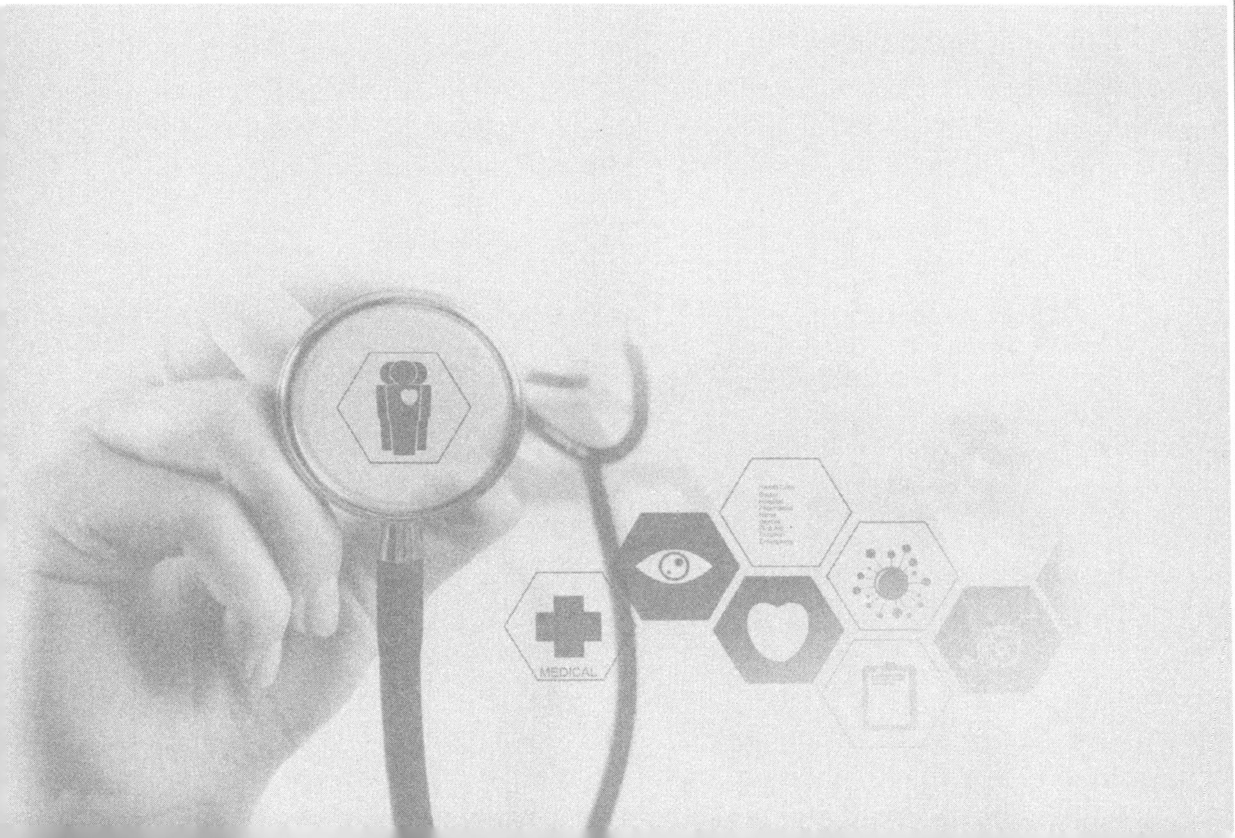

제2장

# 심혈관계

## Cardiovascular System

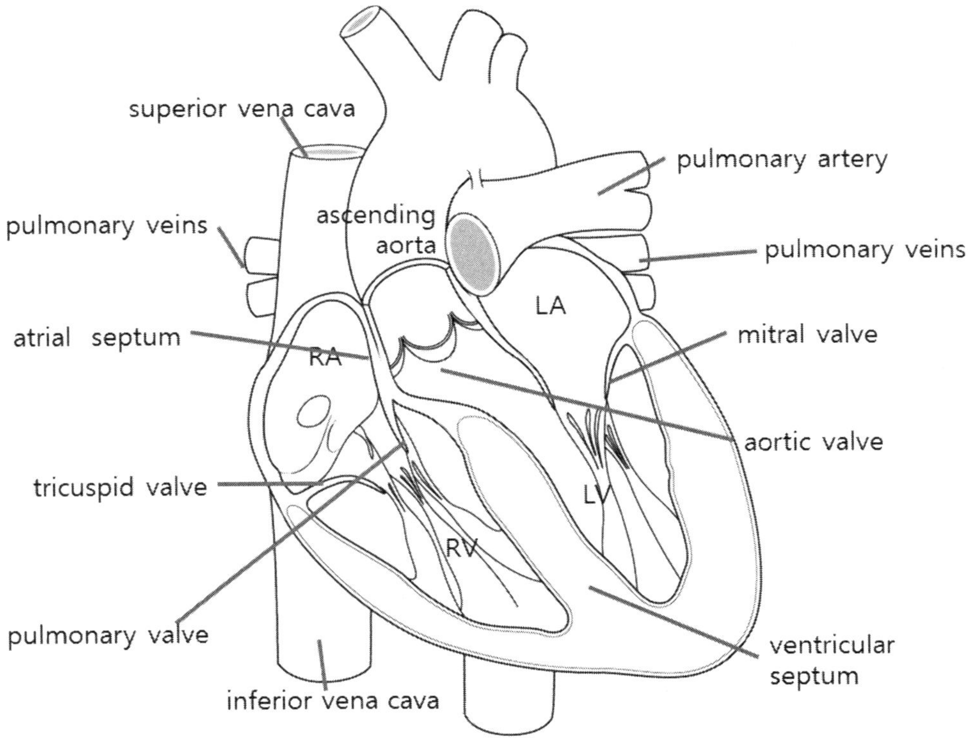

## 1. 심장의 방

- 우심방(right atrium, RA)
- 좌심방(left atrium, LA)
- 우심실(right ventricle, RV)
- 좌심실(left ventricle, LV)

## 2. 중격

- 심실중격(ventricular septum) : 2개의 심실을 구분함
- 심방중격(atrial septum) : 2개의 심방을 구분함

## 3. 혈관

- 상대정맥(superior vena cava) : 신체의 윗부분 혈액을 받아들임
- 하대정맥(inferior vena cava) : 신체의 아래부분 혈액을 받아들임
- 우폐동맥(right pulmonary artery), 좌폐동맥(left pulmonary artery) : 허파까지 혈액 운반
- 폐정맥(pulmonary vein) : 산소를 포함한 혈액이 폐정맥을 경유하여 좌심방으로 들어 옴
- 상대동맥(ascending aorta) : 혈액의 펌프
- 관상동맥(coronary artery) : 심장근육에 산소 공급

## 4. 심장판막 – 혈액의 역류를 방지

- 삼천판막(tricuspid valve) : 우심방과 우심실 사이 위치(3개의 피판)
- 이첨판(bicuspid), 승모판(mitral valve) : 좌심방과 좌심실 사이 위치
- 폐동맥반월판(pulmonary semilunar valve) : 우심실에서 허파동맥으로 가는 개구부에서 역류 방지
- 대동맥반월판(aortic semilunar valve) : 좌심실에서 대동맥으로 올라가는 개구부

## tricuspid atresia 삼천판 폐쇄

(KCD code :            )

- 용어 분석 tri- 셋, cuspid 첨, 첨두
- 주 진료과 심장내과, 흉부외과
- 개 요 우심방과 우심실 사이의 삼천판이 선천적으로 생성되지 않아 우심방과 우심실 간의 직접적인 혈류 연결이 없게 되어 우심방에서 좌심방으로 단락이 발생
- 증 상 청색증(cyanosis)
  심잡음(heart murmur)
- 원 인 삼첨판 형성과정의 문제로 삼첨판 폐쇄 발생
- 진 단 1. 산전 진단 – 18~22주 사이 산전 태아 심장 초음파
  2. 출생 후 진단 – 맥박산소측정법(pulse oximetry screening), 흉부 X–ray 사진, 심전도, 심초음파
- 치 료 1. 초기 약물치료
  2. 체순환과 폐순환을 구분시키기 위한 수술적 치료
  3. 대동맥–폐동맥 단락수술
  4. 상대정맥–폐동맥 문합술
  5. 전신 정맥–폐동맥 문합술(폰탄수술)
  6. 폐혈류를 줄이는 폐동맥결찰술(pulmonary artery banding) 시행

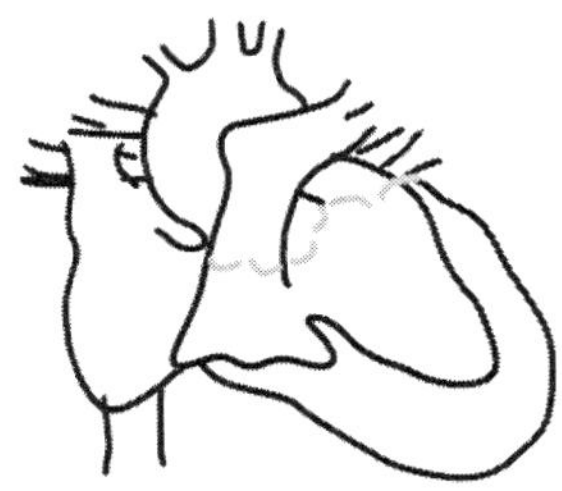

## patent ductus arteriosus(PDA) 동맥관 개존증

(KCD code :            )

- 용어 분석
- 주 진료과 소아청소년과, 흉부외과, 순환기내과
- 개 요 1. 태아 순환시 대동맥과 폐동맥 사이를 연결해주는 동맥관이 출생 후 정상적으로 닫히지 않고 지속적으로 열려 있는 경우
  2. 출생 후 12–15시간이 되면 기능적 폐쇄가 발생되며, 2–3주가 되면 물리적으로 완전히 폐쇄 됨
- 증 상 1. 가벼운 경우 – 무증상
  2. 동맥관 개존이 클 경우 – 심부전(heart failure)과 성장 지연 동반
  3. 청색증(cyanosis), 호흡곤란(dyspnea)
- 원 인 1. 현재까지 알려진 원인 없음
  2. 일부 유전적 질환
  3. 임신 초기 풍진(rubella) 감염 시 동반되는 경우 있음
  4. 미숙아, 저체중아에서 정상적인 호흡이 이루어지지 않아 혈중 산소포화도가 낮아지면서 동맥관이 막히지 않아서 발생

• 합 병 증 1. 심내막염(endocarditis)
2. 아이젠멩거 증후군(Eisenmenger Syndrome) : 폐동맥 혈액량이 늘어 압력이 증가하면 폐동맥 혈관벽이 두터워져 혈관이 막혀 순환이 원활히 이루어지지 않아 청색증(cyanosis)이 유발되는 것
3. 석회화 현상
4. 혈전증(thrombosis)
5. 동맥류(aneurysm)

• 진 단 1. 흉부 X선
2. 심전도
3. 심장 초음파 검사
4. 도플러(Doppler) 검사
5. 심도자 검사
6. 심혈관 조영술

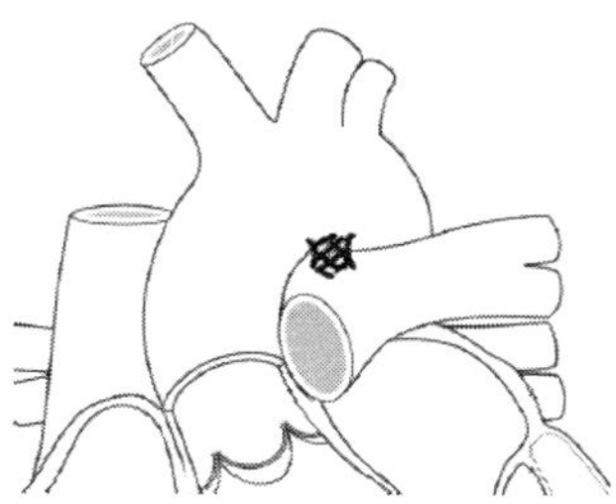

• 치 료 1. 약물치료 : 동맥관을 수축시키는 약물 치료는 4회까지 진행 가능
2. 수술적 방법 : 코일이나 특별제작된 기구(devices)로 열린 부분을 막아주는 시술

## anomalous pulmonary venous connection 폐정맥결합이상

(KCD code : )

• 용어 분석 a / 아닌(not) nomal / 정상

• 주 진료과 소아청소년과, 흉부외과, 순환기내과

• 개 요 양측의 모든 폐정맥들이 좌심방과 연결되지 않고 체정맥이나 우심방으로 직접 연결된 심장 기형

• 증 상 심잡음(murmur), 심부전(heart failure), 심비대(cardiomegaly), 호흡곤란(dyspnea)

• 원 인 염색체 이상

• 합 병 증 심실중격결손(ventricular septal defect), 울혈성 심부전(congestive heart failure)

• 진 단 1. 청진(auscultation)
2. 심장초음파(echocardiography)

• 치 료 폐정맥과 좌심방을 연결하는 수술(total correction of total anomalous pulmonary venous connection with posterior wall of left atrium (side-to-side))

• 관련용어 총폐정맥 환류 이상증, 전폐정맥 환류 이상증, 전폐정맥결합 이상(total anomalous pulmonary venous connection, TAPVC)

## patent foramen ovale 개존증 난원공

(KCD code :              )

- 용어 분석 ova- ovum(난자)의 복수
- 주 진료과 소아청소년과, 흉부외과
- 개　　요 1. 태아에서 태반에서 산소와 영양을 공급 받으며, 심장의 우심방과 좌심방을 구분하는 중격에 구멍이 뚫어 있는 난원공이 출생 후에도 계속 열려 있는 경우
  2. 출생 후 심방중격에 있는 난원공이 닫히지 않은 것
- 증　　상 1. 부정맥(arrhythmia)
  2. 고혈압(hypertension)
- 원　　인 선천질환
- 치　　료 난원공개존은 증상이 없으면 특별히 치료를 하지 않음

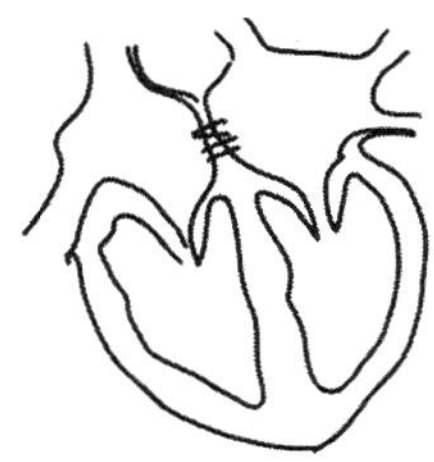

## congenital pulmonary stenosis 선천성 폐동맥 협착

(KCD code :              )

- 용어 분석 pulmonary / 폐　valve / 판　stenosis / 협착
- 주 진료과 소아청소년과, 흉부외과, 순환기내과
- 개　　요 폐동맥이 좁아지고, 폐동맥 판막은 융합되어 두꺼워져 valve의 기능을 못하는 상태
- 증　　상 심잡음(murmur), 저산소증(hypoxia)
- 원　　인 태아 때 발생학적 문제
- 합 병 증 우심실비대(hypertrophy of rigth ventricle)
- 진　　단 1. 청진(auscultation)
  2. 심장초음파(echocardiography)
- 치　　료 심혈관조영술을 이용한 심혈관 풍선확장술(cardioangiography with percutaneous balloon cardioangioplasty)
- 관련용어 폐동맥 판막 부전(pulmonary valve insufficiency)

## congenital tricuspid stenosis 선천성 삼천판 협착

(KCD code :        )

- 용어 분석
- 주 진료과 소아청소년과, 흉부외과, 순환기내과
- 개 요 우심방-우심실 사이의 판막인 삼천판의 선천성 협착
  선천성 삼천판 협착은 심방 중격 결손이 동반되어야 생존이 가능함
  1. A형(Type A) : 대동맥이 정상, 폐동맥 폐쇄(pulmonary atresia) 동반
  2. B형(Type B) : 대동맥이 정상, 폐동맥 협착(pulmonary stenosis) 동반
  3. C형(Type C) : 대동맥 전위(dextroposition of aorta) 동반
- 증 상 심잡음(murmur), 저산소증(hypoxia), 호흡곤란(dyspnea)
- 원 인 태아 때 발생학적 문제
- 합 병 증 심방 중격 결손(atrial septal defect)
- 진 단 1. 청진(auscultation)
  2. 심장초음파(echocardiography)
- 치 료 1. 삼천판 성형술(tricuspid valve repair)
  2. B-T 단락(Modified Blalock-Taussig shunt) : 폐동맥 기능개선
  3. 중심단락(Central shunt) : 폐동맥 기능개선

## congenital aortic stenosis 선천성 대동맥 협착

(KCD code :        )

- 용어 분석
- 주 진료과 소아청소년과, 흉부외과, 순환기내과
- 개 요 대동맥 판막(aortic valve)의 기능부전으로 대동맥 판막 상부가 좁아져 있는 상태
- 증 상 심잡음(murmur), 저산소증(hypoxia), 호흡곤란(dyspnea)
- 원 인 태아 때 발생학적 문제
- 합 병 증 심부전, 심근허혈
- 진 단 1. 청진(auscultation)
  2. 심장초음파(echocardiography)
- 치 료 1. 심혈관조영술을 이용한 심혈관 풍선확장술(cardioangiography with percutaneous balloon cardioangioplasty)
  2. 대동맥판막 성형술(aortic valve repair)

## dextrocardia(=laevocardia) 우심증

(KCD code :　　　)

- 용어 분석　dextro / 오른쪽
- 주 진료과　소아청소년과, 흉부외과, 순환기내과
- 개　　요　내부장기 특히, 심장이 오른쪽에 위치한 경우
  기능적인 문제가 없을 수 있으나, 많은 경우 내부 장기의 복잡한 기형 동반
- 원　　인　태아 때 발생학적 문제
- 합 병 증　Kartagener 증후군 : 내장 역위, 부비동염, 기관지확장증 3가지 증상을 가진 경우
- 진　　단　1. 영상검사
- 치　　료　증상이나 합병증이 없는 경우 일상생활에 문제 없음

## Cor triatrium 심방심

(KCD code :　　　)

- 용어 분석　cor- / 심장　tri- / 3　atririo- / 심방
- 주 진료과　소아청소년과, 흉부외과, 순환기내과
- 개　　요　좌심방에 비정상적이 섬유근육석 막이 존재하면서 좌심방이 두 개로 나뉜 것으로 심장의 심방이 3개인 것처럼 보임
- 증　　상　호흡곤란(dyspnea)
- 원　　인　태아 때 발생학적 문제
- 합 병 증　폐동맥 고혈압(pulmonary hypertension)
- 진　　단　심장초음파(echocardiography)
- 치　　료　좌심방의 근육성 막을 절제하는 수술

## ALCAPA syndrome 알카파 증후군

(KCD code :　　　)

- 용어 분석　왼쪽관상동맥-폐동맥 이상 기시증
  anomalous left coronary artery from the pulmonary artery
- 주 진료과　소아청소년과, 흉부외과, 순환기내과
- 개　　요　정상적으로 대동맥에서 관상동맥 혈관이 분지를 이루지 못하고 폐동맥 쪽에서 관상동맥이 발달한 상태
- 증　　상　심근 허혈(mocardial ischemia), 청색증(cyanosis)
- 원　　인　태아 때 발생학적 문제

• 합 병 증 울혈성 심부전(congestive heart failure), 급성심근경색(acute myocardial infarction)

• 진 단 심장초음파(echocardiography)

• 치 료
1. 관상동맥 우회이식술(coronary artery bypass graft)
2. 좌관상동맥 대동맥 직접 문합술(left coronary artery transfer)
3. 대동맥 폐동맥창을 통한 폐동맥내 통로형성술(tunnel operation, Takeuchi repair)
4. 쇄골하동맥 좌관상동맥 문합술(subclavian left coronary artery anastomosis)

## atrial septal defect 심방중격결손(ASD)

(KCD code : )

• 용어 분석 atrium 심방

• 주 진료과 소아청소년과, 흉부외과, 순환기내과

• 개 요
1. 좌우 양 심방 사이의 중간 벽에 구멍(결손)이 있는 경우
2. 난원공 개존증 ; 심방 중격에 뚫려있는 난원공을 통한 좌우 단락

• 증 상
1. 심잡음(heart murmur)
2. 피로(fatigue)
3. 운동 시 호흡곤란(dyspnea on exertion, DOE)
4. 빠른 맥박(rapid pulse)
5. 심방 부정맥(atrial arrhythmia)
6. 청색증(cyanosis)

• 원 인
1. 선천성 질환
2. 원인이 분명하지 않음

• 합 병 증
1. 신생아의 작은 결손은 자연 폐쇄가 가능함
2. 20세 이후 ; 심부전이 나타날 수 있음
3. 45세 이상 ; 약 절반에서 간헐적이거나 만성적인 심방 세동
4. 색전증, 일과성 허혈 발작, 뇌졸중
5. 아이젠멩거 증후군
6. 우심실 비대(hypertrophy of rigth ventricle)

• 진 단
1. 청진(auscultation)
2. 심장초음파(echocardiography)
3. 흉부 X선
4. 심도자 검사

• 치 료 심방중격성형술(atrioseptoplasty) : 혈관조영술(angioplasty)을 이용하여 결손 교정
※ 시술적응증 : 우심방으로 새는 혈액이 1.5배 이상, 폐혈관의 폐색성 병변이 있는 경우, 기타 다른 선천성 심장기형 동반

• 관련질환 심장 중격의 선천성 기형심실 중격 결손증

## ventricular septal defect(VSD) 심실중격결손

(KCD code :            )

- 용어 분석 entriculo- / 심실 septal / 중격 defect / 결손
- 주 진료과 소아청소년과, 순환기내과, 흉부외과
- 개 요 1. 좌심실과 우심실 사이의 중격에 구멍(결손)이 있는 질환
  2. 결손 위치에 따른 구분
    - 막양부(perimembranous)
    - 근성부(muscular)
    - 대혈관 판하(subarterial, juxtaarterial, subpulmonary, supracristal)
- 증 상 1. 심부전(heart failure), 심잡음(murmur), 심비대(cardiomegaly),
  2. 호흡곤란(dyspnea), 빠른 호흡(tachypnea)
  3. 수유 곤란, 영양 상태 부전
  4. 체중 증가
  5. 잦은 하기도 감염(lower respiratory tract infection)
  6. 과도한 발한 등
- 원 인 선천성 심장 기형의 원인은 분명하지 않음
- 합 병 증 1. 호흡기 감염
  2. 심부전
  3. 고혈압에 의한 폐혈관 폐쇄 질환
  4. 대동맥판 탈출로 인해 대동맥판 역류
  5. 감염성 심내막염
  6. 아이젠멩거 증후군
- 진 단 1. 심잡음 청취
  2. 흉부 X선
  3. 심전도
  4. 심장 초음파 검사
  5. 심도자술
- 치 료 심실중격수복(repair of ventricular septal defect) : 혈관조영술(angioplasty)을 이용하여 결손 교정
  ※ 시술적응증 : 심부전과 호흡곤란을 동반한 출생 1~3개월 이내 환아, 폐동맥압 상승 소견이 있는 경우, 출생 6개월 이후 폐혈관저항이 4unit 이상, 기타 다른 선천성 심장기형 동반

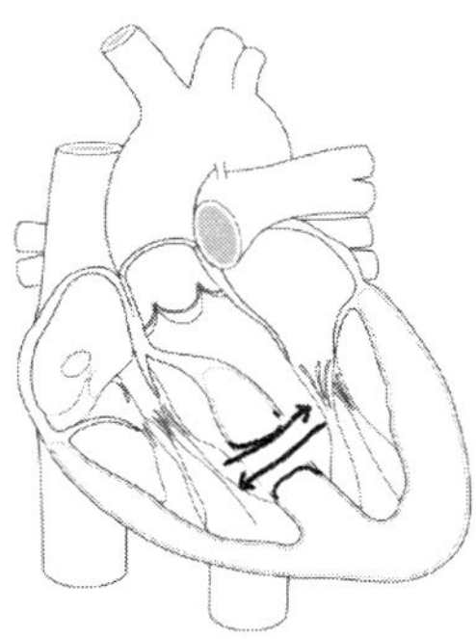

- 동 의 어 심실사이막결손
- 관련질환 심장 중격의 선천성 기형

## tetralogy of Fallot(TOF) 팔로 네증후

(KCD code :            )

- 용어 분석　tetra- 넷　-logy 학문
- 주 진료과　소아청소년과, 순환기내과, 흉부외과
- 개　　요　4가지 해부학적 이상을 가지고 있는 선천성 심장 질환
  : 심실중격결손, 폐동맥협착, 대동맥 기승, 우심실 비대
  - 우심실에서 폐로 가는 혈관인 폐동맥 입구의 협착
  - 좌심실과 우심실 사이의 중격 결손
  - 대동맥의 위치가 정상보다 오른쪽에 치우친 대동맥 우위
  - 우심실의 크기가 비정상적으로 커진 비대
- 증　　상　1. 청색증(cyanosis) : 적혈구 증가증, 성장 및 발육 지연
  2. 손가락이나 발가락 곤봉지(clubbing)
  3. 운동시 호흡 곤란
  4. 무산소 발작
- 원　　인　1. 선천성 심장 질환으로 대부분 원인이 분명하지 않음
  2. 일부 환자 - 염색체 22q11의 미세 결실이 원인이 되는 경우 있음
- 합 병 증　1. 뇌혈전(cerebral thrombosis)
  2. 뇌농양(cerebral abscess)
  3. 감염성 심내막염
  4. 수술 후 폐동맥 역류
- 진　　단　1. 청진(auscultation)
  2. 흉부 X선
  3. 심전도 검사
  4. 심초음파 검사
- 치　　료　1. 변형 B-T 단락(Modified Blalock-Taussig shunt) : 한쪽 쇄골 하 동맥과 폐동맥 사이에 인공 관(4~5mm)을 넣어 주어서 폐 혈류를 증가시키는 수술
  2. 중심단락(Central shunt) : 상행 대동맥-폐동맥 사이에 인공 관을 넣어 폐 혈류를 증가시키는 수술
  3. Patch를 이용한 우심실 유출로 교정술 : 단락수술과 달리 정상 경로의 혈류가 많아지는 장점이 있으나 심폐기를 사용해야 하는 단점

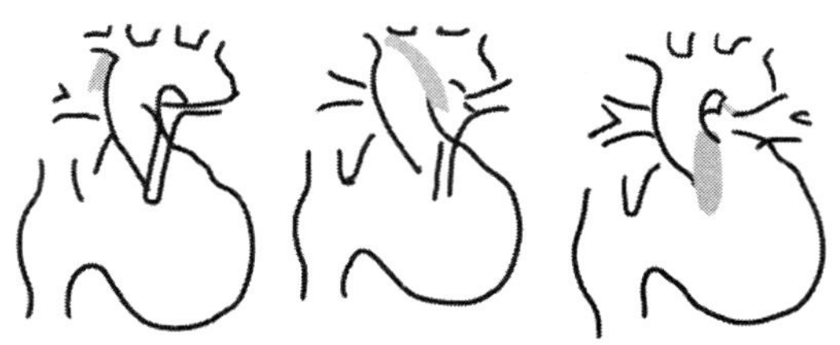

## cardiomegaly 심장비대

(KCD code :            )

- 용어 분석 cardio / 심장 mega / 거대
- 주 진료과 순환기내과
- 개　　요 원인 질환에 상관없이 심장이 커진 상태
- 증　　상 1. 숨가쁨(experiencing shortness of breath)
  2. 현기증(dizziness)
  3. 부정맥(arrhythmia)
  4. 심계 항진(heart palpitations)
  5. 흉통(pain in the chest region)
  6. 호흡곤란(dyspnea or difficulty breathing)
  7. 하지 부종(edema in the limbs)
  8. 우상사분면의 압통(RUQ(right upper quadrant) tenderness)
  9. 복수(ascites)
  10. 부정맥(arrhythmia)과 연관 있을 때는 실시 또는 급사
- 원　　인 1. 심장 내강의 확장 : 좌심실 확장, 우심실 확장,
  2. 심낭 질환, 특히 심낭에 물이 고인 경우
  3. 심실 비대
- 진　　단 1. 가슴 X-ray
  2. 심장초음파
  3. 관상동맥 CT 촬영술
  4. 심장 MRI
  5. 심낭 천자(pericardiocentesis)
- 치　　료 1. 이뇨제(diuertics) 등의 약물 치료
  2. 고혈압이 주된 원인일 경우 – 고혈압 약제
  3. 심낭 천자 pericardiocentesis
  4. 판막 교정술, 판막 성형술 valvoplasty
  5. 치환술
  6. 관상동맥 우회술 coronary artery bypass graft
  7. 경피적 관상동맥 확장술
  8. 경피적경혈관관상동맥확장술 percutaneous transluminal coronary angioplasty
  9. 심장 이식 등

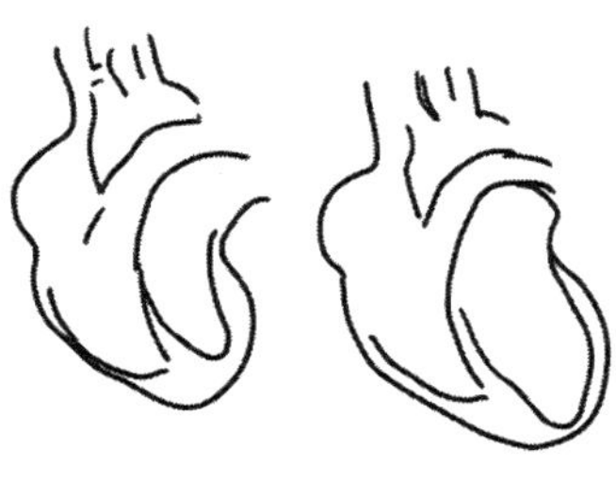

- 동 의 어 심(장)비대, 심비대(증), 거심(증)

## left ventricular hypertrophy(LVH) 좌심실비대

(KCD code :            )

• 용어 분석 ventro- 배(abdomen)  hyper- 과도, 지나침  -trophy 영양, 발육

• 주 진료과 순환기내과

• 개　　요 심장에서 몸 전체로 피를 내보내는 좌심실의 벽이 비대(enlargement)해지고 두꺼워지는(hypertrophy, thickness) 상태

• 증　　상
1. 호흡곤란(dyspnea)
2. 피곤(fatigue)
3. 가슴통증(chest pain)
4. 심계항진(palpitation)
5. 어지러움(dizziness)
6. 실신(fainting)

• 원　　인
1. 고혈압(hypertension)
2. 대동맥판 협착증(aortic valve stenosis) : 전신에 보내는 가장 큰 혈관이 좁아져 송출 기능에 문제가 발생
3. 운동훈련(athlete training)

• 합 병 증
1. 심장 혈액 공급 장애
2. 심부전증(heart failure)
3. 부정맥(arrhythmia)
4. 심방연축(atrial fibrilation)
5. 허혈성 심장질환(ischemic heart disease)
6. 대동맥근 확장(aortic root dilation)
7. 중풍(stroke)
8. 급성 심정지(sudden cardiac arrest)

• 진　　단
1. 심전도(EKG)
2. 초음파심장진도(echocardiogram)
3. MRI

• 치　　료
1. 약물 – 고혈압 관련 약물
2. 수면무호흡증(sleep apnea) 치료
3. 대동맥판 대체술(aortic valve replacement)

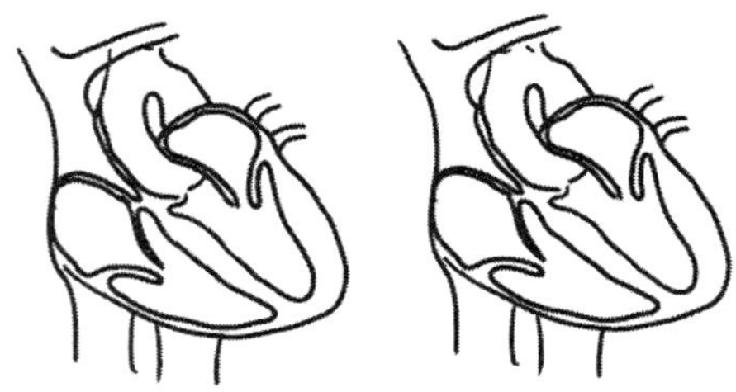

NORMAL

## cardiomyopathy 심근병증

(KCD code :                )

- 용어 분석 cardio- 심장 myo- 근육 -pathy 병, 질환
- 주 진료과 순환기내과
- 개 요 1. 심장 근육에 이상이 발생하는 여러 질환을 group으로 묶어 놓은 것
  2. 선천성, 판막 질환, 고혈압, 관상동맥 질환, 심낭 질환 등 다른 심장 질환은 없음
- 증 상 1. 호흡 곤란(dyspnea)
  2. 흉통(cheat pain)
  3. 두근거림(palpitation)
- 원 인 1. 1차성 심근병증 : 원인을 밝힐 수 없는 경우가 많으며 형태적인 특징에 따라 세 가지로 나눔
  2. 2차성 심근병증 : 아밀로이드증(amyloidosis)과 같이 심근 질환의 원인이 되는 전신 질환이 뚜렷하게 나타남
  3. 형태적 특징에 따른 분류
     1) 확장성 심근병증 – 좌심실이 확장되면서 수축 기능이 저하되는 경우 심실 확장, 수축장애, 울혈성 심부전(dilated cardiomyopathy, DCM)
     2) 제한성 심근병증 – 좌심실벽이 두꺼워지면서 좌심실의 이완기 충만에 문제가 발생하는 경우(restrictive cardiomyopathy, CCM)
     3) 비후성 심근병증 – 좌심실 일부 또는 전체가 특별한 이유 없이 두꺼워지는 경우로 수축 기능은 보존 되며 좌심실 비후, 비대칭적 중격 발생(hypertrophic cardiomyopathy, HCM)
     4) 허혈성 심근병증 – 심장으로 가는 혈관이 일시 막혀 산소와 영양분이 심장근육에 전달되지 않아 발생(ischemic cardiomyopathy)
- 합 병 증 혈액 응고(blood clots), 심장잡음(murmur), 심정지(arrest)
- 진 단 1. 흉부 방사선
  2. 심전도
  3. 심초음파
- 치 료 1. 휴식, 체중조절 등
  2. 약물 치료 – 이뇨제, 혈관확장제, ACE inhibitor, Digoxin, β–차단제, 칼슘통로차단제 등
  3. 심박조정기(pacemaker)
  4. 수술 – septal myomectomy

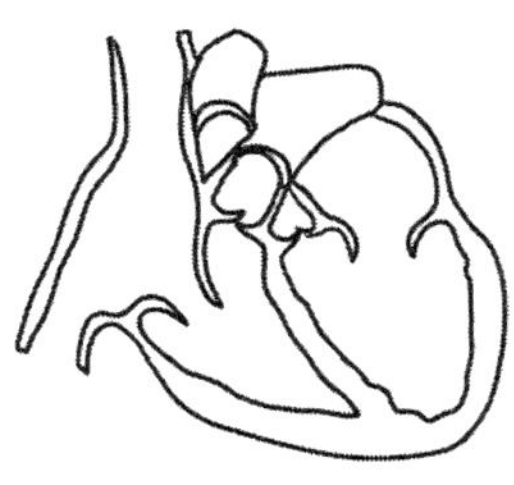

## aortic stenosis 대동맥 협착

(KCD code :            )

- 용어 분석　aorta 대동맥　steno- 작은, 좁은
- 주 진료과　순환기내과
- 개　　요　1. 대동맥판막(3개 엽)은 좌심실과 대동맥 사이에 위치하여 대동맥의 혈액이 좌심실로 역류하는 것을 막아주는 역할을 함
  2. 대동맥판막이 좁아지게 되면 심장에서 온몸으로 혈액이 이동하는 과정에 장애가 생겨 심장이 더욱 강하게 수축하게 됨
  3. 심장 근육 비후, 심장 기능 장애가 생김
- 증　　상　1. 호흡 곤란(dyspnea)
  2. 흉통(cheat pain)
  3. 실신(faint)
  4. 현기증(dizziness, vertigo)

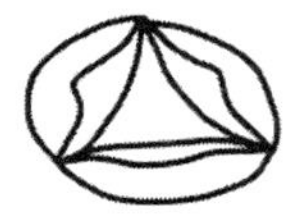

- 원　　인　1. 류마티스열(Rheumatic fever)
  2. 선천적 대동맥판막 이상
  3. 퇴행성으로 심장 판막 칼슘 침착의 석회화

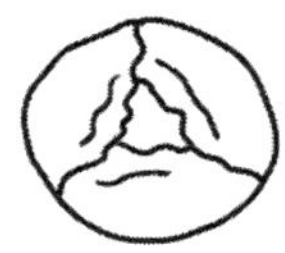

- 합 병 증　혈류장애, 심비대, 심부전, 심내막염, 실신, 협심증
- 진　　단　1. 심잡음(heart murmur)
  2. 심장 초음파
  3. 심도자술
     - 국소 마취 하에 대퇴동맥을 통해 가느다란 도관을 넣음
     - X선 투시를 이용하여 심장 내 압력과 산소포화도를 측정함
- 치　　료　1. 심부전이 동반될 경우 - 강심제, 이뇨제, 염분 섭취 제한
  2. 경피적 대동맥판막 삽입술(Transcatheter Aortic Valve Implantation, TAVI)
  3. 경피적 풍선 성형술(Percutaneous Balloon Valvuloplasty)
  4. 판막 수술
     - 판막 성형 수술, 판막 치환 수술(인공 심폐기, 항응고제-와파린)
     - 개심술 동안 인공심폐기(heart-lung machine, 체외순환, extracorporeal circulation) 이용
     - 항응고제(와파린)를 평생 복용

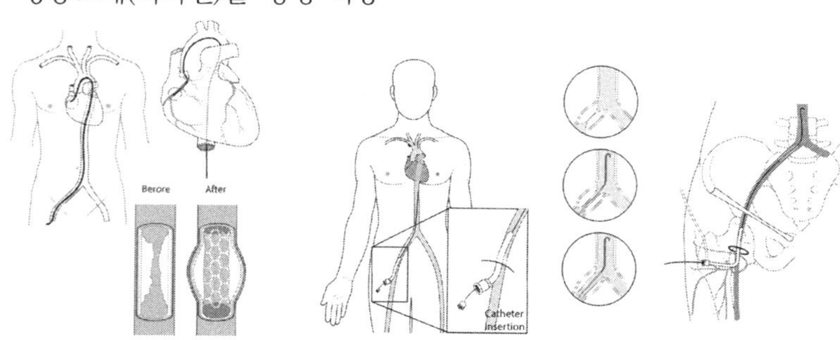

## mitral stenosis 승모판 협착

(KCD code :            )

- 용어 분석
- 주 진료과 순환기내과
- 개 요 1. 승모판의 역할 - 좌심방과 좌심실 사이에 위치. 좌심실로 들어간 혈액이 좌심방으로 역류되는 것을 방지
  2. 승모판막이 좁아지는 질환
- 증 상 1. 피로(fatigue)
  2. 운동 시 호흡곤란(dyspnea on exertion, DOE)
  3. 심계항진(palpitation)
  4. 기좌호흡(orthopnea)
  5. 어지럼증(dizziness, vertigo)
  6. 실신(fain)
  7. 가슴통증(cheat pain)
  8. 발작성 야간 호흡 곤란(paroxysmal nocturnal dyspnea)
  9. 심방세동 등의 부정맥(atrial fibrillation AF, arrhythmia)
  10. 좌심방 확장(dilated LA)
- 원 인 1. 류마티스열의 합병증(90% 이상)으로 판막 손상 진행
  2. 선천성 승모판막 기형(congenital malformation of mitral valve)
- 합 병 증 심부전, 세균성 심내막염
- 진 단 1. 심장잡음(murmur) 청진(auscultation)
  2. 경흉부 심장 초음파 검사
  3. 경식도 심장 초음파 검사
- 치 료 1. 이뇨제, 항부정맥제, 항응고제 등
  2. 경피적 승모판막 확장술
  3. 판막 성형술
  4. 판막 치환술
  5. 심도자술
- 관련질환 승모판막 폐쇄 부전증(mitral regurgitation, 승모판막 역류증개축)

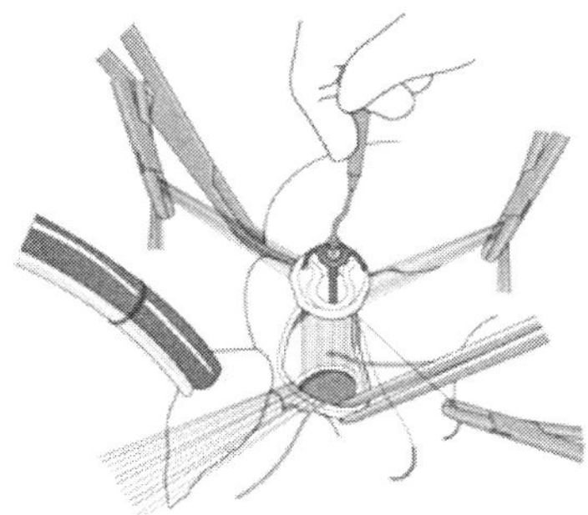

## aortic valve stenosis(AVS) 대동맥판 협착

(KCD code :　　　　)

- 용어 분석
- 주 진료과　순환기내과
- 개　　요　심장의 좌심실과 대동맥 사이의 대동맥판막이 좁아지는 질환으로 심장이 피를 온몸으로 내보내기 위해 심장의 근육이 두꺼워지게 됨
- 증　　상　1. 흉통, 가슴 조임
  2. 어지러움
  3. 피로함
  4. 숨이 참
  5. 가슴 두근거림
  6. 심잡음
- 원　　인　1. 선천성 심장 이상
  2. 연령 증가에 따른 판막의 석회화
  3. 류마티스열
- 진　　단　흉부방사선 촬영, 심전도, 일반 내과계 피검사, 경흉부 심초음파, 경식도 심초음파 검사, 운동검사, 심도자검사
- 치　　료　1. 약물치료
  2. 경피적 풍선판막성형술
  3. 판막치환술
- 관련질환　대동맥판막 협착증(aortic stenosis, AS)

## angina pectoris 협심증

(KCD code :　　　　)

- 용어 분석　pec- 가슴 근육
- 주 진료과　순환기내과, 흉부외과
- 개　　요　1. 심장근육에 허혈이 발생하며 나타나는 질환으로 동맥경화증, 혈전증, 혈관 수축 등의 원인에 의해함
  2. 심장혈관(관상동맥; coronary artery)의 협착으로 급성 또는 만성으로 심근에 전체 또는 일부분의 혈류 공급의 감소로 산소 및 영양이 급격하게 감소됨

3. 협심증의 세 가지 형태
   - (만성)안정형 협심증 : 동맥경화증에 따른 만성적 협착으로 생김
   - 불안정형 협심증 : 죽상경화병변의 파열로 생긴 혈전으로 갑자기 협착이 심해져서 생김
   - 변이형(이형성) 협심증 : 죽상경화병변이 별로 없으나 혈관 연축으로 혈류 장애가 발생하여 생김

• 증　　상　1. 호흡장애, 가슴통증, 운동이나 활동 시에 발생하는 통증
　　　　　　2. 방사통(좌측 어깨 또는 좌측 팔의 안쪽으로 통증이 퍼지는 것)

• 원　　인　1. 동맥경화증이나 혈전 등으로 인한 관상동맥의 협착 및 폐색
　　　　　　2. 혈관의 급성 연축 및 수축

• 합 병 증　1. 불안정형 협심증
　　　　　　2. 심근경색증
　　　　　　3. 심장기능 저하
　　　　　　4. 심부전
　　　　　　5. 급성 심장발작

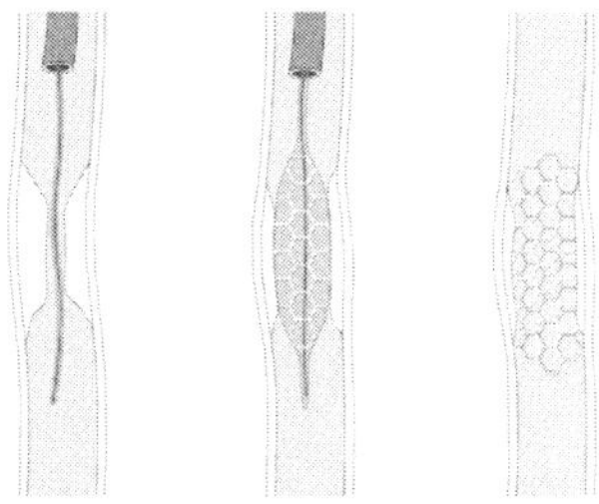

• 진　　단　1. 심전도
　　　　　　2. 흉부단순촬영
　　　　　　3. 심장초음파
　　　　　　4. 심혈관조영술
　　　　　　5. 운동부하검사
　　　　　　6. 답차 검사(treadmill test)
　　　　　　7. 핵의학 동의원소를 이용한 심근 단일광자단층촬영(심근 SPECT)
　　　　　　8. 도부타민 부하 심초음파(dobutamine stress echocardiography)

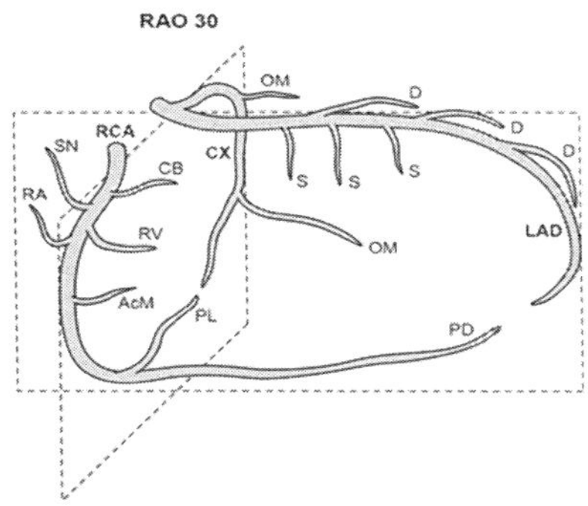


• 치　　료　1. 약물치료
　　　　　　2. 심혈관성형술
　　　　　　3. 스텐트삽입술
　　　　　　4. 관상동맥 우회로 수술

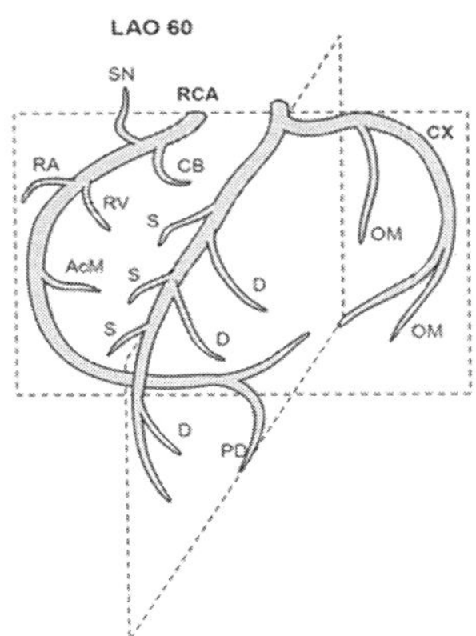


• 동 의 어　관동맥 증후군

• 관련질환　허혈성 심장질환

## myocardial infarction(MI) 심근경색증

(KCD code :          )

- 용어 분석 myo- 심장 cardio- 심장 infarct 경색
- 주 진료과 순환기내과, 흉부외과
- 개 요 1. 심장혈관의 혈전증 또는 혈관의 빠른 수축 등의 원인에 의하여 갑자기 막혀서 심장의 전체 또는 일부분에 산소와 영양 공급이 급격하게 줄어듬
  2. 심장 근육에 산소와 영양공급이 급격하게 줄어들어 심근 조직 또는 세포가 괴사된 질환
  3. 분류
     - 부위별 – 전벽 심근경색증, 하벽 심근경색증
     - 심한 정도별 – 통벽성 심근경색증(transmural myocardial infarction, 전층심근경색증), 심근내막에 국한된 심근경색증(subendocardial infarction, 심내막하경색증)
     - 심전도 검사 결과 기준 – ST절 상승 심근경색증, 비 ST절 상승 심근경색증
- 증 상 1. 실신, 가슴통증(방사통), 호흡장애
  2. 구역, 구토
  3. 소화불량
- 원 인 1. 혈관 내피세포 손상으로 죽상경화증(원인 – 고지혈증, 당뇨병, 고혈압, 흡연 등)
  2. 혈전으로 인한 심근 괴사
- 합 병 증 1. 급성 승모판 역류증
  2. 급성 심실 중격 결손증
  3. 심실빈맥, 심실세동의 부정맥
- 진 단 1. 피 검사 ; 트로포닌(troponin)과 크레아티닌 키나아제(CK–MB) 수치
  2. 심전도
  3. 심근효소 수치
  4. 심장초음파
  5. 심혈관조영술
  6. 예후 평가 ; 운동부하 검사
     - 런닝머신을 이용한 답차 검사(treadmill test)
     - 핵의학 동위원소를 이용한 심근 단일광자단층촬영(심근 SPECT)
     - 도부타민 부하 심초음파(Dobutamine stress echocardiography)

• 치　　료 1. 설하정 – 니트로글리세린
2. 심혈관조영술(Coronary Angiography)
3. 심혈관성형술(Angioplasty)
4. 스텐트삽입술(Stent Insertion)
5. 혈전용해술(thrombolysis)
6. 관상동맥 우회술(coronary artery bypass graft, CABG]

• 동 의 어 급성 심근경색, 동맥증후군

• 관련질환 허혈성 심장질환

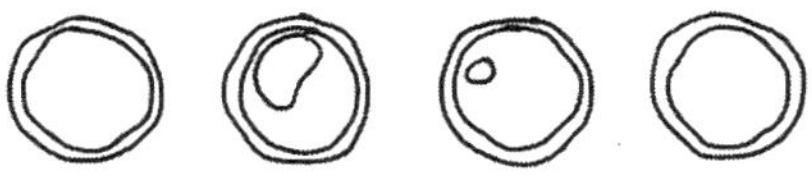

## hypertensive heart disease 고혈압성 심장병

(KCD code :　　　　)

• 용어 분석 hyper– 과다　tension 압박

• 주 진료과 순환기내과

• 개　　요 1. 고혈압에 의해 생기는 심장병
2. 고혈압이 지속되는 경우 심장의 펌프기능을 잃어버려 심장기능상실이 생김
3. 심장 좌심실비대, 관상동맥질환, 심장 전도장애, 협심증, 심근경색증, 부정맥(심방세동), 심부전증 등이 유발 됨

• 증　　상 심장비대, 심부전, 심근허혈, 부정맥

• 원　　인 협압의 지속적 증가

• 합 병 증 협심증, 심근경색증, 부정맥, 심부전증, 뇌졸중

• 진　　단 1. 심장 검사 : 심비대, 심장음 청진
2. 혈액검사 : 고지혈증
3. 심전도 검사 : 심장비대, 부정맥, 허혈성심질환, 심근경색증 진단
4. 흉부 X-ray
5. 경동맥초음파, 심장초음파
6. 운동부하검사
7. 24시간 심전도검사(홀트)
8. 심초음파
9. 관상동맥 CT 조영술

• 치　　료 약물치료 : 이뇨제, 칼슘차단제, 베타차단제, 안지오텐신전환효소억제제, 안지오텐신수용체차단제, 혈관확장제, 알파차단제

## ischemic heart disease(IHD) 허혈성 심장질환

(KCD code :            )

- 용어 분석
- 주 진료과 순환기내과
- 개　　요 1. 관상동맥 병변(동맥경화)으로 심근의 혈액 공급에 장애를 받아 심근에 허혈성 변화를 가져오는 병
  2. 심장근육에 필요한 산소와 영양을 공급받지 못하여 대사산물이 쌓이고 저산소증에 의하여 기능 장애가 생김
- 증　　상 1. 흉통
  2. 가슴 통증이 없이 소화 불량 느낌
  3. 식은 땀, 실신
- 원　　인 플라그의 형성(죽전, 혈전)
- 진　　단 1. 심근 효소(CPK-MB) : 심근괴사시 상승
  2. 심전도 검사
  3. 심초음파 검사
  4. 심혈관조영술
- 치　　료 1. 약물 - 항혈소판제, 질산염, 베타-아드레날린 수용체 차단제
  2. 경피적 관상동맥 성형술(PTCA)
  3. 스텐트 삽입술
  4. 관상동맥우회술(CABG)
  5. 경피적 관상동맥혈전용해요법(PTCR)
- 관련질환 협심증, 심근경색증

## bacterial endocarditis 세균성 심내막염

(KCD code :            )

- 용어 분석 endo- 내　cardio- 심장　-itis 염증
- 주 진료과
- 개　　요 세균심내막염, 세균성심내막염, 연쇄상구균, 포도상구균, 장내구균, 임균, 그람음성 간균 등의 각종 세균에 의하여 일어나는 급성 혹은 아급성의 전염성 심내막염
- 증　　상 1. 발열
  2. 비장비대
  3. 색전
- 원　　인 포도구균
- 치　　료 약물 : 페니실린 등의 항생물질
- 동 의 어 세균성심내막염, 아급성 세균성 심내막염

## myocarditis 심근염

(KCD code :            )

- 용어 분석　myo- 근육　cardio- 심장　-itis 염증
- 주 진료과　순환기내과
- 개　　요　다양한 원인에 의하여 심장 근육에 급성 또는 만성으로 염증 세포가 침윤한 상태
- 증　　상　1. 흉통, 호흡곤란(dyspnea), 열, 오한(chill), 근육통, 관절통, 기운 없음
  2. 호흡곤란(dyspnea), 기좌호흡(orthopnea)
  3. 열, 호흡곤란, 식은땀, 청색증(cyanosis)
  4. 열, 오한(chill), 근육통
- 원　　인　감염성, 독성, 면역성 등으로 발생
- 합 병 증　1. 심부전　2. 부정맥　3. 사망
- 진　　단　1. 혈액 검사 – 염증 수치 상승, 심근효소수치 상승
  2. 심초음파 검사(echocardiography)
  3. 관상동맥조영술(coronary angiography, CAG)
  4. 심장 MRI
  5. 관상동맥 CT
- 치　　료　1. 약물　2. 경피적 기구 삽입

## acute pericarditis 급성 심낭염

(KCD code :            )

- 용어 분석　peri- 주변, 주위　cardio- 심장　-itis 염증
- 주 진료과　순환기내과
- 개　　요　심장을 싸고 있는 주머니(섬유심장막, 장막심장막)에 염증이 생긴 상태
- 증　　상　흉통, 호흡곤란, 기침
- 원　　인　1. 바이러스, 세균, 결핵, 감염
  2. 악성종양, 방사선 치료, 약물에 의한 과민성 반응, 외상, 요독증 등
- 진　　단　1. 심전도 : ST segment 상승
  2. 청음 : 심장막마찰음
  3. 심장초음파 검사
  4. 심장막천자
  5. 결체조직질환에 대한 혈청학적 검사
  6. 흉부 X선 검사
  7. CT
  8. MRI
- 치　　료　1. 비스테로이드성 항염증제
  2. 항생제
  3. 항결핵약 : 결핵성 심장막염

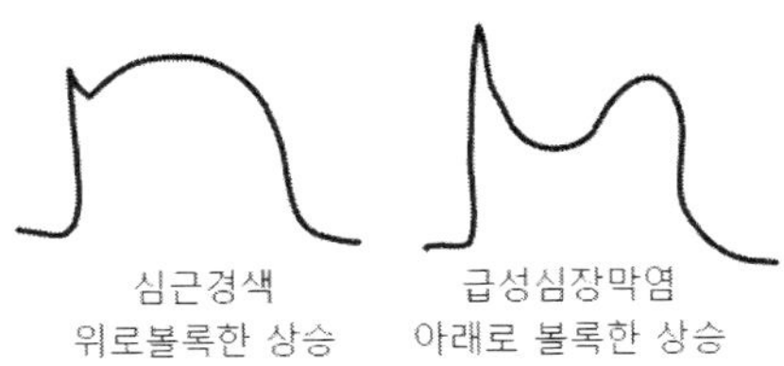


심근경색과 급성 심장막염의 ST 상승

## endocarditis 심내막염

(KCD code :　　　　)

- 용어 분석　endo- 내, 안　cardio- 심장　-itis 염증
- 주 진료과　순환기내과
- 개　　요　심장 가장 안쪽 막이나 심장 판막에 생긴 염증
- 증　　상　1. 발열, 식은땀, 근육통
  2. 오한, 발열, 피로, 몸무게 감소, 근육통, 관절통 등
- 원　　인　세균, 곰팡이 또는 미생물이 혈류로 유입되어 발생
- 합 병 증　1. 심부전
  2. 색전증
  3. 부정맥
  4. 판막 손상
- 진　　단　혈액 배양, 심장 초음파, X-ray 검사, 심전도
- 치　　료　1. 항생제
  2. 인공심박동기 삽입

## hemopericardium 혈심낭

(KCD code :　　　　)

- 용어 분석　hemo- 혈액　peri- 주변, 주위　cardio- 심장
- 주 진료과　흉부외과
- 개　　요　심장벽의 일부가 취약해져서 파열되어 심장 내의 혈액이 심막강으로 다량 출혈된 경우
- 증　　상　1. 전신 쇼크
  2. 안면창백
  3. 빈맥
  4. 상복부통
  5. 구토
- 원　　인　심장벽의 파열, 대동맥류의 파열
- 치　　료　봉합

## aortic regurgitation 대동맥판 역류

(KCD code :  )

- 용어 분석
- 주 진료과 순환기내과
- 개 요 대동맥 판막의 기능 장애로 인하여 혈액이 심장으로 역류하는 질환
- 증 상 1. 피곤(fatigue)
  2. 누워 있거나 걸을 때 숨이 참
  3. 불규칙한 심박동
- 원 인 류머티즘열, 선천성 판막장애, 고혈압, 매독, Marfan syndrome과 aortic dissection(대동맥 파열) 등
  ※ Marfan syndrome : 사지가 비정상으로 길어지는 등이 특징이 있는 유전성 질환
- 진 단 심전도
- 치 료 안지오텐신전환효소(ACE) 억제제
- 동 의 어 대동맥판폐쇄부전(aorticinsufficiency)

## aneurysm 동맥류

(KCD code :  )

- 용어 분석
- 주 진료과 신경외과
- 개 요 동맥의 일부가 팽창한 것으로 동맥벽이 약해지거나 동맥 안쪽의 압력이 증가하여 발생
- 원 인 1. 선천적
  2. 동맥벽 경화
  3. 고혈압

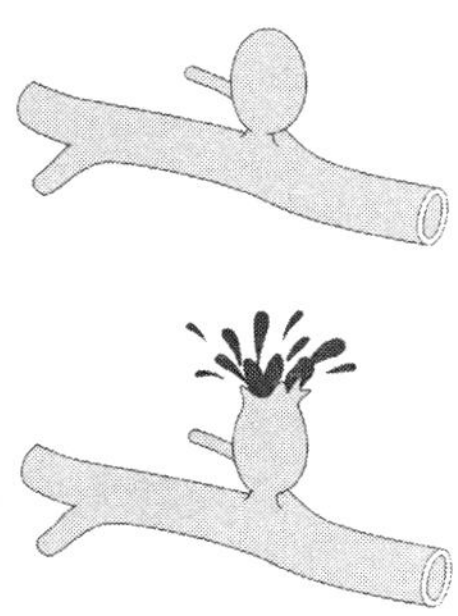

- 합 병 증 대동맥 박리, 파열로 출혈로 인한 사망
- 치 료 동맥벽 보강, 인공혈관으로 바꾸는 수술, 갓길(bypass)이식
- 동 의 어 동맥자루, 동맥꽈리

## arteriosclerosis 동맥경화증

(KCD code :  )

- 용어 분석 arteri(o)- 동맥 sclero- 딱딱한, 경(硬)의 뜻
- 주 진료과 심장내과
- 개 요 동맥벽에 물질이 침착하여 벽이 비후여 단단하고 탄력성을 잃어 내강이 좁게 된 상태
- 원 인 연령, 고혈압, 고지혈증, 흡연, 비만, 당뇨병

## Raynaud's phenomenon 레이노증후군

(KCD code :  )

- 용어 분석
- 주 진료과 류마티스내과
- 개 요 추위 또는 심리적 자극에 의해 손가락과 발가락 혈관의 허혈 발작에 의해 피부 색이 변하는 질환
- 증 상 1. 창백(pallor)
  2. 청색증(cynosis)
  3. 발적
  4. 통증, 손발 저림 등
- 원 인 1. 일차성 또는 특발성 레이노 현상 – 특별한 원인이나 기저질환이 없이 발생
  2. 이차성 레이노 현상 – 기저질환이나 유발 원인
- 합 병 증 손가락이나 발가락의 통증, 궤양, 괴저
- 치 료 1. 혈관확장제 – 칼슘차단제, 알파차단제 등
  2. 교감신경 차단술
  3. 수술적 절단

## thrombophlebitis 혈전정맥염

(KCD code :  )

- 용어 분석 thrombo- 혈전, 응고 phlebo- vein(정맥)
- 주 진료과 순환기내과, 신경외과
- 개 요 정맥에 생기는 염증성 질환
- 증 상 1. 부종(edema)
  2. 국소적 종창

• 원　　인　1. 정맥밸브 손상, 정맥류에 의해 기능을 상실하는 경우 발생
　　　　　　2. 정맥주사를 지속적으로 맞는 경우
　　　　　　3. 출산 직후
• 합 병 증　패혈증
• 치　　료　1. 항생제
　　　　　　2. 항응고제
　　　　　　3. 진통제
　　　　　　4. 수술-혈전제거

## varicose veins 정맥류

(KCD code :　　　　)

• 용어 분석　varico- vein 정맥
• 주 진료과　외과, 흉부외과
• 개　　요　다리 부분의 표재정맥이 늘어나 돌출되어 보이는 질환
• 원　　인　1. 오래 서 있거나 앉아 있는 경우
　　　　　　2. 가족력
　　　　　　3. 체중이 많이 나가는 경우
　　　　　　4. 운동 부족
　　　　　　5. 흡연 등
　　　　　　6. 임신
• 합 병 증　부종, 피부 착색, 하지 궤양
• 진　　단　1. 도플러 초음파 검사(Duplex ultrasound)
　　　　　　2. 컴퓨터 단층 정맥 조영술(CT venography)
• 치　　료　1. 압박 스타킹 착용(Compression Stockings)
　　　　　　2. 약물 경화 요법(Sclerotherapy)
　　　　　　3. 정맥 내 레이저 요법(Endovenous Laser Therapy, EVLT)
　　　　　　4. 수술 요법 : 정맥류 제거술
• 동 의 어　하지정맥류

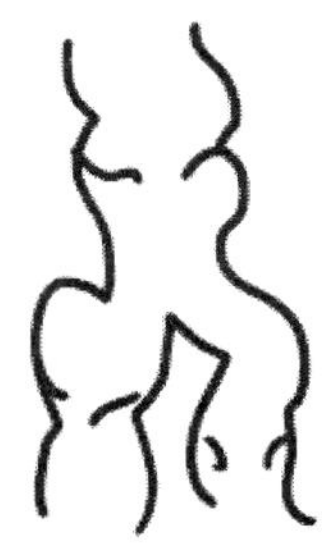

## thrombosis 혈전증

(KCD code :  )

• 용어 분석 thrombo- 혈전, 응고

• 주 진료과 혈액종양내과

• 개 요 혈전에 의해 발생되는 질환으로 혈전은 혈관 속에서 피가 굳어진 덩어리를 일컬음

• 증 상 1. 동맥 혈전증
  - 급성 심근 경색증 : 가슴 통증, 호흡 곤란, 의식 소실 등
  - 뇌졸중 : 두통, 의식 소실, 운동 이상, 감각 이상, 성격 변화, 시력 저하, 간질 발작 등
  - 폐 혈전증 : 호흡 곤란, 가슴 통증, 의식 소실, 심부정맥 혈전증이 동반될 경우 하지 부종, 통증 등 심부정맥 혈전증 특이 증상
  - 급성 말초 동맥 폐쇄증 : 팔 혹은 다리의 통증, 창백해짐, 차가워짐 등

  2. 정맥 혈전증
  - 심부정맥 혈전증 : 다리가 붓는 증상, 다리 통증, 폐 혈전증이 동반될 경우 호흡 곤란, 가슴 통증, 의식 소실 등 폐 혈전증 특이 증상
  - 간문맥 혈전증 : 복수, 전신이 붓는 증상 등
  - 급성 신장정맥 폐쇄증 : 혈뇨, 단백뇨, 소변량 감소 등
  - 뇌 정맥동 혈전증 : 두통, 의식 소실, 운동 이상, 감각 이상, 성격 변화, 시력 저하, 간질 발작 등
  - 중심 망막정맥 폐쇄 : 시력 저하

(출처 : 서울대학교병원 의학정보)

• 원 인 1. 느린 혈류
  2. 응고 과다
  3. 혈관 손상

• 합 병 증 1. 심근 경색증, 뇌졸중, 폐 혈전증
  2. 사지 괴사

• 진 단 1. 초음파 검사
  2. CT
  3. MRI
  4. 혈관 조영 검사
  5. 방사성 동위 원소 스캔

• 치 료 1. 섬유소 용해제와 항응고제
  2. 혈전 제거술
  3. 스텐트 삽입술

## embolism 색전증

(KCD code : )

- 용어 분석
- 주 진료과
- 개 요 1. 혈류나 림프류에 의해 혈관 및 림프관 속으로 운반된 부유물이 혈관강의 일부 또는 전부를 막은 상태
  2. 혈전이 생긴 부위의 혈관이 아닌 혈류에 의해 운반 되어 다른 부위의 혈관을 폐색하는 것
- 원 인 1. 혈전 유리
  2. 외상, 골절 등
  3. 혈중에 공기나 지방의 유입

## thromboangiitis obliterans[Burger] 폐쇄성 혈전혈관염[버거병]

(KCD code : )

- 용어 분석 thrombo- 혈전, 응고 angio- 혈관, 림프관
- 주 진료과 순환기내과, 흉부외과
- 개 요 심각한 혈관의 폐쇄 현상으로 조직의 허혈과 괴저가 생겨 사지 말단의 절단을 초래할 수 있는 혈관 질환
- 증 상 손발의 저림, 통증
  손발가락의 보라색 또는 검은색 변화
- 원 인 흡연
- 진 단 혈관조영술
- 치 료 금연
- 동 의 어 폐색성혈전혈관염, 폐쇄혈전혈관염

## ischemia 허혈

(KCD code : )

- 용어 분석 -emia 혈액
- 주 진료과
- 개 요 동맥혈류양 감소 또는 동맥 협착 등으로 조직 또는 장기에 산소가 절대적 또는 상대적으로 부적한 상태
- 동 의 어 국소빈혈
- 관련질환 경색, 충혈

## infarction 경색

(KCD code : )

- 용어 분석
- 주 진료과 신경외과, 신경과
- 개 요 동맥이 혈전 등으로 막혀서 혈액이 조직으로 들어가지 못하게 되어 조직 괴사를 일으키는 것
- 원 인 동맥경화나 혈소판 등
  종양 등에 의한 압박
- 관련질환 혈류장애(Disorders of blood flow)

| 구 분 | | 관련 질환 |
|---|---|---|
| 감소<br>(Decreases) | 응괴<br>Clots) | thrombus<br>thrombosis<br>renal vein thrombosis |
| | 허혈<br>(Ischemia) | brain ischemia<br>ischaemic heart disease<br>ischemic colitis(large intestine)<br>mesenteric ischemia(small intestine) |
| | 경색<br>(Infarction) | types(anemic, hemorrhagic)<br>location(heart, brain, spleen, limb) |
| 증가<br>(Increases) | 출혈<br>(Hemorrhage) | epistaxis, hemoptysis, intracranial hemorrhage, subconjunctival hemorrhage, hemothorax, hemo-pericardium, pulmonary hematoma, gastroin-testinal bleeding, hemoperitoneum, hemarthrosis |
| | 부종<br>(Edema) | cerebral edema, pulmonary edema<br>angioedema, lymphedema<br>hydrothorax, ascites/hydroperitoneum,<br>hydrosalpinx |

## arteriosclerotic cardiovascular disease(ASCVD) 동맥경화성심혈관질환

(KCD code : )

- 용어 분석 arteri(o)- 동맥 sclero- 딱딱한 것, 경(硬)
  cardio- 심장 vascular (혈관 등의) 관의, 맥관[도관]의
- 주 진료과
- 개 요 동맥경화(arteriosclerosis)로 심장혈관계에 영향을 미치는 질환의 총칭

## ansient ischemic attack(TIA) 일과성 허혈 발작

(KCD code : )

- 용어 경과
- 주 일시적(짧게는 몇 분에서 길게는 24시간 동안)으로 뇌가 쇼크 상태에 빠지는
- 개 질환으로 뇌로 공급되는 혈액이 일시적으로 막혔다가 다시 이어져 발생

의식 손상, 마비, 입이 돌아감, 실어증, 국소지각장애

고혈압, 고지혈증, 당뇨병, 흡연

가역적 허혈성 신경학적 결손(reversible ischemic neurological deficit) : 증상이 24시간 이상 지속되거나 1주일 이내 회복되는 경우

## coronary arteriosclerosis 관상 동맥경화증

(KCD code : )

- 분석 arteri(o)- 동맥 sclero- 딱딱한 것, 경(硬)
- 진료과 심장내과, 흉부외과
- 개 요 심근에 혈액의 공급이 충분하지 못하여 심근기능 소실과 괴사를 일으킴
- 증 상 근허혈의 소견(심전도상의 ST저하, 협심증발작등)
- 합 병 증 심근경색

## atherosclerosis 죽상경화증

(KCD code : )

- 용어 분석 athero- 죽 sclero- 굳은(hard), 딱딱한, 경(硬)
- 주 진료과 순환기내과, 흉부외과
- 개 요 혈관 내막(endothelium)에 콜레스테롤이 침착되어 혈관 내피세포 증식(죽종, atheroma)에 따라 혈관이 좁아지거나 막혀 말초 혈류 장애를 일으키는 질환
- 증 상 심장비대
- 원 인
  1. 운동부족, 과체중 및 복부비만
  2. 고콜레스테롤혈증
  3. HDL-콜레스테롤(낮은 고밀도 지단백 콜레스테롤)
  4. LDL-콜레스테롤(높은 저밀도 지단백 콜레스테롤)
  5. 높은 중성지방
  6. 흡연, 고혈압, 당뇨병, 가족력

• 합 병 증 1. 협심증(angina pectoris)
2. 심근경색(myocardial infarction)
3. 말초혈관폐쇄성 질환

• 진 단 1. 경동맥 초음파
2. 복부 초음파, CT 촬영
3. 관상동맥 석회화 검사
4. 심장 혈관조영술

• 치 료 1. 혈관성형술
2. 풍선성형술 또는 스텐트 시술
3. 우회로이식술

## lymphadenopathy 림프절병증

(KCD code :            )

• 용어 분석 lymph- 림프 adeno- 선(gland) -pathy 증(症)

• 주 진료과 감염내과, 혈액종양내과, 소아청소년과, 이비인후과

• 개 요 경부, 겨드랑이, 서혜부, 종격 등에서 임파선 비대 또는 염증이 발생하는 증상

• 증 상 1. 종괴(덩어리)
2. 통증
3. 피부발적

• 원 인 1. 구강, 상부호흡기계의 바이러스나 박테리아에 의한 감염증
2. 결핵
3. 전신성 홍반증, 류마티스 관절염, 면역기능 장애 등

• 진 단 1. 초음파 검사
2. 전산화단층촬영 검사
3. 조직검사

• 치 료 1. 항생제
2. 결핵약
3. 종양치료

• 동 의 어 림프절종창, 림프절종대

## Hodgkin's disease 호지킨병

(KCD code :　　　　　)

- 용어 분석
- 주 진료과
- 개　　요　악성림프종의 일종으로 림프절의 종창을 초래함
- 증　　상　1. (경부, 액와, 서혜부) 림프절 종대
  2. 발열
  3. 발한(sweat)
  4. 황달(jaundice, icterus)
- 원　　인　불명
- 진　　단　조직검사
- 치　　료　코발트60 등의 동위원소나 X선 조사, 화학요법
- 동 의 어　악성림프육아증(malignant lymphogranulomatosis),

## non-Hodgkin's lymphoma 비-호지킨 림프종

(KCD code :　　　　　)

- 용어 분석
- 주 진료과　혈액종양내과, 소아청소년과, 방사선종양학과
- 개　　요　림프세포 증식질환으로 B-림프구, T-림프구 또는 자연살해세포(NK cell; natural killer cell)에서 기원함
- 증　　상　1. 목, 사타구니, 겨드랑이 등의 림프절 부종
  2. 원인을 알 수 없는 열
  3. 식은땀(cold sweat)
  4. 체중 감소
  5. 코막힘(nasal stuffiness), 코피(epistaxis), 복통, 혈변(hematochezia), 흑색변(melena) 등
- 원　　인　1. 정확한 원인이 알려져 있지 않음
  2. 면역기능이 저하된 환자
- 진　　단　1. 조직검사
  2. 전산화단층촬영(computed tomography; CT)
  3. 골수검사
  4. 양전자방출단층촬영술(positron emission tomography; PET)
- 치　　료　항암 화학요법

## acquired immune deficiency syndrome(AIDS) 후천성 면역결핍 증후군

(KCD code :            )

- 용어 분석
- 주 진료과
- 개　　요　체내 세포면역 기능 저하로 각종 감염증이 발생하여 전신에 퍼지는 질환
- 증　　상　1. 감기와 유사
  2. 발열, 오한, 설사, 심한 피로감 등
  3. 피부증세, 신경증세, 심장질환, 전신성 소모증후군 등의 다양한 증세
- 원　　인　원인균 : HIV-1(Human Immunodeficiency Virus-1:에이즈 바이러스)
- 진　　단　1. 바이러스 분리
  2. 체내 항체 검사 : 효소면역측정법(Enzyme-linked Immunosorbent Assay : ELISA)
- 치　　료　면역요법제

## leukocytosis 백혈구증가증

(KCD code :            )

- 용어 분석　leuk(o)- 흰색, 백　cyt- 세포, 세포질
- 주 진료과　혈액종양내과
- 개　　요　백혈구가 보통 정상 백혈구 수보다 많은 10,000~11,000개 이상이거나 평균값보다 표준편차의 2배 이상 증가한 경우
  ※ 백혈구 역할 : 세균, 바이러스 등의 외부 병원체에 대해 탐식하거나 항체를 형성함으로써 감염에 저항하여 신체 보호
  ※ 정상 백혈구수 : 혈액 1㎕(microliter)당 4,400~11,000/㎕
- 증　　상　1. 발열
  2. 전신 위약감
  3. 호흡 곤란, 어지러움(dizziness), 의식 저하(consciousness loss) 등
- 원　　인　운동, 발작, 흥분, 통증, 임신이나 분만 시, 염증, 중독, 스테로이드 약제
- 치　　료　1. 백혈구 성분 채집(leukapheresis)
  2. 항암 치료

## hemolysis 용혈

(KCD code :            )

- 용어 분석  hemo- 피  -lysis 분해, 용해, 파괴
- 주 진료과
- 개  요  적혈구가 어떤 원인으로 파괴되어 헤모글로빈이 유출되는 현상

## petechia 점출혈

(KCD code :            )

- 용어 분석
- 주 진료과  류마티스내과
- 개  요  모세혈관 파열 등의 원인으로 피부 내부나 점막하에 검붉은 반점이 나타남
- 증  상  약간 돋아 오른 원형의 자적색의 3mm 이하의 출혈
- 동 의 어  출혈점, 점상출혈

## aplastic anemia 무형성 빈혈

(KCD code :            )

- 용어 분석  a-/an- 부정의 의미  -plastic 형성  -emia 혈액 중에 …을 가진 상태
- 주 진료과  혈액종양내과, 소아청소년과, 방사선종양학과
- 개  요  골수세포의 조혈모세포와 각 계열 전구세포 수가 감소하고 골수조직이 지방으로 대체되면서 적혈구, 백혈구, 혈소판 등의 혈액세포의 생산이 전반적으로 감소하는 범혈구 감소증(pancytopenia) 질환
- 증  상  1. 빈혈에 의한 무기력, 피곤감, 두통, 활동 시 호흡곤란
  2. 혈소판 감소증에 의한 반상출혈(1~2cm 정도 크기의 피하 조직내의 출혈)
  3. 코피(epistaxis), 생리과다, 잇몸출혈(ulorrhagia) 등
- 원  인  방사선, 약제, 벤젠, 바이러스, 자가면역질환, 발작야간혈색뇨증 등
- 합 병 증  1. 빈혈에 의한 쇠약감
  2. 적혈구, 백혈구 및 혈소판의 감소에 의한 증상
  3. 세균 감염
  4. 출혈
  5. 사망

• 진　　단　1. 골수검사(골수천자 및 조직검사)
　　　　　　2. 말초혈액검사
　　　　　　3. 염색체 검사
　　　　　　4. 조직적합성항원(HLA) 검사
• 치　　료　1. 면역조절치료
　　　　　　2. 조혈모세포이식
　　　　　　3. 골수이식
• 동 의 어　재생불량성 빈혈

## iron deficiency anemia 철결핍빈혈

(KCD code : 　　　)

• 용어 분석
• 주 진료과　혈액종양내과, 소아청소년과
• 개　　요　1. 체내 저장된 철의 양이 적혈구 생성에 필요한 양보다 감소하여 발생하는 빈혈
　　　　　　2. 혈색소 농도가
　　　　　　　– 남자 성인의 경우 13g/dL 미만인 경우
　　　　　　　– 여자 성인의 경우 12g/dL 미만인 경우
　　　　　　　– 6세에서 16세 사이의 청소년 12g/dL 미만인 경우
　　　　　　　– 6개월에서 6세 미만의 소아 11g/dL 미만인 경우
　　　　　　　– 임산부는 11g/dL 미만인 경우
• 증　　상　1. 창백한 피부
　　　　　　2. 피로감, 무기력함, 운동능력 저하
　　　　　　3. 심계항진(palpitation)
　　　　　　4. 가슴 통증
　　　　　　5. 호흡곤란
　　　　　　6. 심장비대(cardiomegaly)
　　　　　　7. 기능성 심잡음(functional heart murmur) 등
• 원　　인　여러 원인에 의하여 체내 저장된 철의 양이 정상적인 적혈구 생성에 필요한 양보다 감소하여 발생하는 빈혈
• 합 병 증　1. 신체적 발달 지연, 주의력 저하, 학습 능력의 저하 등
　　　　　　2. 납중독
　　　　　　3. 임산부의 경우 – 조기 분만, 저체중아 출산
　　　　　　4. 협심증, 심장비대(심장이 커짐)
• 진　　단　1. 혈액검사
　　　　　　2. 골수검사
• 치　　료　1. 철분제
　　　　　　2. 수혈
　　　　　　3. 식이요법

## acute myeloid leukemia(AML) 급성 골수성 백혈병

(KCD code :  )

- 용어 분석 myelo- 골수, 척수
- 주 진료과 소아청소년과, 혈액종양내과, 방사선종양학과
- 개 요 비림프구성 또는 골수에서 만들어지는 골수성 백혈구의 초기 단계의 전구세포(precursor cell) 또는 줄기세포(stem cell)에 암적인 변이로 과도한 분열이 일어나는 악성종양
- 증 상 1. 피로 및 쇠약감과 식욕부진, 체중감소 등
  2. 발열 등 감염 징후
  3. 점상출혈(petechia, 1~2mm의 작은 출혈), 반상출혈(ecchymosis, 점상출혈보다 큰 출혈) 등
  4. 비장비대(splenomegaly), 간비대(hepatomegaly), 림프절종대(enlarged lymph nodes), 흉골압통 등
  5. 오심, 구토, 경련, 뇌신경마비
- 원 인 1. 유전성 소인
  2. 방사선 조사
  3. 화학약품과 그 밖의 직업성 노출
  4. 항암 화학요법제
- 진 단 1. 혈액검사(말초 혈액검사)
  2. 골수천자
  3. 골수조직검사
  4. 세포 표면 항원 검사
  5. 유전자 검사(분자생물학적 검사)
- 치 료 1. 화학요법
  2. 방사선치료

## acute lymphoid leukemia(ALL) 급성 림프성 백혈병

(KCD code :  )

- 용어 분석
- 주 진료과 소아청소년과, 혈액종양내과, 방사선종양학과
- 개 요 혈액 및 골수 내 림프구 계통 세포에서 발생하는 혈액암

• 증　　상　1. 피로감, 전신 쇠약, 체중감소, 식욕부진(anorexia), 발열, 감염, 출혈, 쉽게 멍이 듦, 두통, 뼈의 통증 등
　　　　　　2. 림프절, 비장, 간의 비대
• 원　　인　림프구 계통 세포의 증식, 분화, 성숙 및 파괴 과정에 관여하는 여러 가지 유전자의 변이에 의해 발병
• 합 병 증　1. 감염
　　　　　　2. 출혈
• 진　　단　1. 골수검사
　　　　　　2. 뇌척수액 검사
• 치　　료　1. 항암 화학 치료
　　　　　　2. 조혈모세포 이식
　　　　　　3. 표적 치료

## hemophilia 혈우병

(KCD code :　　　　)

• 용어 분석　hemo- 혈액
• 주 진료과　혈액종양내과, 소아청소년과
• 개　　요　유전자(X 염색체)의 돌연변이로 인해 혈액 내 응고인자가 부족하게 되어 발생하는 출혈성 질환
• 증　　상　1. 관절 내 출혈
　　　　　　2. 연부조직 출혈
　　　　　　3. 근육 내 출혈

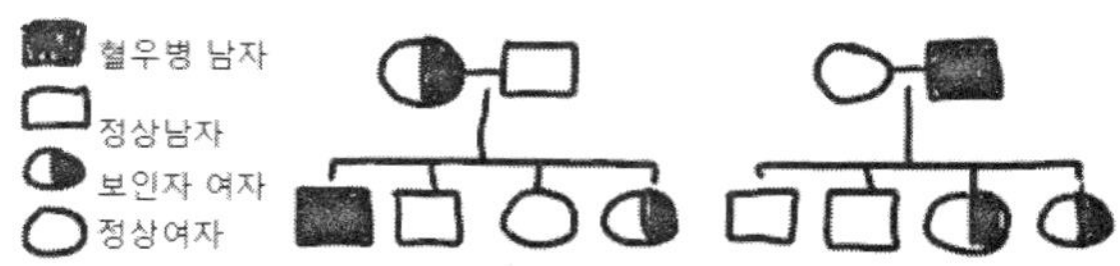


• 원　　인　유전자 돌연변이
• 진　　단　1. 호소하는 증상
　　　　　　2. 가족력 : 태아 혈액검사
　　　　　　3. 혈장 제8 응고인자, 제9 응고인자의 활성도 측정
• 치　　료　혈장제제 수혈
• 동 의 어　크리스마스병

## septicemia 패혈증

(KCD code :　　　　)

- 용어 분석　septic 패혈성의, 패혈증이 생긴　-emia 혈액 중에 …을 가진 상태
- 주 진료과
- 개　　요　세균이 혈액내에 유출(effluence)하여 병원성 미생물 또는 독소인 균혈증(bacteremia, bacteraemia)을 일으키는 중증전신성감염증(severe generalized familial infectious disease)
- 진　　단　혈액배양(blood culure)
- 치　　료　항균제

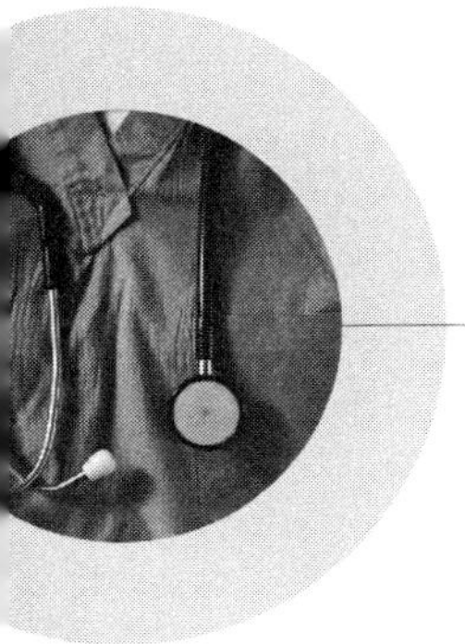

# 제3장

# 호흡기계

## Respiratory System

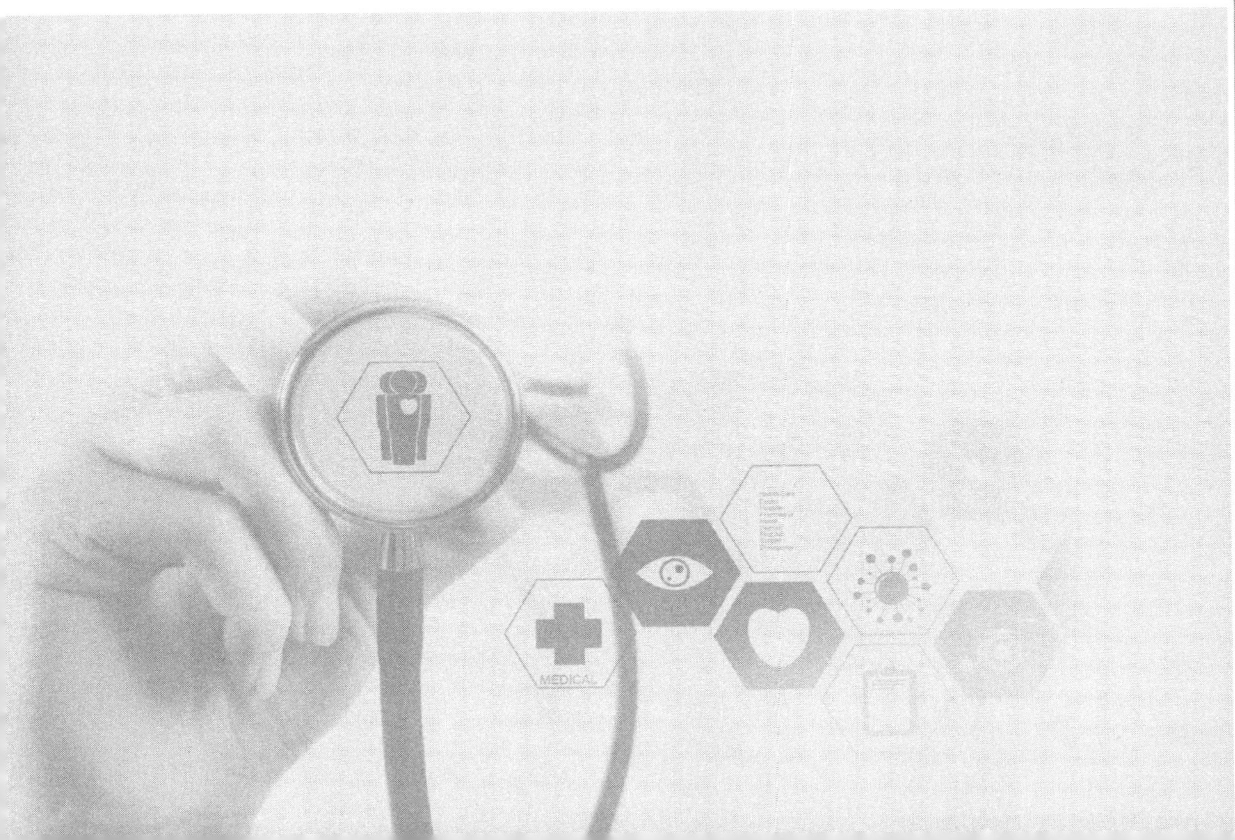

# 제3장 호흡기계
## Respiratory System

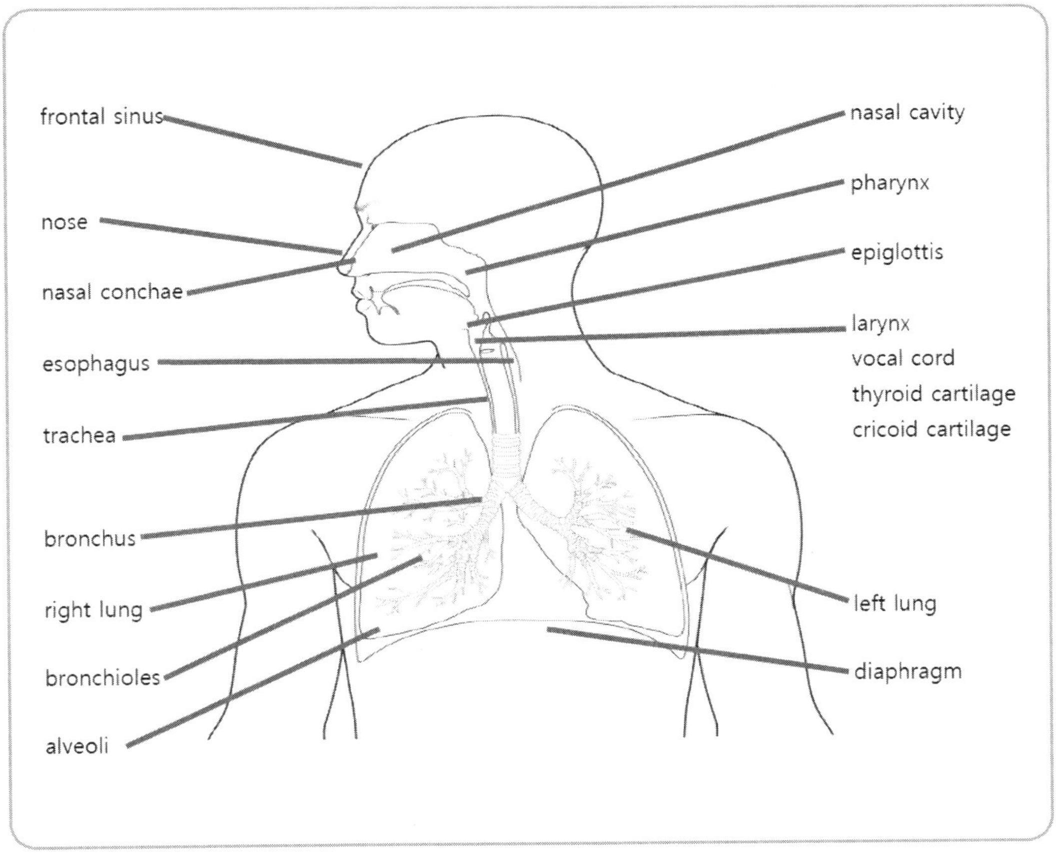

## 1. 호흡기계(Respiratory system) / 질병분류 J00 ~ J99

- 인체의 생명유지에 필요한 에너지를 생성하기 위해 산소를 흡수하고 이산화탄소를 방출하는 과정 및 기능을 담당하는 기관

- 기도와 호흡부로 구분

  ① 기도 : 외기를 폐로 이끄는 통로(비강, 인두, 후두, 기관, 기관지)
  흡입된 공기를 여과하여 따뜻하게 하며, 습도 유지

  ② 호흡부 : 공기와 혈액 사이에서 가스교환을 하는 장소(폐포관, 폐포)

- 호흡기계의 흐름

  비강(코안, nasal cavity) → 비인두(코인두, nasopharynx) → 구인두(입인두, oro-pharynx) → 후두인두(laryngopharynx) → 후두덮개(epiglottis) → 후두(larynx) → 기관(trachea) → 폐(lung)〔기관지(bronchus) → 세기관지(bronchiole)〕 → 폐포(alveolus) → 폐포모세혈관(capillaries)

### rhinitis 비염

(KCD code :                )

- 용어 분석 rhin/o 코, 비 -itis 염증
- 주 진료과 이비인후과
- 개 요 콧속 점막에 생기는 염증으로 콧물, 재채기, 가려움증 및 코막힘 중 한 가지 이상의 증상을 동반하는 비점막의 염증성 질환
  1. 급성 비염 : 감염성 비염, 감기
  2. 만성 비염 : 원인에 따라서 감염성 및 비감염성으로 구분
  3. 위축성 비염(atrophic rhinitis)
- 증 상 비인두 부위의 작열감, 코막힘, 맑은 콧물(만성비염은 화농성 비루), 발작성 재채기, 후각소실 및 후각감퇴
- 원 인
  1. 세균에 의해 유발되며, 반복적인 비염 또는 부비동염(sinusitis), 편도조직의 만성적인 염증
  2. 비감염성 만성 비염의 원인 : 알레르기비염(allergic rhinitis), 비강 구조의 해부학적 이상, 자율신경계의 불균형, 호르몬 이상, 약물, 정서 불안 등

- 합 병 증 만성비대성비염(chronic hypertrophic rhinitis), 누낭염(dacryocystitis), 결막염(conjunctivitis), 귀인두관염(salpingitis), 중이염(tympanitis), 후두인두염(laryngopharyngitis)
- 진 단 1. 병력 및 증상에 대한 문진
  2. 코 내시경
  3. 알레르기 반응검사
  4. 비즙 도말검사
  5. 균 배양 검사
- 치 료 1. 약물요법 : 항히스타민제, 국소 스테로이드, 항류코트린제, 항콜린 스프레이 등
  2. 면역요법
  3. 수술요법 : 비갑개 성형술(turbinoplasty), 하비갑개 절제술(conchotomy), 레이저 및 고주파 수술

## allergic rhinitis 알레르기비염

(KCD code : )

- 용어 분석 –ic ~의 rhin/o 코, 비 –itis 염증
- 주 진료과 알레르기내과, 이비인후과
- 개 요 코 점막이 특정 물질에 대하여 과민반응을 나타내는 것으로 알레르기를 일으키는 원인 물질(항원)이 코 점막에 노출된 후 자극부위로 비만세포(mast cell), 호산구를 비롯한 여러 종류의 IgE 항체를 매개로 하는 염증세포가 몰려들어 이들이 분비하는 다양한 매개물질에 의하여 염증반응이 발생하는 질환

  ※ 알레르기(allergy)

  정상에서 벗어난 과민반응을 의미하며 정상인에게는 증상이 유발되지 않지만 알레르기 환자에게는 과민반응으로 여러 증상이 나타나는 것

  1. 증상의 기간에 따른 분류
     - 간헐적(intermittent) 알레르기 비염 : 연중 짧은 기간에만 발생
     - 지속성(persistent) 알레르기 비염 : 한 달 이상 오랜 기간 발생
  2. 증상의 정도에 따른 분류 :
     - 경도(mild), 중등도(moderate), 중증(severe)
  3. 계절에 따른 분류
     - 계절성 : 식물의 꽃가루가 날아다니는 계절과 관련
     - 다년성 : 만성, 연중 계속되며 계절과 무관하게 발생

※ 알레르기 비염과 코감기의 비교

| | 알레르기 비염 | 코감기(coryza) |
|---|---|---|
| 원인 | 꽃가루, 집먼지 진드기, 동물털 | 바이러스 |
| 증상 | 코가 간질간질하고 발작 및 연속적인 재채기와 맑은 콧물, 코막힘, 열감 | 열, 콧물, 코막힘, 목이 아픔, 기침, 가래, 몸살, 두통 |
| 치료 | 약물 치료, 원인물질 회피 | 증상을 호전시키는 치료 |
| 경과 | 1~2달 이상 지속 | 대부분 1주 이내에 증상호전 |

• 증　　상　발작적인 재채기의 연속, 맑은 콧물, 코막힘, 눈과 코의 가려움증, 눈물, 두통, 후각감퇴, 폐쇄성 비음

• 원　　인　알레르기성 천식과 함께 유전적 요인과 환경적 요인이 합쳐져서 발생

1. 환경적 요인 : 기후변화, 감기, 공기오염, 스트레스 등
2. 유전적 요인 : 연령, 가족력
3. 환경적 요인 : 항원(알레르겐) : 집먼지 진드기, 꽃가루, 곰팡이, 애완동물의 털 또는 비듬, 바퀴벌레 따위의 곤충 부스러기 등과 같이 호흡기를 통해 흡입, 음식물, 음식물 첨가제, 약물
4. 호흡기 감염

• 합 병 증　중이염(tympanitis), 부비동염(sinusitis), 인후두염(laryngopharyngitis), 코폴립(nasal polyp), 후각소실(anosmia), 만성기침, 아데노이드 얼굴

※ 아데노이드 얼굴(adenoid face)
만성적인 코막힘으로 인하여 계속 입으로 숨을 쉬게 되어 얼굴모양이 길어지는 현상

• 진　　단

1. 병력검사 : 연령, 직업, 증상 및 정도, 발생 연령, 유발요인, 주거환경, 알레르겐의 노출여부, 합병증, 알레르기 과거력, 가족력, 치료경력 등 확인
2. 혈액검사 : 혈청 총 면역글로불린 E 검사, 특이 면역글로불린 E 검사, 혈액 호산구와 호산구 양이온단백
3. 피부반응검사, 알레르기항원흡입유발검사(기관지유발검사)
4. 비강경검사
5. 단순 부비동 X-ray 검사
6. 비즙도말검사 : 비강 점막의 상피세포 및 염증세포의 분포 확인검사

• 치　　료

1. 환경요법 : 집먼지 진드기, 꽃가루, 애완동물의 털, 곤충, 곰팡이 등이 주요 알레르겐(allergen)이며, 그 외 담배연기, 실내 오염물질, 기후변화, 약물, 스트레스 등이 악화요인
2. 약물요법 : 항히스타민제, 스테로이드, 점막수축제, 항콜린제, 류코트리엔 조절제 등
3. 면역요법 : 원인 알레르겐을 점차 농도를 높여 투여하여 면역반응을 조절, 일반적으로 1년 이상 장기간 지속
4. 합병증의 수술적 치료

• 동 의 어　건초열(hayfever), 고초열

## sinusitis 부비동염

(KCD code :            )

- 용어 분석 sinus/o 동, 굴 -itis 염증
- 주 진료과 이비인후과
- 개　　요 부비동에 염증이 생겨 점막이 붓거나 고름 같은 콧물이 고여 있는 상태. 바이러스, 세균, 진균 감염과 알레르기 비염에 의해 생긴 부비동 염증. 급성 바이러스성 기도 감염 후에 발생

1. 침습된 장소에 따른 분류

| 사골동염 | 양 눈썹 위, 전두통 유발 |
|---|---|
| 상악동염 | 양쪽 안면 뺨 부위, 위턱 부위의 통증과 치통, 두통 |
| 접형동염 | 코 뒤에 깊이 위치, 이마와 뒤통수로 뻗치는 통증 유발 |

2. 증상의 기간에 따라 분류
   - 급성 부비동염 : 3주 이내
   - 만성 부비동염 : 3개월 이상

- 증　　상 1. 급성 부비동염 : 코막힘, 누런 콧물, 피로감, 두통, 뺨, 눈 주위 안면 부위 및 윗쪽 어금니의 통증, 고열(38도 이상)
  2. 만성 부비동염 : 코막힘, 지속적인 누런 콧물, 목 뒤로 넘어가는 콧물, 후각의 감소 및 소실, 두통 및 집중력 감소, 만성 인후통 및 기침, 기관지 천식 증상 악화
- 원　　인 바이러스 및 세균 감염, 비강 및 부비동 내 종양
- 합 병 증 1. 뇌막염(meningitis), 경막외농양, 경막하농양, 뇌농양
  2. 안와 내의 합병증 : 눈꺼풀에 염증이 번져 눈꺼풀 발적, 부종 및 통증, 봉와직염(cellulitis) 또는 안와 내 농양, 안와 골막하 농양, 안구 뒤쪽 혈관염증
- 진　　단 1. 비강 내시경
  2. 비강기능검사
  3. 후각검사
  4. 단순 방사선 촬영
  5. 컴퓨터 단층촬영(CT), MRI
- 치　　료 1. 약물요법 : 항생제
  2. 비점막 수축제
  3. 코 세척 : 생리식염수 이용
  4. 수술적인 치료
- 동 의 어 축농증

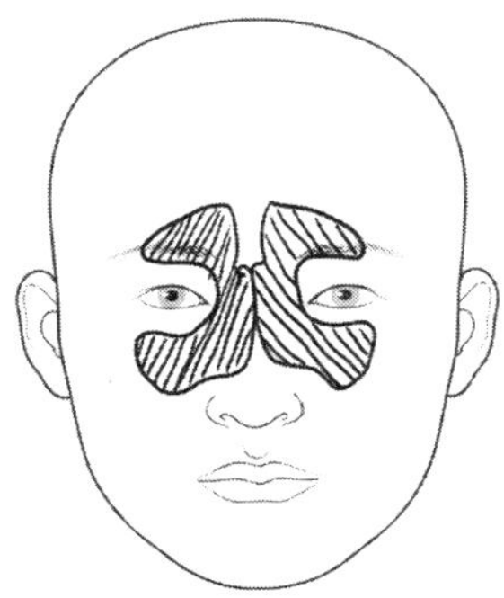

## nasopharyngitis 비인두염

(KCD code :                )

- 용어 분석 nas/o 코, 비  pharyng/o 인두  -itis 염증
- 주 진료과 이비인후과
- 개　　요 코와 인두를 동시에 침범하는 염증. 4~10일간 지속되는 바이러스성 감염. 소아에서 다발
- 증　　상 발열, 두통(headache), 콧물(rhinorrhea), 재채기(sneezing), 코막힘(nasal congestion), 기침(cough), 인후통(sore throat)
- 원　　인 1. 바이러스 : rhinovirus
  2. 코울혈(nasal congestion), 콧물(rhinorrhea), 기침(cough), 인두염(pharyngitis)
- 합 병 증 중이염(tympanitis), 기관지염(bronchitis), 부비동염(sinusitis), 폐렴(pneumonia)
- 치　　료 1. 약물요법 : 증상에 따라 해열, 진통제
  2. 비약물적 요법 : 충분한 수분과 영양 섭취, 안정, 보온 및 습도 유지
- 동 의 어 감기, 상기도염, 코인두염

## nasal septum deviation 편위된 비중격 (NSD)

(KCD code :                )

- 용어 분석 nas/o- 코, 비  septo- 중격, 사이막  deviation 만곡
- 주 진료과 이비인후과
- 개　　요 코의 중앙에 수직으로 위치하여 콧구멍을 둘로 나누는 벽인 비중격(nasal septum)이 휘어져 코와 관련된 증상을 일으키거나 코막힘, 부비동염(sinusitis) 등의 기능적 장애 유발
- 증　　상 코 막힘(nasal congestion), 비후성 비염, 후비루(콧물이 코 뒤로 넘어가는 것), 구강 호흡, 기억력 감퇴, 주의 산만, 수면 장애, 수면 무호흡(sleep apnea), 폐쇄성 비음, 후각장애, 두통, 안면통
  ※ 비후성 비염(hypertrophic rhinitis)
  비중격 만곡증이 장기간 유지되었을 경우, 넓은 쪽 코에서 보상 반응에 의하여 하비갑개(inferior nasal concha)의 점막이 점점 두꺼워지는 상태
- 원　　인 1. 선천성 또는 발달성 기형
  2. 후천성 또는 외상에 의한 기형(deformity) : 비후성 비염, 코 용종(nasal polyp), 코 안의 종양, 기타 이물질 등에 의해 장시간 비중격의 압박에 의해 발생

• 합 병 증 비후성 비염(hypertrophic rhinitis), 만성 부비동염(sinusitis)
• 진 단 1. 비강 내시경
2. 비강 기능검사 : 비강통기도 검사, 음향 비강통기도 검사
3. X선 단순촬영
4. 전산화 단층촬영(CT)
• 치 료 1. 약물치료
2. 비점막 수축제 구강 복용
3. 코 세척
4. 수술요법 : 비중격성형술(septoplasty), 비중격 및 연골절제술(chondrotomy)
• 동 의 어 비중격 만곡증
• 관련질환 만성 비염(rhinitis), 급성 부비동염, 만성 부비동염(chronic sinusitis)

## tonsillitis 편도염

(KCD code : )

• 용어 분석 tonsill/o 편도선 -itis 염증
• 주 진료과 이비인후과
• 개 요 편도, 특히 구개편도의 염증. 감기에 걸리거나 환절기 때, 과로 등의 이유로 발생. 인두편도의 염증(아데노이드염, adenoiditis)을 동반하는 경우가 많음
- 편도의 위치에 따른 분류
1. 구개편도(palatine tonsil)
2. 인두편도(pharyngeal tonsil) : 아데노이드염(adenoiditis)
3. 혀편도(lingual tonsil)
4. 이관편도(tubal tonsil)
• 증 상 편도비대, 40℃ 이상 고열, 오한, 심한 인후통(sore throat), 연하곤란, 목충혈, 관절통 및 근육통(myalgia)
• 원 인 group A β-용혈성 연쇄구균
• 합 병 증 중이염(otitis media), 아데노이드염(adenoiditis)
• 진 단 임상증상
• 치 료 1. 충분한 수분섭취 및 안정
2. 인후세척
3. 약물요법
4. 편도 절제술(tonsillectomy)
• 관련질환 아데노이드염(인두편도염, pharyngotonsillitis)

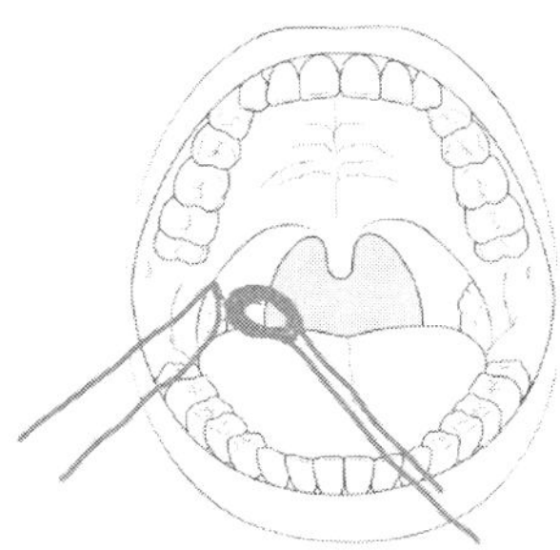

## pharyngitis 인두염

(KCD code :                 )

- 용어 분석 pharyng/o 인두 -itis 염증
- 주 진료과 이비인후과
- 개 요 세균이나 바이러스의 감염 등에 의한 목의 뒷부분인 인두점막 및 림프조직의 급성염증. 인두점막이 붓고 헐어 목소리가 쉬는 질환. 급성 및 만성으로 구분
- 증 상 오한, 발열, 인후통(sore throat), 삼킴 통증, 전신 통증 등
- 원 인 1. 바이러스 감염 : 감기, 인플루엔자, 단핵구증과 같은 바이러스감염
  2. 세균 감염 : 연쇄구균 A(streptococcus A)
  3. 기타 : 피로, 대기의 건조, 위장장애, 지나친 흡연, 치아 우식(dental caries), 만성부비동염(chronic sinusitis), 먼지, 유독가스의 흡입
- 진 단 1. 혈액검사
  2. 세균배양검사
- 치 료 1. 충분한 수분섭취 및 안정
  2. 약물요법

## laryngitis 후두염

(KCD code :                 )

- 용어 분석 laryng/o 후두 -itis 염증
- 주 진료과 이비인후과
- 개 요 후두에 염증이 생기는 것. 3개월에서 5세 사이의 아이들에게서 빈발, 남아에서 더 많이 발생
  1. 후두염(laryngitis)
  2. 후두기관염(laryngotracheitis)
  3. 급성 폐색성 후두염(croup)
- 증 상 전신 쇠약감(general weakness), 후두 건조, 후두통, 후두부종 및 쉰 목소리(hoarseness), 기침(cough), 삼킴곤란(aphagia), 호흡곤란(dyspnea), 저산소증(hypoxia)
  - 발열은 그다지 심하지 않고, 증상은 주로 밤에 더 심하게 발현
- 원 인 1. 바이러스 감염 : 파라인플루엔자 바이러스(parainfluenza virus), 아데노바이러스(adenovirus), 호흡기세포융합바이러스(respiratory syncytial virus, RSV), 인플루엔자 바이러스(influenza virus), 홍역 바이러스(measles virus)
  2. 성대혹사, 뜨거운 가스나 부식성 물질 흡입, 흡연

• 합 병 증 크룹(croup), 중이염(otitis media), 세기관지염(bronchiolitis), 폐렴(pneumonia)

• 진 단 1. 임상 소견

2. 목 부분의 X-선 촬영

• 치 료 1. 약물요법

2. 산소 투여

3. 기관절개(tracheostomy)

   - 기도확보(숨쉬기 위함)를 위해 기관에 구멍을 내어 호흡기 tube와 연결

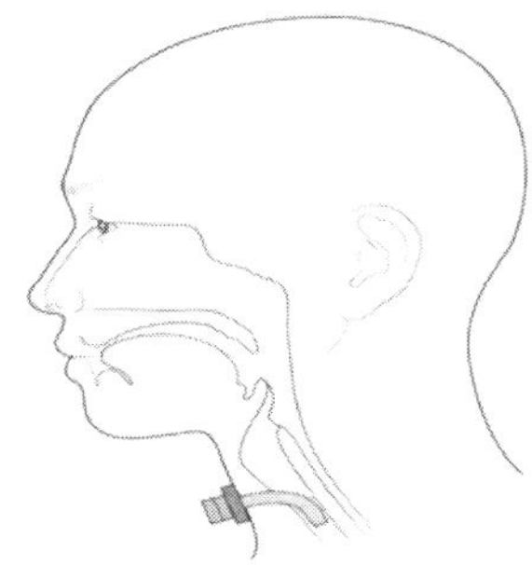

## diphtheria 디프테리아

(KCD code : )

• 용어 분석 -ia 상태, 과정

• 주 진료과 이비인후과, 소아청소년과

• 개 요 디프테리아균이 기도의 상부에 붙어서 독소를 발산하여 그 부위의 세포를 파괴하고, 그 속에서 증식하면서 독소를 순환혈액 속으로 보내어 심장, 말초신경 등의 원격장기 및 조직의 기능을 저해하는 급성 감염 질환. 외독소는 세포 내에서의 단백 합성을 억제하여 심근염(myocarditis), 급성 신괴사(acute tubular necrosis) 및 말초신경병증(peripheral neuropathy) 등의 치명적인 합병증 유발

1. 호흡기 디프테리아 : 가을과 겨울에 빈발, 위막(pseudo-membranous)을 형성하는 비인두염(nasopharyngitis) 및 폐쇄성 후두기관염(obstructive laryngotracheitis)으로 발현

2. 피부 디프테리아 : 열대 지방의 시골에서 발생, 피부, 결막, 귀, 질 부위의 감염증으로 발현

   - 국내에서 발생한 예는 거의 없음

※ 법정감염병 제2군

• 증 상 소 목 증상(bull neck) : 목 부위가 심하게 부어 황소의 목처럼 보이는 상태, 상기도의 폐쇄

• 원 인 1. 디프테리아균(Corynebacterium diphtheriae)의 외독소

2. 사람이 유일한 디프테리아 균의 숙주

   - 환자나 보균자와 직접 접촉하여 전염

• 합 병 증 심근염(myocarditis), 급성 신괴사(acute tubular necrosis), 말초신경병증(peripheral neuropathy), 저혈압 또는 심부전(heart failure)

• 진 단
1. 세균 배양 검사
2. Elek 면역침강법
3. 중합효소연쇄반응법(PCR, polymerase chain reaction)
4. Schick test

• 치 료
1. 약물요법 : 항독소 및 항생제 등
2. 주사요법 : 페니실린 G를 근육 주사로 14일간 투여
3. 예방백신 접종 : DTaP(디프테리아, 백일해, 파상풍), Td 등의 디프테리아 toxoid

## upper respiratory infection (URI) 상기도감염

(KCD code : )

• 용어 분석 upper 위쪽의

• 주 진료과 알레르기내과, 이비인후과

• 개 요 코, 인두, 후두, 기관 등 상기도의 감염성 염증질환. 급성비염(acute rhinitis) 및 부비동염(sinusitis), 급성 인후염(acute laryngopharyngitis), 급성 중이염(acute otitis media), 급성 기관지염(acute bronchitis) 등을 포함한 광범위한 용어

• 증 상 콧물, 코막힘, 구강호흡, 발열, 식욕부진(anorexia), 구토(vomiting), 목이 마르고 부음

• 원 인
1. 바이러스
2. 세균(약 5~10% 미만) : 용혈성연쇄구균

• 합 병 증 기관지염(bronchitis), 폐렴(pneumonia), 발육장애

• 진 단
1. 혈액검사
2. 인두배양검사

• 치 료 약물요법

• 동 의 어 감기(common cold), 코감기(coryza)

## influenza 인플루엔자

(KCD code :                )

• 용어 분석

• 주 진료과 호흡기내과, 이비인후과

• 개　　요 감기 증세를 일으키는 바이러스 중 인플루엔자(influenza) 바이러스에 의해 발생. 일반 감기와 다른 점은 콧물, 기침, 인후통 등의 국소적인 증상보다는 발열, 근육통, 두통 등의 전신적인 증상이 훨씬 더 뚜렷하게 발현. 주로 날씨가 춥고 건조한 10월부터 5월까지 발생률 증가. 지역유행성, 유행성 또는 범유행성으로 발생
※ 범유행성의 경우 : 여러 대륙을 동시에 또는 연속적으로 침범

• 증　　상 피로감이 동반된 고열, 심한 두통과 오한, 근육통(myalgia), 인후통(sore throat), 기침, 콧물, 오심(nausea), 구토(vomiting), 설사(diarrhea), 복통(abdominal pain)
– 어린이 : 열성 경련(febrile seizure)

• 원　　인 바이러스 내에서 유전자 돌연변이

• 진　　단 1. 임상 진단
2. 인후 도말 검사 : 신속항원검사, RT-PCR 검사
3. 바이러스 배양 검사

• 치　　료 1. 충분한 휴식과 수면 등 안정
2. 약물요법

• 관련질환 만성 폐색성 폐질환(chronic obstructive pulmonary disease), 폐렴(pneumonia), 천식(asthma)

• 동 의 어 독감

## croup 크룹

(KCD code :                )

• 용어 분석

• 주 진료과 이비인후과

• 개　　요 주로 상기도 특히 후두부의 병터에 의해서 발생하는 질환. 어린이에서 발생

• 증　　상 후두부의 폐쇄, 목쉼, 개 짖는 것 같은 소리를 내는 기침 등

• 원　　인 감염, 알레르기, 이물질 등 여러 가지 원인으로 후두부에 이상이 있는 경우 유발

• 치　　료 휴식이나 습도가 높은 공기 흡입으로 증상완화

• 동 의 어 상기도 막힘증, 급성 폐색성 후두염

## pertussis 백일해

(KCD code :          )

- 용어 분석
- 주 진료과 감염내과, 호흡기내과
- 개　　요 보르데텔라 백일해균에 의한 감염으로 발생하는 호흡기 질환. 경련성의 기침을 일으키는 어린이의 급성 감염병. 3~6세의 어린이들이 잘 걸리며, 특히 겨울부터 봄에 걸쳐 유행하는 전염성이 강한 질환. 발병 후 전체경과가 백일 가까이 되므로 '백일기침'이라고도 지칭
- 증　　상 1~2주의 잠복기 이후 발현 증상에 따라 3단계로 구분

| | |
|---|---|
| 카타르기 | 콧물, 결막염, 눈물, 경미한 기침, 낮은 발열 |
| 경해기 | 기침 끝에 호흡시 '흡(whoop)' 하는 소리 또는 구토 및 점액성 객담 배출, 무호흡(apnea), 청색증(cyanosis), 비출혈(epistaxis), 경막하 출혈 및 하안검(lower eyelid)부종 |
| 회복기 | 기침의 정도와 횟수 및 구토가 점차 감소, 약 1~2주 지속 |

- 원　　인 보르데텔라 백일해균(Bordetella pertussis, 그람 음성균)
- 합 병 증 기관지 폐렴(bronchopneumonia), 무기폐(atelectasis), 기관지 확장증(bronchiectasis), 폐기종(emphysema), 중이염(tympanitis), 경련(convulsion), 속발성 뇌염, 코피(epistaxis), 객혈(hemoptysis), 경막하 출혈, 뇌출혈(cerebral hemorrhage)
- 진　　단
  1. 특징적인 기침 양상
  2. 백일해 환자와 접촉한 병력
  3. 말초혈액 검사
  4. 흉부 방사선 검사
  5. 형광 항체법
  6. 중합 효소 연쇄 반응법(PCR)
- 치　　료
  1. 약물요법 : 에리스로마이신(Erythromycin)
  2. 예방접종 : DTaP 예방접종
- 동 의 어 백일기침, whooping cough
- 관련질환 폐기종(emphysema), 결막염(conjunctivitis)

## laryngeal cancer 후두암

(KCD code :       )

- 용어 분석　laryng/o 후두
- 주 진료과　종양내과, 방사선종양학과, 이비인후과
- 개　　요　호흡 및 발성기관의 세포가 조절되지 않고 비정상적으로 증식하여 발생한 암으로 두경부에서 가장 흔하고, 전체 암 발생률의 약 2~5%를 차지함. 대부분은 성문과 성문 상부에서 발생하여 후두를 비롯해 혀와 편도 뒤쪽을 포함하는 인두, 성대 아래쪽인 성문기관으로 확장됨
- 증　　상　쉰 목소리가 나는 등의 음성 변화, 음식물을 삼킬 때의 통증이나 연하곤란(dysphagia), 인후통(sore throat), 경부의 종창이나 경부임파선 종대, 천명(wheeze) 및 지속적인 기침, 체중감소
- 원　　인
  1. 흡연
  2. 습관적인 과음
  3. 인유두종바이러스(HPV, human papillomavirus)감염
  4. 성대에 주로 발생하는 백반증(vitiligo)과 각화증(keratosis), 만성염증, 만성 자극
  5. 방사선
  6. 공기 오염
  7. 위식도역류
- 합 병 증　발성장애
- 진　　단
  1. 후두경검사
  2. 조직검사
  3. CT 또는 MRI 검사
  4. PET, 골스캔, 초음파 검사
- 치　　료
  1. 기관절개술(tracheostomy)
  2. 후두절제술(laryngectomy)
  3. 근치적경부곽청술(RND, radical neck dissection)
     – 경부임파선까지 퍼져 있을 경우 시행
  4. 예방적 경부 임파선 절제술
  5. 방사선 치료
  6. 항암 치료
  7. 항암제-방사선치료동시요법(concomitant chemoradiotherapy)
- 관련질환　위식도 역류성 질환, 백반증(vitiligo), 성대와 후두 용종(polyp), 성대와 후두 결절, 인후두염, 광선각화증(actinic keratosis)

## tracheitis 기관염

(KCD code :            )

- 용어 분석　trache/o 기관　-itis 염증
- 주 진료과　호흡기내과, 이비인후과
- 개　　요　기관의 점막에 생기는 염증. 급성 기관지염, 만성 기관지염으로 구분
- 증　　상　기침, 가래, 발열, 흉통(pectoralgia) 등
- 원　　인　1. 급성 : 바이러스, 세균 등
  2. 만성 : 먼지, 가스, 흡연 등
- 동 의 어　급성기관지염

## acute bronchitis 급성기관지염

(KCD code :            )

- 용어 분석　bronch/o 기관지　-itis 염증
- 주 진료과　호흡기내과, 이비인후과, 소아청소년과, 소아천식아토피센터
- 개　　요　급성으로 진행되는 기관지 점막의 염증. 목구멍 뒤의 폐로 들어가는 관인 기관이 바이러스, 세균 등의 병원균으로 인해 급성염증반응이 생긴 질병. 유행성 독감과 같은 인플루엔자가 유행하면 급성기관지염도 증가
- 증　　상　천명음(wheeze), 가래(sputum), 기침(cough), 호흡곤란(dyspnea)
- 원　　인　바이러스, 폐결핵의 기왕력, 흉막성형수술을 받은 사람
- 합 병 증　폐렴(pneumonia), 상기도감염, 폐결핵(pulmonary tuberculosis), 아데노이드의 비대를 동반한 편도의 비대, 인플루엔자(influenza), 편도염(tonsillitis), 세기관지염(bronchiolitis)
- 진　　단　1. 청진 검사(auscultatio)
  2. 흉부 방사선 촬영
- 치　　료　경구용 또는 흡입용 기관지 확장제
- 동 의 어　기관지염

## chronic bronchitis 만성기관지염

(KCD code :            )

- 용어 분석　chrono- 시간　bronchi/o 기관지　-itis 염증
- 주 진료과　호흡기내과, 알레르기내과

• 개　　요　객담을 동반한 기침이 1년에 3개월 이상 2년간 지속적으로 나타날 때 진단을 내릴 수 있는 질환으로 큰 기관지에서부터 세기관지까지 염증의 침윤과 점액이 과다 분비되는 질환. 매우 흔한 호흡기질환. 감기가 오래 지속될 경우 유발 가능

• 증　　상　만성기침, 점액성 가래(mucous sputum), 쌕쌕거리는 호흡(wheeze), 운동시 호흡곤란(dyspnea on exertion, DOE), 객혈(hemoptysis)

• 원　　인　흡연, 대기오염, 직업적으로 먼지나 자극성 가스의 노출에 의해 반복되는 기도감염, 과거 기도감염증의 후유증, 선천적인 감수성 증가

• 진　　단　1. 흉부 X-선 촬영
2. 기관지 조영술
3. 객담검사
4. 기관지 내시경(bronchoscopy)
5. 폐기능검사(PFT, pulmonary function test)
– 폐활량 등 폐의 호흡능력을 측정하는 검사

• 치　　료　1. 약물요법
2. 환경개선
3. 금연
4. 가정 산소요법

• 동 의 어　만성폐색성기관지염

• 관련질환　알레르기비염(allergic rhinitis), 천식(asthma), 폐결핵(pulmonary tuberculosis)

## bronchiolitis 세기관지염

(KCD code : 　　　)

• 용어 분석　bronchiol/o 세기관지　-itis 염증

• 주 진료과　호흡기내과, 이비인후과

• 개　　요　세기관지에서 발생하는 염증. 폐포(alveoli)에 염증이 생겨서 호흡곤란을 일으키는 질환. 2세 미만의 아동에게 주로 나타나며 3~6개월의 영아에게 빈발
※ 세기관지(bronchiole)
– 기관지로부터 폐포로 공기를 운반하고 폐포는 혈액에 산소를 공급

• 증　　상　기침, 천식음, 짧은 호흡

• 원　　인　1. 바이러스
2. 세균감염

• 치　　료　1. 약물요법 : 기관지 확장제
2. 네뷸라이져(nebulizer) 등의 보존적 치료

## bronchiectasis 기관지확장증

(KCD code :            )

- 용어 분석 bronch/o 기관지 -ectasia 바깥쪽으로 -asis 증세
- 주 진료과 호흡기내과, 이비인후과
- 개 요 기관지와 세기관지가 만성괴사감염으로 기관지의 근육과 탄력지지조직이 파괴되어 영구히 확장되는 질환. 과거 심한 호흡기계 염증으로 기관지가 손상을 입어 영구적으로 확장되고 정상적인 기관지의 객담 배출기능이 약해진 상태. 정상보다 진한 점액이 생성되고 이것이 폐에 축적, 반복적인 세균 감염은 기관지를 손상시키고, 이로 인해 조직에 작은 주머니가 생겨 이 주머니에 진한 점액들이 점점 쌓이면서 감염 유발
- 증 상 수포음(나음, rale), 건성수포음(rhonchus), 천명(wheeze), 악취호흡 및 호흡곤란(dyspnea), 청색증(cyanosis), 저산소혈증(hypoxemia), 곤봉지(clubbing), 객혈(hemoptysis), 농성 객담(mucous sputum) 및 발작적 기침
- 원 인 선천적, 후천적인 기관지벽의 허약, 영아 또는 유아 무렵에 폐렴, 백일해(pertussis), 홍역(measles)등 이환 후 발생
  - 성인 : 흉곽성형술(thoracoplasty)을 받은 후 유발
- 합 병 증 빈혈(anemia)
- 진 단
  1. 객담검사
  2. 흉부 X선 검사
  3. 흉부컴퓨터단층촬영(HRCT)
     (HRCT, high-resolution computed tomography)
  4. 폐기능검사
  5. 기관지경검사
  6. 기관지조영술
- 치 료
  1. 체위배액
  2. 간헐적 양압호흡(intermittent positive pressure breathing)
     - 호흡이 멈추었을 때 간헐적으로 10~15㎝ $H_2O$의 양압을 기도내에 넣어서 폐를 부풀리는 인공호흡방법
  3. 약물요법 : 기관지확장제, 항생제
  4. 수술 : 폐엽절제술(lung lobectomy)
- 동 의 어 기관지확장병
- 관련질환 폐암(lung cancer), 폐렴(pneumonia), 백일해(pertussis), 폐결핵(pulmonary tuberculosis), 홍역(measles), 폐농양(pulmonary abscess)

## asthma 천식

(KCD code :        )

• 용어 분석

• 주 진료과 호흡기내과

• 개 요 공기유입의 장애를 보이며, 염증이나 기도 과민반응(연축)이 기도의 내강을 폐쇄하여 발생하는 기관지의 가역적인 경련성 막힘의 호흡기 질환. 환자의 50% 가량은 10세 이전에 발생하여 성인이 되어 완화, 시골보다 도시에서 잘 발생

- 분류
  1. 외인성 천식 : 아토피성 천식
  2. 내인성 천식 : 비아토피성 천식

• 증 상 급성 발작시 천명음(wheeze), 호흡수 증가, 발작성 호흡곤란, 가슴답답함, 기침, 다량의 점액 분비, 술통형 가슴, 저산소혈증(hypoxemia)으로 의식수준의 변화

- 아토피성 및 알레르기성 천식 환자 : 비염(rhinitis), 피부발진(rash), 소양증(pruritus)

• 원 인
1. 점막의 염증 : 천식발작의 주요인
2. 기도염증 : 세기관지 과민반응 → 평활근 수축 → 기도협착
3. 염증발생요인 : 특정한 항원, 미생물, 아스피린, 비알레르기성 자극물질(찬 공기, 건조한 공기, 공기 중의 미세입자)
4. 유전적 소인

• 진 단
1. 가족력 확인
2. 알레르기 피부반응검사
3. 동맥혈 가스검사(ABGA)
4. 객담검사
5. 폐기능검사(PFT)
6. 기관지유발시험검사 : 기도과민증의 정도 검사
7. 흉부 X선 검사
8. 혈액검사

• 치 료
1. 약물요법
   - 기관지확장제(bronchodilator) : 테오필린(theophyline)
   - 소염제 : corticosteroids, 흡입용 소염제, 비만세포 안정제 등
2. 면역요법 : 집먼지 진드기, 꽃가루 등의 특정 알레르겐
3. 산소요법

## hyaline membrane disease (HMD) 유리질막병

(KCD code : )

- 용어 분석
- 주 진료과 신생아과, 소아청소년과
- 개 요 미숙아의 폐가 작고, 폐를 지속적으로 팽창하게 하는 물질인 폐 표면활성제의 생산과 분비가 부족하기 때문에 출생 직후 폐가 지속적으로 팽창하지 못하고 찌그러들어 출생 후 진행성 호흡부전이 생기는 병. 전체 출생 중 약 2%의 빈도. 폐의 성숙도가 미숙할수록 잘 발생하므로 재태 기간이 짧을수록, 출생 체중이 작을수록 빈발
- 증 상 출생 직후 호흡곤란, 청색증(cyanosis), 함몰가슴(funnel chest)
- 원 인 미숙아, 폐의 미성숙 발달
- 합 병 증 허혈성 저산소뇌병증(hypoxic ischemic encephalopathy),
  뇌실내출혈(intraventicular hemorrhage, IVH),
  패혈증(sepsis),
  미숙아 망막증(retinopathy of prematurity, ROP),
  괴사성 장염(necrotizing enterocolitis),
  동맥관 개존증(patent ductus arteriosus, PDA)
- 진 단 1. 병력, 아기의 진찰 소견
  2. 방사선 검사
  3. 혈액검사
  4. 양수검사(AFT, amniotic fluid test) : 위나 기관지내 양수를 이용
- 치 료 1. 폐 계면 활성제 투여
  2. 인공호흡기 치료
- 동 의 어 신생아의 호흡곤란증후군
  (repiratory distress syndrome of newborn, RDS)

## adult respiratory distress syndrome (ARDS) 성인호흡곤란증후군

(KCD code : )

- 용어 분석
- 주 진료과 호흡기내과
- 개 요 폐질환 기왕력이 없는데 심한 호흡곤란, 청색증, 일반적인 산소요법에는 반응하지 않는 심한 저산소혈증 등을 보이는 급성 진행성 폐질환

• 증　　상　그렁거리는 호흡(협착음, stridor), 과호흡(hyperventillation), 청색증(cyanosis), 창백, 늑간 함몰(funnel chest), 호흡곤란(dyspnea), 발한(sweating), 의식상태의 변화(혼돈, 혼수), 빈맥(tachycardia), 부정맥(arrhythmia), 저산소혈증(hypoxemia)

※ 청진 시 비정상적인 폐음은 없음
- 부종이 기도보다 간질강에서 먼저 발생하므로 폐음은 정상으로 들림

• 진　　단　1. 흉부 X선 검사
2. 심전도 검사
3. Swan-Ganz 카테터 사용으로 폐모세혈관쐐기압(PCWP) 측정
4. ABGA : PaO 감소, PaCO 상승

• 동 의 어　성인유리질막병(adult hyaline membrane disease)

• 치　　료　1. 기계적 환기 : 기관내관 삽입
- 호기말 양압호흡(PEEP) 또는 지속성 기도양압 적용
- 산소공급
2. 약물과 수액요법 : corticosteroids

## atelectasis 무기폐

(KCD code :　　　　)

• 용어 분석　atel- 완전하지 않은　-ectasis 확장증

• 주 진료과　호흡기내과

• 개　　요　폐포가 찌그러지거나 기능을 하지 못하고 공기가 들어가지 못하는 허탈(collapse) 상태. 폐포가 잘 펴지지 않는 질환
1. 선천성 폐확장부전(pulmonary atelectasis)
2. 후천성 폐확장부전 : 압박성 확장부전 및 폐색성 확장부전으로 구분

• 증　　상　호흡곤란(dyspnea), 청색증(cyanosis)

• 원　　인　점액성 분비물 또는 이물질에 의한 기관지 내의 폐색, 폐렴(pneumonia), 기관지염(bronchitis), 점막의 부종, 종양, 농양(abscess), 기관지 내 결핵, 결핵성 임파선비대(hypertrophy), 수술 후 통증에 의한 호흡부전

• 합 병 증　기관지확장증(bronchiectasis)

• 치　　료　체위배액(postural drainage)

• 동 의 어　폐 확장부전

## emphysema 폐기종

(KCD code :            )

- 용어 분석 em 안에 physe 부풀다 ema 종
- 주 진료과 호흡기내과
- 개 요 기관지나 폐에 염증이 생기고 이에 의하여 숨 쉴 때 폐포가 늘어나는 것을 조절하는 섬유가 파괴되어 폐포가 제 기능을 못하게 되어 만성적인 기침이나 가래, 호흡곤란 등의 증상과 폐활량 감소 질환
- 증 상 가슴답답, 호흡곤란, 기침, 하지부종, 청색증
- 원 인 흡연, 기관지천식, 만성기관지염, 직업병(관악기 연주자)
- 합 병 증 폐성심(pulmonary heart disease), 호흡부전 및 심혈관계 질환
- 진 단 1. 흉부 방사선 촬영
  2. 폐기능검사
- 치 료 1. 금연
  2. 약물치료 : 기관지확장제와 흡입제
- 관련질환 만성폐색성 폐질환, 폐렴(pneumonia), 급・만성 기관지염, 만성 폐질환, 미만성 간질성 폐질환(interstitial lung disease), 특발성 폐섬유화증(idiopathic pulmonary fibrosis)
- 동 의 어 폐공기증

## pneumonia 폐렴

(KCD code :            )

- 용어 분석 pneum/o 공기, 폐
- 주 진료과 호흡기내과
- 개 요 폐실질에 발생되는 급성 염증 상태. 폐조직의 부종과 폐포의 수분 이동을 야기하는 염증성 과정으로 저산소증 유발
  - 발병 부위에 따라 분류
    1. 대엽성 폐렴(lobar pneumonia) : 폐의 대엽 전부에 염증이 퍼진 상태
    2. 기관지 폐렴(bronchopneumonia) : 폐포성 폐렴, 소엽 폐렴과 간질 폐렴을 모두 포함, 주로 반점모양의 침윤을 보임
  - 병원체에 따라 분류 : 세균성 폐렴, 바이러스성 폐렴, 알레르기성 폐렴
- 증 상 오한(chill), 고열, 기침, 녹색가래, 호흡곤란 등

• 원　　인　연쇄구균, 포도구균, Mycoplasma, pneumoniae, 그람음성간균 등
※ 위험요인
1. 고령, 장기간 부동, 의식수준 변화
　– 알코올중독, 두부외상, 경련, 마취, 약물과용, 뇌졸중 등
2. 항생제 사용으로 인한 구강인두 상주균 증가, 만성질환, HIV 감염, 면역억제제
3. 비위관영양, 기관내 삽관, 기관절개술, 인공호흡기 사용
4. 흡연, 공기오염, 유해한 물질흡입, 상부기도 감염

• 합 병 증　패혈증(sepsis), 기흉(pneumothorax), 폐농양(pulmonary abscess)

• 진　　단　1. 객담검사 : 원인균, 항생제에 대한 내성(tolerance), 감수성
2. 혈액검사 : 백혈구 증가증(leukocytosis)확인
　– 동맥혈 검사 : 산소공급 여부 결정
3. 흉부 X선 검사
4. 말초 산소포화도 측정 : 저산소증 사정

• 치　　료　1. 약물요법 : 항생제(세균에 따라 5~21일 간), 기관지 확장제와 스테로이드의 병합치료
2. 수액요법
3. 산소요법

## pneumoconiosis 진폐증

(KCD code :　　　　)

• 용어 분석　pneum/o 공기, 폐　conio 먼지, 진　-osis 증세

• 주 진료과　호흡기내과

• 개　　요　폐에 먼지가 쌓여 생기는 직업병. 주로 탄광에서 일하는 광부에서 호발. 오랜 기간에 걸쳐 폐에 규산, 석면 등의 먼지 또는 가루(1~5mm)가 쌓이면, 폐의 조직 속에 섬유 증식성 변화를 일으켜 심폐기능 저하

• 증　　상　기침, 검은색 가래, 운동할 때 호흡곤란(dyspnea on exertion, DOE)

• 원　　인　미세한 석탄가루, 흡연

• 합 병 증　진행성·전격성 섬유증(fibrosis)

• 진　　단　1. 흉부 x-선 검사
2. 폐기능 검사
3. 동맥혈 가스검사

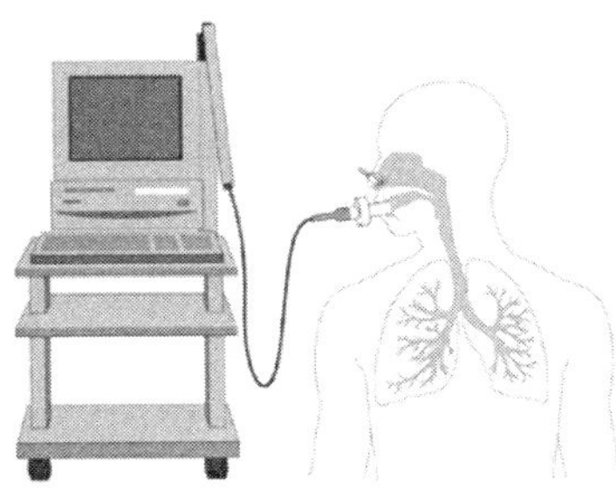

• 치　　료　1. 특별한 치료 없음
2. 작업환경 개선
3. 산소요법
4. 흉부 물리요법

• 동 의 어　폐먼지증

## anthracosis 탄분증

(KCD code :　　　　)

- 용어 분석　anthraco- 탄분　-osis 증세
- 주 진료과　호흡기내과, 이비인후과
- 개　　요　석탄먼지의 지속적인 흡입으로 인해서 폐에 축적되어 생기는 질환. 석탄을 연료로 사용하는 지역에서 발생. 흡입된 석탄먼지는 폐조직에 침착되고 침착된 탄분은 폐포 상피에 의하여 탐식되고, 림프관을 따라 림프절에 운반
- 증　　상　대부분 무증상
- 원　　인　대기오염, 흡연
- 동 의 어　탄분규폐증, 탄광부진폐증, 석탄가루증, 탄폐증

## asbestosis 석면증

(KCD code :　　　　)

- 용어 분석　asbestos- 석면　-osis 증세
- 주 진료과　호흡기내과, 이비인후과
- 개　　요　석면의 흡입으로 인해서 생기는 질환. 폐의 침범으로 폐조직이 많이 파괴되고 섬유화되어 흉막암을 유발. 폐의 호흡세기관지에서부터 초기 병변이 시작하여 간질섬유화(hepatic fibrosis)로 진행
- 증　　상　호흡곤란
- 원　　인　석면 흡입

## byssinosis 면폐증

(KCD code :　　　　)

- 용어 분석　-osis 증세
- 주 진료과　호흡기내과, 이비인후과
- 개　　요　면이나 기타 섬유의 엷은 가닥 등 솜먼지가 폐에 축적되어 생기는 질환. 면화 또는 직물공장에서 일하는 사람에서 잘 생기는 일종의 직업병
  ※ '월요일호흡곤란증'이라는 별명도 있음
    - 급성기 상태에서 섬유공장에 다니던 사람이 일요일에 쉬고 월요일에 다시 일을 시작할 경우 가슴이 답답하고 숨쉬기가 어려워지므로 지칭
- 증　　상　호흡곤란
- 원　　인　섬유먼지 흡입

## siderosis 철침착증

(KCD code :                )

- 용어 분석 sidero 쇠, 철 -osis 증세
- 주 진료과 호흡기내과, 이비인후과
- 개 요 진폐증의 일종. 철이 함유된 미립자를 오랫동안 흡입하여 철분이 폐에 침착하여 발생
- 증 상 호흡곤란
- 원 인 철이 함유된 미립자의 지속적인 흡입
- 동 의 어 과다철증

## silicosis 규폐증

(KCD code :                )

- 용어 분석 silicon 규소 -osis 증세
- 주 진료과 호흡기내과
- 개 요 진폐증의 일종. 돌가루, 모래, 규소를 함유한 가루 흡입, 양쪽 폐에 광범위한 결절성 섬유증(fibrosis)을 일으키는 질환. 금속광산, 도기 제조 및 사암과 화강암 절단 작업 등에서 작은 입자의 결절형 유리규소를 장기간 흡입함으로써 발생. 광산 등지에서 그 존재가 알려진 직업병
- 증 상 운동 시 호흡곤란, 가슴이 답답하거나 흉통, 가래, 기침
- 원 인 모래, 화강암, 슬레이트, 석탄, 주물공장, 도공, 모래를 이용한 세공업에 종사하는 사람들에게 다발
- 진 단 1. 흉부 X-선 검사
  2. 폐기능 검사(PFT, pulmonary function test)
- 동 의 어 탄규폐증, 폐의 규폐성 섬유증
- 관련질환 폐암, 비소세포성 폐암(non-small cell lung cancer), 소세포성 폐암(small cell lung cancer), 전이성 폐암(metastatic lung cancer), 진폐증(pneumoconiosis), 악성 중피종(malignant mesothelioma)

## pulmonary abscess 폐농양

(KCD code :          )

• 용어 분석 pulm/o 폐  abscess 고름, 농양

• 주 진료과 호흡기내과

• 개     요 폐에 염증이 생겨 그 주변 조직이 감염된 상태로 폐조직 세포가 죽어 폐 안에 구멍이 뚫리고 거기에 고름이 주머니 형태로 차 있는 질환. 우측 폐가 좌측 폐보다 호발

- 원인균에 따른 분류
  균혈증 폐농양(bacteremia lung abscess) : 다발성이고 면역 억제된 환자에서 빈발

※ 농양의 형성이 잘 되는 부위 : 우측 상엽 및 하엽의 상분절

• 증     상 기침, 호흡곤란, 체중감소, 발열, 흉통, 악취가 심한 객담

• 원     인
1. 폐렴의 합병증, 의식이 없는 사람이 호흡시 감염된 물질의 흡입
2. 균혈증에 의한 폐농양 : 피부열상, 연부조직 감염, 주사제 약물사용 등을 통해 혈액내로 침입한 황색포도상구균

• 합 병 증 농흉(pyothorax)

• 진     단
1. 흉부 X-선촬영
2. 객담배양검사
3. 굴곡성 기관지 내시경
4. 기관지 폐포세척
5. 초음파
6. 전산화 단층촬영

• 치     료
1. 약물치료, 항생제 치료
2. 외과적 배농

• 관련질환 폐렴(pneumonia)

## pulmonary edema 폐부종

(KCD code :           )

- 용어 분석 pulm/o 폐
- 주 진료과 호흡기내과
- 개　　요 폐울혈에 의하여 폐포 내에 장액성 누출액이 찬 상태. 여러 가지 원인에 의해 폐정맥 및 모세혈관 내에서 폐의 간질조직과 폐포로 체액이 빠져나가면서 폐포와 기도를 침범하여 가스교환을 악화시켜 저산소증을 일으켜 심한 호흡곤란을 야기하는 상태
- 증　　상 기좌호흡(orthopnea), 마른기침, 객담(sputum), 짧고 잦은 호흡(hyperventilation), 객혈(hemoptysis), 청색증(cyanosis), 말초 부종
- 원　　인 심장 판막증·고혈압·심근경색증 등에 의한 심장기능상실이 있을 때 일시에 다량의 수액 주입시 발생
  1. 심인성의 원인 : 승모판 협착증, 좌심실 부전 등 심장에 의한 폐부종
  2. 비심인성의 원인 : 저알부민혈증(hypoalbuminemia), 림프계의 차단, 성인 호흡곤란증후군(adult respiratory distress syndrome)에서와 같이 여러 가지 기전에 의해 폐포-모세혈관막의 투과성이 증가된 폐부종
- 합 병 증 다발성 장기 부전(multiorgan failurei, MOF)
- 진　　단
  1. 흉부 청진 : 호흡음에 심한 소음
  2. 흉부 X-선
  3. CT촬영
- 치　　료
  1. 산소흡입
  2. 약물요법 : 강심제(디기탈리스제·이뇨제), 혈관확장제
- 동 의 어 폐수종, 폐울혈
- 관련질환 울혈성 심부전(congestive heart failure, CHF), 급성 및 만성 신부전증(renal failure, ARF, CRF)

## thromboangitis obliterans 폐색성 혈전 혈관염

(KCD code :           )

- 용어 분석 thromb/o 응고 -itis 염증
- 주 진료과 혈관외과
- 개 요 팔, 다리 동맥이 염증성 변화 때문에 막혀서 팔, 다리가 썩는 질환. 말초 동맥과 정맥이 혈전으로 막히거나 염증 때문에 막히며 혈관 주변에는 심한 염증이 있지만 혈관 벽의 구조는 비교적 유지되는 특징
  ※ 1908년 미국의 레오 버거(Leo Buerger)가 발표하여 명명
- 증 상 말초 통증, 저림(paresthesia), 말초의 허혈(ischemia), 사지 말단의 극심한 통증 및 창백한 현상, 감각이상(abnormal sense)
  ※ 3단계 색조변화 : 추위에 노출되면 흰색 → 청색 → 적색의 피부변화
- 원 인 원인과 발생 기전은 현재까지 미상
  1. 지역적 발생률의 유의성 : 동유럽과 이스라엘, 우리나라와 일본 등 극동 아시아에서 빈발
  2. 흡연
- 진 단
  1. 혈액검사
  2. 혈관조영술(angiography)
  3. 혈관초음파검사(doppler sonography)
  4. 컴퓨터단층촬영(CT)
  5. 자기공명 영상(MRI)
  6. 기타 : 운동 부하검사, 구역별 사지압(segmental limb pressure) 측정 및 맥박 용적 기록 등 비침습적 혈관검사
  7. 조직검사(biopsy)
- 치 료
  1. 금연
  2. 교감신경절차단술(sympathectomy)
  3. 사지절단술(amputation of limbs)
  4. 줄기세포이식(stem cell transplantation)
- 동 의 어 버거씨병(Buerger's disease), 폐색성 동맥 내막염, 폐쇄혈전혈관염

## pulmonary tuberculosis 폐결핵

(KCD code :　　　　)

- 용어 분석　pulmon/o 공기　pulmonary 폐의　tuberculo 결절이 있는　osis 증세
- 주 진료과　이비인후과, 호흡기내과
- 개　　요　결핵균의 폐 조직 침투
  1. 일차성 결핵 : 폐에 들어간 결핵균이 바로 질병을 유발시키는 경우
  2. 이차성 결핵 : 결핵균이 오랫동안 잠복해 있다가 저항력이 약해졌을 때 발병
- 증　　상　피로, 식욕부진, 오후 미열, 체중감소, 불규칙한 월경, 객담을 동반한 기침, 가슴압박과 흉통 동반
- 원　　인　Mycobacterium tuberculosis
  ※ 위험요인
  1. 면역장애, HIV 감염자
  2. 노인, 소외계층
  3. 약물중독자, 알코올중독자
  4. 사회경제적 빈곤층
  5. 직업성 폐질환 환자(규폐증 등)
- 합 병 증　좁쌀 결핵(miliary tuberculosis), 늑막 삼출액(pleural effusion), 결핵성 폐렴, 뼈와 관절조직의 결핵 등
- 진　　단
  1. 튜베르쿨린 검사(tuberculin test)
     - 피내주사를 이용한 결핵진단방법, 결핵균에 한번이라도 노출된 경우에는 양성반응이 나타남
  2. 객담 배양 검사 AFB(+) : 결핵으로 확진
     - AFB : 항산균, acid-fast bacillus
  3. 흉부 X선 검사 : 활동성인 경우 건락화(caseation)와 염증 상태
     ※ 건락화(caseation) : 치즈와 같은 형태
- 치　　료　항결핵제 병용요법
  - 1차 항결핵제 : INH(isoniazid), Rifampin<br>PZA(Pyrazinamide), SM(streptomycin)<br>Etambutol 등

## chronic obstructive pulmonary disease (COPD)
### 만성 폐색성 폐질환 (KCD code :             )

- **용어 분석** pulmon/o  공기
- **주 진료과** 호흡기내과, 알레르기내과
- **개 요** 만성기관지염(chronic bronchitis), 폐기종(emphysema) 등과 같은 기관지 내 공기 유통의 지속적 폐쇄에 의하여 일어나는 만성적인 환기장애 질환. 서서히 진행하며, 처음에는 가벼운 호흡곤란과 기침이 간혹 나타나지만 병이 진행하면 호흡곤란이 심해지고, 말기에는 심장기능의 저하 유발
- **증 상** 만성적인 기침, 가래, 호흡곤란, 운동 시 호흡곤란(dyspnea on exertion, DOE), 천명음(wheeze), 가래, 기침, 피로감(fatigue)
  - 외모의 변화 : 술통형 흉곽이 특징, 앞으로 고개 숙인 자세로 앉고 팔을 앞쪽으로 붙잡는 자세
- **원 인** 흡연, 70세 이상 고령자, 어린 시절 호흡기 감염, 작업장과 주위환경에서 발생하는 미세먼지, 대기오염
- **합 병 증** 저산소혈증(hypoxemia)과 산증(acidosis), 호흡기감염
  ※ 심부전(heart failure) : 폐질환에 기인하는 우심실 부전
- **진 단**
  1. 진찰 소견상 술통형 흉곽이 특징
  2. ABGA 검사
  3. 객담 배양 검사
  4. 흉부 X선 검사
  5. 폐기능 검사
- **치 료**
  1. 금연
  2. 약물요법 : 벤토린(ventolin), 아트로벤트(atrovent), 스피리바(spiriva), 심비코트(symbicort), 세레타이드(seretide)
  3. 산소요법
  4. 호흡재활치료
  5. 외과적 치료
     - 폐이식(lung transplantation)
     - 폐용적축소술

## lung cancer 폐암

(KCD code :             )

• 용어 분석

• 주 진료과 호흡기내과

• 개　　요 폐에 발생하는 암. 모든 원발성 폐암의 90% 이상이 기관지 상피조직에서 발생. 뼈, 간, 부신, 신장, 뇌, 척수 등주변 림프절로 전이

1. 소세포암(small cell ca. SCLC) : 20% 해당, 생존율 낮음
2. 비소세포암(non-small cell ca. NSCLC) : 편평세포암, 선암종, 대세포암

• 증　　상 호흡곤란, 흉부통증, 지속적인 기침, 객담, 천명, 쉰목소리, 객혈, 체중감소, 발열, 식욕감퇴(anorexia)

• 원　　인 흡연, 금속물질(석면, 크롬, 비소, 카드뮴, 니켈 등), 대기오염물질 및 방사성물질(우라늄, 라돈 등), HIV감염, 폐섬유증(pulmonary fibrosis), 유전적 요인, 호흡기 질환의 기왕력(anamnesis)

• 진　　단
1. 객담검사
2. 단순 흉부 X선 검사
3. 전신 뼈scan(WBBS, whole body bone scanning)
4. 컴퓨터단층촬영(CT)
5. 자기공명촬영(MRI)
6. 객담 세포진 검사
7. 조직검사
   - 세침흡인검사(fine needle aspiration biopsy), 기관지내시경(flexible bronchoscopy)

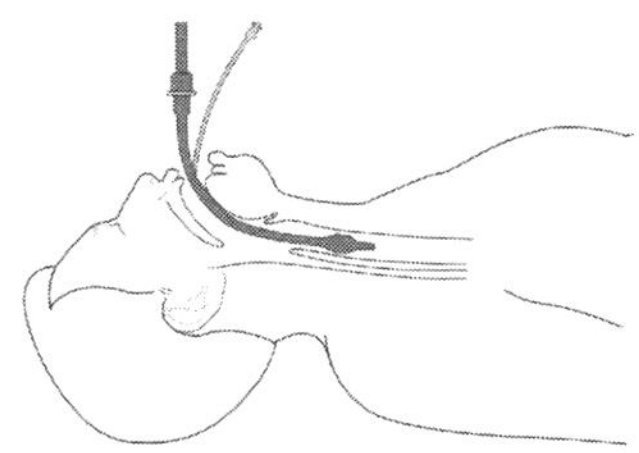

• 치　　료
1. 방사선 치료
2. 항암화학요법
3. 수술요법 : 폐전절제술(pulmonectomy)
   폐엽절제술(lobectomy)
   폐분절절제술(segmentectomy)
   쐐기절제술(wedge resection)

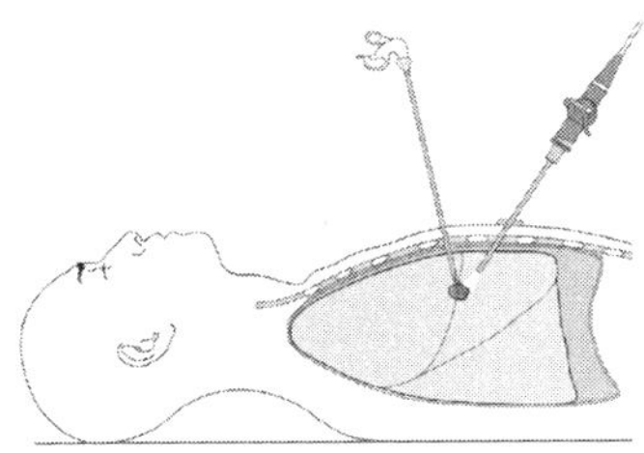

# pleurisy 흉막염

(KCD code :　　　　)

- 용어 분석　pleur/o　흉막　-sy 질병, 증상
- 주 진료과　호흡기내과
- 개　　요　흉강과 표면에 삼출물을 동반하는 흉막의 염증. 염증을 일으킨 흉막은 유착을 잘하며, 유착되면 영구적으로 지속. 급성 또는 만성으로 발생
  - 급성 흉막염 : 흉막에 발적이 생기고 림프, 피브린 및 백혈구로 된 삼출물로 덮이게 되며, 진행됨에 따라 다량의 혈청삼출물이 나타남

  ※ 흉막(가슴막, pleura)
  갈비뼈와 폐 사이의 공간으로 장측흉막(visceral pleura)과 벽측흉막(parietal pleura)으로 구성
- 증　　상　옆구리를 찌르는 듯한 동통, 오한, 발열, 밭은기침, 가슴답답, 호흡곤란, 숨쉴 때 날카롭거나 둔한 흉통, 기침・가래가 심해지며 발열, 권태감(fatigue)
- 원　　인　독감 등의 바이러스성 질환에 의해 유발. 폐렴(pneumonia)이나 혈전(thrombus), 폐색전증(pulmonary embolism)으로 인해 발생. 우리나라에서는 결핵균 감염에 의해 늑막염(pleuritis)이 발생한 경우가 많으며 악성종양, 류마티즘 관절염(rheumatoid arthritis), 전신성 홍반성 낭창(Systemic lupus erythematosus, SLE) 같은 자가면역 질환에서 면역체계가 자신의 조직을 공격하여 유발함
- 합 병 증　흉막 비후(thickening of the pleura), 흉막 유착(pleurodesis)
- 진　　단　
  1. 청진 시 호흡음 감소, 가슴을 두드려 보았을 때 둔탁한 느낌
  2. 흉부 X-선 검사
  3. 흉강천자(thoracentesis)
     - 검사목적으로 흉강에서 액을 빼내거나 흉막삼출(pleural effusion) 시 유출된 액체를 밖으로 빼내기 위한 치료방법으로 이용
  4. 늑막생검
  5. 흉강내시경검사

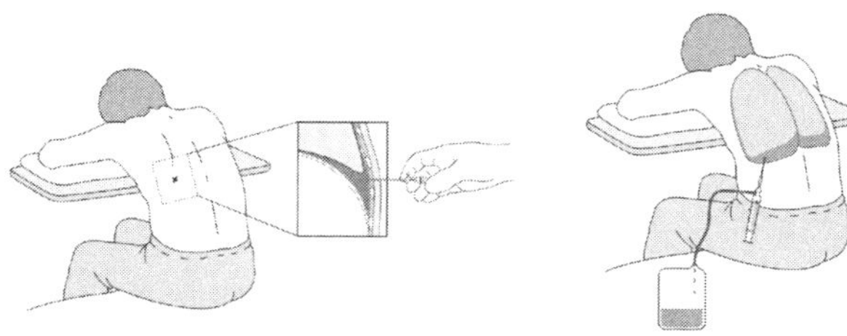

- 치　　료　
  1. 약물요법
  2. 흉강천자(thoracentesis)
  3. 흉관삽입술(chest tube insertion)
- 동 의 어　가슴막염

## pyothorax 농흉

(KCD code :          )

- 용어 분석 pyo 고름 thorac/o 가슴, 흉부
- 주 진료과 호흡기내과
- 개 요 흉막액이 육안 소견 상 화농성 또는 흉막액에서 세균이 검출된 질환. 흉강에 고름(pus)이 차는 경우가 대부분
  ※ 흉막강(가슴막공간, pleural cavity)
    - 외부로부터 완전히 차단되어 있는 곳으로 앞과 옆면은 갈비뼈에 싸여 있고 아래의 면은 횡격막이 받쳐줌
- 증 상 흉통, 기침, 화농성 또는 냄새가 동반된 객담, 전신 무력감, 발열, 빈호흡(tachypnea), 빈맥(tachycardia), 호흡곤란(dyspnea), 흉부압박감, 마찰음(friction rub)
- 원 인 폐의 일차적인 병변으로 인해 흉막강의 오염, 폐결핵(pulmonary tuberculosis), 폐렴(pneumonia), 폐농양(lung abscess), 늑막염(pleurisy), 흉부외상, 흉부수술 후 이차 감염, 횡격막하 농양, 자발성 기흉(spontaneous pneumothorax)의 합병증 및 전신패혈증(sepsis) 등
- 합 병 증 흉막염(pleurisy)
- 진 단 1. 흉부 X-선
  2. 흉부초음파검사
  3. 흉부 전산화 단층촬영(CT) 등
  4. 흉강 천자(thoracentesis)
- 치 료 1. 약물요법
  2. 외과적 치료
    - 흉관삽입술(thoracostomy, chest tube insertion),
    - 흉막 박피술(decortication),
    - 흉곽성형술(thoracoplasty),
    - 근육전위술
- 동 의 어 고름가슴증
- 관련질환 폐렴(pneumonia), 폐결핵(pulmonary tuberculosis)

## pneumothorax 기흉

(KCD code :　　　　)

- 용어 분석　pneum/o　공기, 폐　thorac/o 가슴, 흉부
- 주 진료과　호흡기내과, 흉부외과
- 개　　요　폐에 구멍이 생겨 공기가 새고 이로 인해 늑막강 내에 공기가 차는 것으로, 공기의 양이 점차 증가할수록 폐가 정상기능을 할 수 없게 만드는 질환, 흉강 내로 공기가 유입만 되고 배출이 안 될 경우 양쪽 폐와 심장 사이의 공간과 심장이 한쪽으로 쏠려서 응급상황 유발
  1. 자발성 기흉 : 기종성 낭포의 파열
     - 일차성 기흉 : 질환의 과거력이 없던 건강한 사람에게 생기는 기흉폐 가장 윗부분의 흉막에 있는 작은 공기 주머니에 의해 발생, 대부분 키가 크고 마른 사람에게 호발
     - 이차성 기흉 : 이전부터 폐의 병이 있는 사람에게 생기는 기흉
  2. 외상성 기흉 : 폐질환의 기왕력이 있는 환자에게 다발
- 증　　상　1. 흉통(chest pain) : 특히 등 쪽으로 담이 결린 느낌 또는 숨 쉴 때 마다 가슴이 찌르는 듯한 양상
  2. 호흡곤란(dyspnea)
- 원　　인　1. 일차성 기흉 : 원인 미상. 흡연과 관련이 있다고 추측
  2. 이차성 기흉 : 결핵(tuberculosis), 악성종양, 폐섬유증(pulmonary fibrosis), 만성 폐색성 폐질환(COPD), 폐기종(emphysema)
  3. 외상성 기흉 : 가슴의 외상, 교통사고, 뾰족한 물건으로 찔린 상처로 인해 폐실질의 손상
  4. 기타 : 중환자실에서 인공호흡기 등 기계에 의한 긴장성 기흉이 유발
- 진　　단　1. 타진검사 : 공명과도(hyper resonance)소견, 호흡음의 감소
  2. 흉부 X-선 사진
  3. 흉부전산화 폐단층촬영(HRCT)
- 치　　료　흉관삽입(chest tube insertion)
  : 흉강 내에 폐에서 누출된 공기 제거
- 동 의 어　공기가슴증

## hemothorax 혈흉

(KCD code : )

- 용어 분석 hem/o 혈액 thorac/o 가슴, 흉부
- 주 진료과 호흡기내과, 흉부외과
- 개 요 흉막강 내에 혈액이 고여 있는 상태. 자연혈흉과 외상성 혈흉으로 구분
- 증 상 흉통, 호흡곤란, 쇼크(shock)
- 원 인 외상성 혈흉
  - 흉부외상, 흉부수술, 폐 및 흉막 천자, 흉막종양, 흉막유착이 있는 폐파열, 흉부 대혈관의 동맥류 파열, 패혈증(sepsis) 등
- 합 병 증 농흉(empyema), 섬유흉(fibrothorax)
- 진 단 흉강천자(thoracentesis)
- 치 료 1. 흉강 중의 혈액 · 공기 제거
  2. 산소흡입
- 동 의 어 혈액가슴증

## congenital cystic lung 선천성 낭성 폐

(KCD code : )

- 용어 분석 cyst / 주머니
- 주 진료과 소아청소년과
- 개 요 폐 조직이 기형적으로 확장된 것
- 증 상 기침(Cough), 호흡곤란(Dyspnea), 객혈(hemoptysis), 협착음(Stridor)
- 원 인 미상
- 합 병 증 폐기종(emphysema), 폐결절(pulmonary nodule)
- 진 단 chest X-ray, CT
- 치 료 1. 쐐기절제술(wedge resection)
  2. 폐엽절제술(lobectomy of lung)
  3. 폐절제술(pneumonectomy)
- 관련용어 벌집폐(honeycomb lung), 다낭성 폐질환(poly cystic lung disease)
  ※ 선청성 낭성 유선종 기형(CCAM, congenital cystic adenomatoid malformation) : 말단 세기관지의 급격한 증식으로 폐포 발달이 억제되고, 연골 결손이 있는 폐조직이 과다증식한 것으로 선천성 낭성 폐의 가장 흔한 유형

## respiratory distress syndrome of newborn 신생아 호흡곤란증후군
(KCD code :         )

- 용어 분석 respitatory/호흡
- 주 진료과 소아청소년과
- 개 요 미숙아(preterm baby)에서 자주 발생되는 질환으로 폐표면 활성제 생성 부족으로 폐포가 펴지지 않아 호흡곤란이 발생된다.
- 증 상 호흡곤란(dyspnea), 무호흡(apnea), 청색증(cyanosis), 무기폐(atelectasis), 저산소증(hypoxia)
- 원 인 폐포(alveolus) 미성숙, 폐표면 활정제 분비 저하, 태변흡인 등
- 합 병 증 기관지폐 형성 이상(Bronchopulmonary dysplasia, BPD), 기흉(pneumo-thorax), 저산소증으로 인한 뇌성마비(cerebral palsy)
- 진 단 1. 출생 전 진단방법 : 산모의 양수검사에서 폐 성숙도 진단
  2. 출생 후 진단방법 : 흉부방사선촬영(chest X-ray), 동맥혈가스검사(ABGA : PO2 정상치 80-100mmHG)
- 치 료 1, 폐 표면 활정제 주사
  2. 인공호흡기(ventilator)
  3. 비강 지속적 양압환기(NCPAP, Nasal continuous positive airway pressure)
- 관련용어 유리질막병(hyaline membrane disease), 호흡부전(respiratory failure)

## bronchopulmonary dysplasia 기관지 폐형성 이상증
(KCD code :         )

- 용어 분석 broncho-/기관지 pulmonary/ 폐 dys-/곤란, 결여 -plasia/상태
- 주 진료과 소아청소년과
- 개 요 신생아에서 인공호흡기(ventilator)로 산소치료를 받았던 신생아에서 발생하는 폐질환
- 증 상 호흡곤란(dyspnea), 청색증(cyanosis), 천명(wheeze) 등
- 원 인 1. 폐의 미숙
  2. 인공호흡기(ventilator)에 의한 지속적인 압력과 용적에 의한 폐 손상
- 합 병 증 신생아 호흡곤란 증후군 (respiratory distress syndrome), 폐기종(emphy-sema), 동맥관개존 (patent ductus arteriosus), 폐동맥 고혈압 (pulmonary hypertension), 좌 심실 비대(left ventricular hypertrophy) 등
- 진 단 1. 흉부 방사선 촬영 : 폐의 부피, 폐포의 모양 확인
  2. 동맥혈가스검사(ABGA PO2 정상치 80-100mmHG)
- 치 료 1. 약물치료 : 이뇨제 β2-길항제, aminophylline, theophylline 등
  2. 적절한 산소포화도 유지 : SpO2 수치가 다르며 29주 이전에는 88~92%, 29~40주에는 88~95%, 40주 이후나 망막성숙이 된 경우 이후에는 92~95% 정도로 유지
  3. 호흡기세포융합 바이러스(Respiratory syncytial virus, RSV) 감염 예방 조치

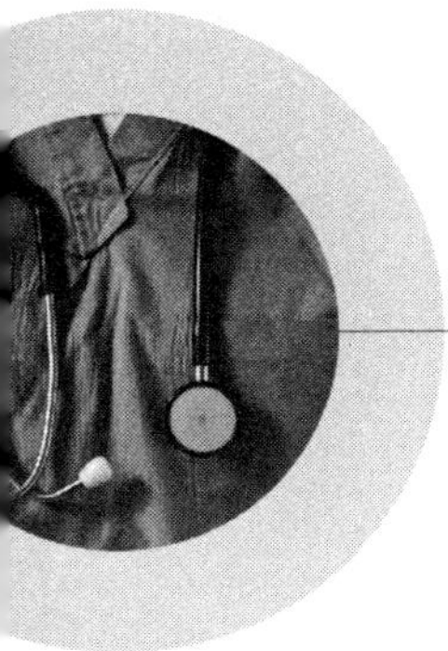

# 제4장

# 비뇨기계

## Urinary System

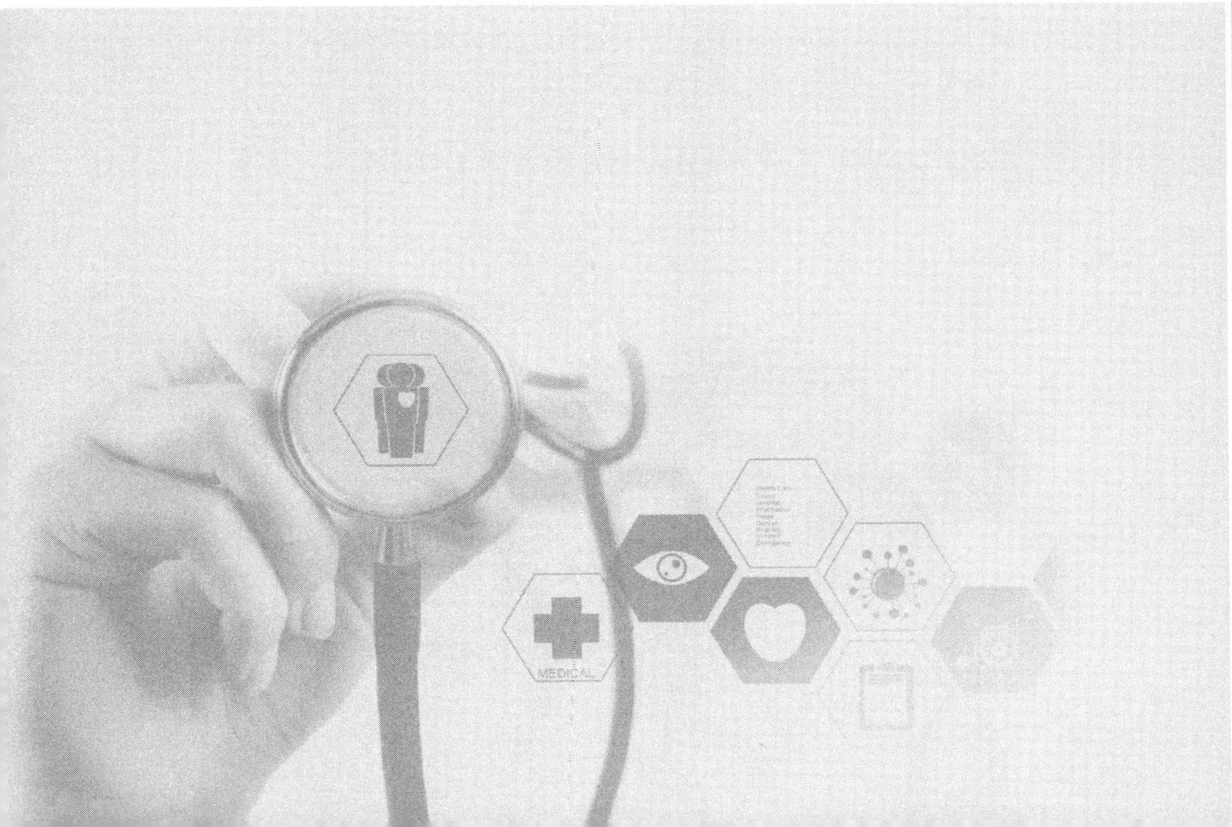

# 제4장 비뇨기계

## Urinary System

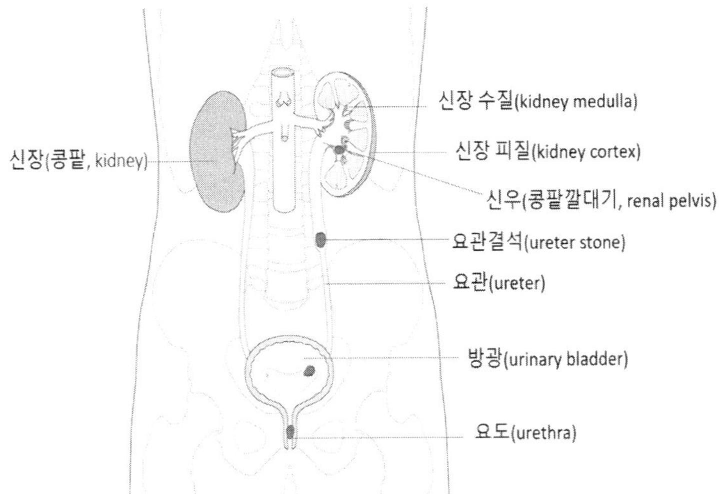


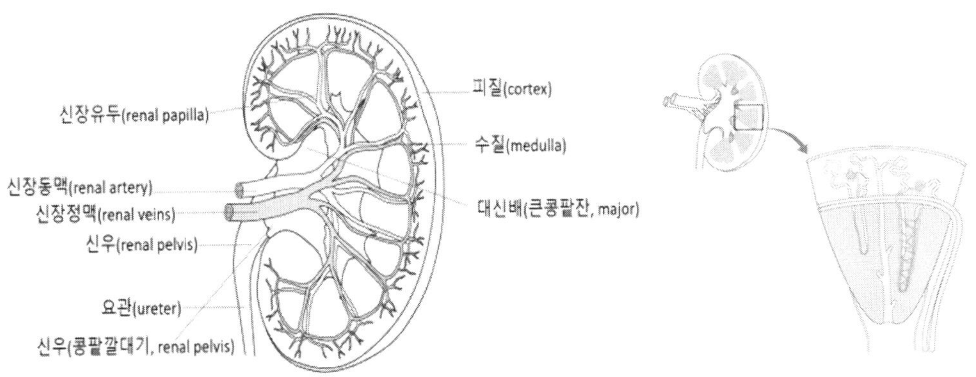

## 1. 비뇨기계(Urinary system) / 질병분류 N00 ~ N39

- 소변(urine)을 만들고 배출하는 기관
- 신장(콩팥, kidney) · 요관(ureter) · 방광(bladder) · 요도(urethra)로 구성

※ 비뇨기계 흐름도

신장(콩팥, kidney) : 사구체(glometulus) → 신우(콩팥깔대기, renal pelvis) → 요관(ureter) → 방광(bladder) → 요도(urethra)

① 신장(콩팥, kidney)

- 위 끝은 열한 번째에서 열두 번째 등뼈 높이에, 아래 끝은 세 번째에서 네 번째 허리뼈 높이의 복막 바깥에 있는 강낭콩 형태의 장기, 무게는 약 130g 정도이며, 섬유성 피막과 지방조직으로 싸여 있고 실질은 피질과 수질로 구분
- 기능
  - 각종 노폐물, 전해질, 수분 등을 포함한 요를 생산하여 배출
  - 수소이온, 나트륨, 칼륨, 인산 이온 농도 등을 조절

② 요관(ureter) : 신장에서 방광으로 소변을 보내는 가늘고 긴 관

③ 방광(bladder)

- 신장에서 흘러나오는 소변을 저장하였다가 일정한 양이 되면 요도를 통하여 배출시키는 주머니 모양의 배설기관
- 방광의 용량 : 600~800cc

④ 요도(urethra) : 소변을 방광으로부터 몸 밖으로 배출하기 위한 관

## polycystic kidney disease 다낭성신장질환

(KCD code :        )

- **용어 분석** poly 많은 cyst/o 방광 ic ~의 kidney 신장
- **주 진료과** 비뇨의학과
- **개　　요** 액체로 채워진 여러 개의 낭종으로 인해 신장이 벌집 모양으로 변형되는 선천성 염색체 이상 질환. 질환이 진행함에 따라 낭종이 점차 정상적인 조직을 대체하면서 신장의 크기가 커지고 기능 부전 유발
  1. 소아형 : 매우 치명적
  2. 성인형 : 20세 이후 증상 발현
- **증　　상** 요통 또는 측복부 통증, 촉진되는 신장, 복부 불편감, 잦은 배뇨, 고혈압, 낭종 파열, 요로결석(urolithiasis), 혈뇨, 요로감염(urinary tract infection, UTI), 신장암(renal cell carcinoma, RCC), 신부전(renal failure), 간낭종(hepatic cyst), 승모판탈출증(mitral valve prolapse), 뇌동맥류파열(cerebral aneurysm rupture), 대장게실증(diverticulum)
- **원　　인** 가족력, 선천성 기형(congenital abnormality)
- **합 병 증** 신부전증(renal failure)
- **진　　단**
  1. 초음파검사
  2. CT촬영
  3. MRI검사
  4. 정맥내 신우촬영(IVP, intravenous pyelogram)
- **치　　료**
  1. 약물요법 : 항생제, 고혈압조절
  2. 혈액투석(HD, hemodialysis)
  3. 신장이식(KT, kidney transplantation)
- **관련용어** 상염색체 우성 다낭성 신질환(ADPKD, Autsomal dominant polycystic kidney disease)은 선천성 신장 질환 중 가장 흔하게 발생하는 질환

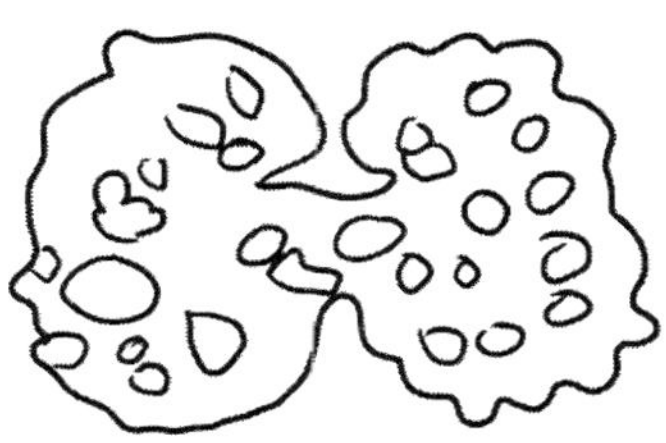

〈다낭성신장 신장 단면〉

## horseshoe kidney 말굽형 신장

(KCD code :            )

- 용어 분석 horse- 말(동물)
- 주 진료과 비뇨의학과
- 개　　요 신장융합(renal fusion)을 가진 가장 흔한 선천기형, 신장의 위극 또는 아래극이 대동맥 전면에서 융합(fused kidney, 융합성 신장)하여 말굽의 형태를 이룬 선천성 기형, 약 400명에 1명 꼴로 발생, 남성에게 다발
- 증　　상 혈뇨(hematuria), 복통, 요로감염증, 신장결석(nephrolithiasis), 신우요관협착
- 원　　인 Turner 증후군 등 염색체 이상, Wilms 종양
- 합 병 증 요로상피암(urothelial carcinoma), 신세포암(renal cell carcinoma)
- 진　　단 1. 초음파검사
  2. CT촬영
  3. 정맥내 요로 조영술(IVU, intravenous urography)
  4. 신장요관방광단순촬영(KUB, kidney, ureter & bladder X-ray)
  5. 염색체검사
- 치　　료 신우성형술(pyeloplasty)
- 동 의 어 마제신

## renal agenesis 신장무발생

(KCD code :            )

- 용어 분석
- 주 진료과 소아청소년과, 비뇨의학과
- 개　　요 한쪽 신장이 발달하지 않은 상태
  양쪽 신장 모두 발달하지 않은 상태의 경우에는 출생 시 생존 가능성이 없음
- 증　　상 성장지연, 산모의 양수과소증(oligohydramnios)
- 원　　인 모름
- 합 병 증 양수과소증(oligohydramnios)으로 인해 여러 가지 선천성 질환 동반
- 진　　단 산전 초음파
- 치　　료 합병증을 동반한 경우 신장기능 보완을 위한 치료
- 관련용어 선천성 신장결여(congenital absence of kidney)

## supernumerary kidney 부신장

(KCD code :           )

- 용어 분석 super- 위쪽(상)
- 주 진료과 비뇨의학과
- 개 요 두 개의 신장 외에 더 있는 신장
- 증 상 요로감염(urinary tract infection, UTI)
- 원 인 신장의 분열 결과, 부분적으로 또는 완전히 중복 재생한 요관 싹이 들어와서 분리된 신장으로부터 발생
- 합 병 증 요로결석(urolithiasis), 요로종양, 수신증(hydronephrosis)
- 진 단 초음파검사
- 치 료 수술요법
- 동 의 어 과잉콩팥, 과다 신장

## renal abscess 신장농양

(KCD code :           )

- 용어 분석 reno 신장, 콩팥  al 의  abscess 농양
- 주 진료과 신장내과
- 개 요 신장의 피질 내에 작은 농양 또는 신장에 고립성 농양, 신장에 세균 염증이 발전하여 국소적으로 농양이 생긴 것으로 패혈증 등 유발, 피부·구개편도·부비강 등의 화농소에서 나온 화농균이 혈관을 따라 신장에 운반되어 일어나는 질환
- 증 상 고열 및 오한(chill), 신장부위의 압통
- 원 인 피부, 구개편도, 부비강 등의 화농성 염증세균이 신장에 침입하여 국소적으로 농양 발생
  ※ 병원균 : 포도구균(staphylococcus)
- 합 병 증 패혈증(sepsis)
- 진 단 1. 정맥내 신우촬영(IVP, intravenous pyelogram)
  2. 신장 초음파 검사
  3. CT촬영
  4. MRI 검사
- 치 료 1. 약물요법
  2. 외과적 요법
    - 천자 : 초음파 및 CT 유도 하에 고름 제거
    - 수술 치료

## nephrolithiasis 신장결석증

(KCD code :　　　)

- 용어 분석　nephr/o 신장　lith 결석　-iasis 증세
- 주 진료과　신장내과
- 개　　요　혈중에 칼슘이나 요산이 증가하여 신장에 결석이 생기는 병적 상태
  ※ 결석의 성분 : 요산, 칼슘 등
- 증　　상　혈뇨, 갈색뇨, 오심 및 구토, 오한 및 고열, 옆구리통증
- 원　　인　요의 정체 및 농축, 세균 감염, 대사 이상, 결석 성분을 포함하는 식품의 과잉섭취 등
- 진　　단　1. 혈액검사
  2. 소변검사
  3. 복부 X선
  4. 신장 초음파
  5. 복부와 신장의 MRI
  6. 복부 CT 스캔
  7. 정맥내 신우촬영(IVP, intravenous pyelogram)
  8. 역방향신우조영술(RGP, retrograde pyelography)
- 치　　료　1. 약물요법
  2. 외과적 요법
     - 체외충격파쇄석술(ESWL)
     - 경피적 신장절개결석제거술
     - 요관경검사에 의한 신절석술 (nephrolithotomy)
- 동 의 어　신석증(renal calculus, renal stone)

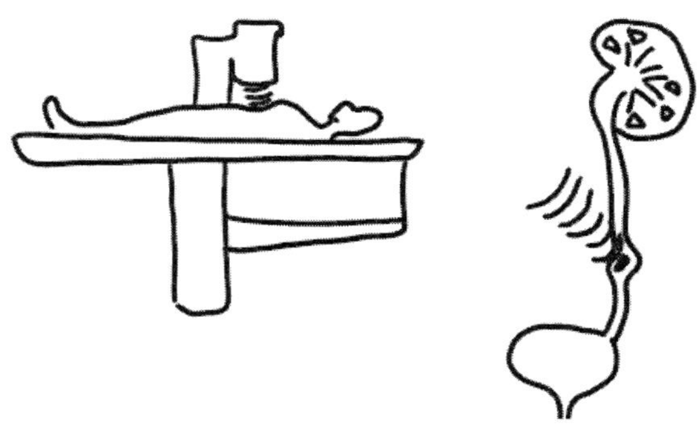

〈체외충격파쇄석술〉

## nephrotic syndrome 신증후군

(KCD code :        )

- 용어 분석 nephr/o 신장 tic ~의
- 주 진료과 신장내과
- 개 요 – 사구체 손상으로 인해 발생하는 부종, 단백뇨 등의 모든 증세를 총칭
  – 신사구체의 기능 이상에 의해 소변에서 배설되는 단백질의 양이 하루 3.5g 이상(성인 기준), 혈중 알부민 농도 3.0g/dl 이하, 부종을 나타내는 것을 특징으로 하는 신사구체 질환. 신장의 사구체를 이루는 모세혈관에 이상이 생겨 단백뇨 배설, 이로 인해 몸 안의 단백질이 소실되어 저알부민혈증(hypo-albuminemia)이 발생, 저알부민혈증에 의해 혈액 중의 수분이 혈관 밖으로 배출, 피부 아래로 수분이 고여 전신 부종 유발
- 증 상 단백뇨, 거품뇨, 가래, 기침, 호흡곤란, 하지부종, 눈 주변 부종, 전신부종, 복부팽만감
- 원 인 혈장단백에 대한 투과력의 증가를 초래하는 사구체 모세혈관벽의 장애, 사구체신염(glomerulonephritis)
  1. 전신질환 : 전신성홍반성낭창(systemic lupus erythematosus, SLE), 당뇨병, 심한 울혈성심부전(congestive heart failure, CHF), 악성종양, 대상포진(herpes zoster)
  2. 알레르기 반응 : penicillamine, 항경련제, 비스테로이드성 항염제
- 진 단 1. 요분석검사(UA, urine analysis) : 알부민, 적혈구검사
  2. 혈액검사 : 혈장 알부민 1.0~2.5 g/dℓ, LDL 및 중성지방 증가
  3. 신장생검 : 상피세포의 변화, 신세뇨관의 지방침전, 사구체경화 등
- 치 료 1. 면역억제 요법 : 면역억제제, 스테로이드, 세포독성약제
  2. 약물요법 : 이뇨제, 알부민주사
  3. 호르몬요법 : 부신피질 호르몬
  4. 항응고 요법
  5. 식이요법 : 염분 및 수분 제한
  6. 감염예방
- 동 의 어 콩팥증후군

## diabetes insipidus(DI) 요붕증

(KCD code :            )

- 용어 분석 diabetes 당뇨  insipid 싱거운, 담백한
- 주 진료과 내분비내과
- 개 요 1일 소변의 양이 4~15ℓ로 병적으로 증가하는 상태(1일 정상 소변의 양 : 1200~1500cc, 일반적으로 체중 1kg당 25cc배출), 뇌하수체에서 분비되는 항이뇨호르몬이 부족하거나 신장에서 제 기능을 하지 못하는 상태
  1. 중추성 요붕증
     - 뇌하수체 후엽에서 분비되는 항이뇨호르몬의 분비가 부족한 요붕증
  2. 신장성 요붕증
     - 항이뇨호르몬의 분비는 정상이지만 신장에 문제가 있어 항이뇨호르몬이 정상적으로 작용하지 못하는 경우의 요붕증

  ※ 항이뇨호르몬(ADH, antidiuretic hormone)
  우리 몸의 수분상태를 조절해주는 가장 중요한 물질, 뇌하수체에서 분비되며 신장에서 소변을 통해 빠져 나가는 수분 중 우리 몸이 필요한 만큼의 수분을 재흡수하도록 조절해주는 호르몬
- 증 상 갈증, 구강건조, 피부건조, 다뇨(polyuria), 탈수(dehydration), 의식 저하
  ※ 영아의 경우 : 발열, 경기, 구토 증상, 뇌손상
- 원 인 뇌하수체 종양, 외상, 수술, 감염 등에 의함
  1. 뇌하수체 후엽에서 분비되는 항이뇨호르몬의 결핍
  2. 항이뇨호르몬의 분비는 정상이지만 신장에 문제가 있어 항이뇨호르몬이 정상적으로 작용하지 못하는 경우
- 진 단
  1. 혈액검사
  2. 요검사
     - 수분을 섭취하지 못하게 하여 탈수상태에서 전해질, 혈액 및 소변의 삼투압 농도를 측정
  3. MRI 검사
- 치 료 - 약물요법
  1. 중추성 요붕증 : 항이뇨호르몬인 DDAVP(Desmopressin acetate)
  2. 신장성 요붕증 : 티아지드(thiazide) 복용
- 동 의 어 항이뇨호르몬결핍증
- 관련질환 뇌하수체 기능부전, 뇌하수체 종양

## nephosis 신증

(KCD code : )

- 용어 분석 nephr/o 신장 -osis 증세
- 주 진료과 신장내과
- 개 요 신장의 사구체 이상으로 혈액 속의 단백질이 소변 속에 다량으로 배출되며, 신장요세관의 퇴행성 증상을 특징으로 하는 신장병. 비염증적인 상태로 세뇨관의 퇴행성 변화로 발생. 다른 신장질환 등에 의해 이차적으로 발생 가능
- 증 상 다뇨(polyuria), 고단백뇨(hyperproteinuria), 알부민뇨(albuminuria), 저알부민혈증(hypoalbuminemia), 고지혈증(hyperlipidemia), 부종(edema)
- 원 인 당뇨(diabetes mellitus) 또는 결체조직 이상과 같은 질병의 합병증, 약물 중독, 중금속 오염, 벌침 독 등
- 진 단 1. 혈액검사
  2. 소변검사
- 치 료 약물요법
- 동 의 어 콩팥증

## nephritis 신장염

(KCD code : )

- 용어 분석 nephro- 신장 -itis 염증
- 주 진료과 신장내과
- 개 요 신장에 생기는 염증. 급성 · 만성 · 위축 등으로 구분
- 증 상 고열 및 오한, 오심 및 구토, 설사, 옆구리의 동통
- 원 인 1. 원인균 : 포도구균, 대장균 등
  2. 임질균(neisseria gonorrhoeae), 헤르페스(herpes) 등의 성병에 의함
  3. 여성 : 해부학적으로 요도의 길이가 짧아서 쉽게 발생
  4. 남성 : 전립선암(prostate cancer) 등에 의한 소변배출의 곤란에 의함
- 진 단 소변검사
- 치 료 약물요법 : 원인균에 대한 항생제
- 관련질환 고혈압(hypertension), 당뇨병(diabetes mellitus), 만성 신장염, 상기도감염(URI), 신장염(nephritis)

## nephrosclerosis 신장경화증

(KCD code :                )

- 용어 분석 nephr/o 신장 -sclerosis 딱딱해짐
- 주 진료과 비뇨의학과
- 개 요 신장의 세소동맥의 경화로 인한 기능장애로 고혈압 증세가 나타나는 질환. 신장 세뇨관 세포 손상은 신장이 혈액을 여과하는 능력을 저해함으로써 요소와 크레아티닌 등 폐기물이 혈류에 쌓임
  1. 양성신장경화증
  2. 악성신장경화증
- 증 상 고혈압(hypertension), 단백뇨(proteinuria), 혈뇨(hematuria)
- 원 인 신장의 동맥경화증(arteriosclerosis of kidney)
- 합 병 증 요독증(uremia), 뇌졸중, 고혈압에 의한 심부전 등
- 진 단 1. 혈액 검사
  2. 소변 검사
- 치 료 약물요법 : 항고혈압제
- 동 의 어 콩팥굳음증

## interstitial nephritis 간질신장염

(KCD code :                )

- 용어 분석 inter- 사이의 nephr/o 신장 -itis 염증
- 주 진료과 비뇨의학과
- 개 요 요로감염의 일종. 신장 또는 신우의 세균감염
- 증 상 요통, 발열, 긴급뇨, 절박뇨, 배뇨통
  - 긴급뇨 : 갑자기 뇨의를 느끼고 달려가다 소변을 보는 것
  - 절박뇨 : 절박하게 소변이 마려우며 소변을 참지 못함
- 원 인 신장염, 세균감염(신우신염, 패혈증 등의 중증감염증), 약물 알레르기(페니실린 등), 진통제 장기복용(페나세틴염), 중금속
- 진 단 1. 임상증상 및 이학적 검사
  2. 소변검사, 요배양검사
  3. 혈액검사
- 치 료 1. 안정
  2. 충분한 수분섭취
  3. 약물요법
- 동 의 어 사이질콩팥염

## glomerulonephritis 사구체신염

(KCD code :            )

• 용어 분석 glomerul/o 사구체 nephr/o 신장 -itis 염증

• 주 진료과 신장내과, 비뇨의학과

• 개 요 - 항원 항체반응의 결과 복합체가 형성되어 혈액을 순환하다가 신장의 사구체에 침전을 일으켜 염증을 초래하는 면역장애 신장질환

- 분류 : 1. 급성 사구체신염 증후군
  2. 급속 진행형 사구체신염
  3. 신증후군
  4. 무증상성 요 이상

※ 사구체 : 신장의 한 부분으로 실뭉치 모양, 보우만(사구체)주머니에 둘러싸여 있으며 신장 하나에 100만개 이상의 사구체가 존재, 신장에서 혈액을 여과하는 기본 단위인 모세혈관 덩어리로 이루어진 조직

• 증 상 혈뇨(hematuria), 단백뇨(proteinuria), 신기능(사구체 여과율) 감소, 전신 부종 및 함요부종(pitting edema), 고혈압(hypertension), 소변이 뿌옇게 탁하거나 거품 뇨

• 원 인 면역학적 기전, 대사장애, 혈류역학적 손상, 독성물질, 감염 및 유전

• 진 단 1. 소변 검사
2. 혈액 검사
3. 신장 조직검사

• 치 료 1. 약물요법 : 면역억제제 투여, 항고혈압제, 사이클로포스파마이드(cyclophosphamide), 사이클로스포린(cyclosporine)
2. 식이요법 : 저단백·저염분 식사

• 동 의 어 토리염

• 관련질환 급성사구체신염, 만성사구체신염, 신염, 신장염

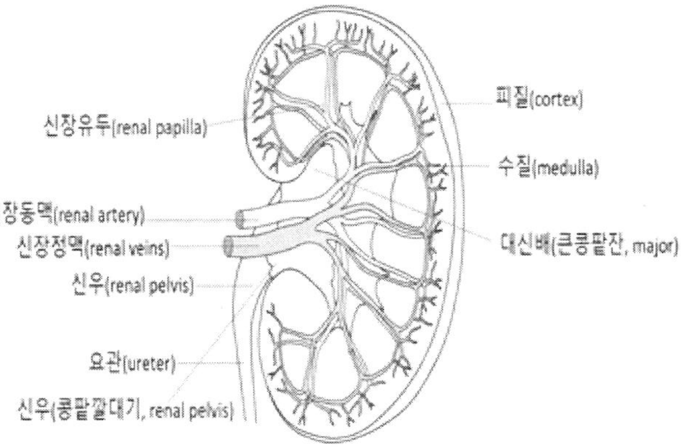

## hydronephrosis 수신증

(KCD code :                )

• 용어 분석 hydro- 물 nephr/o 신장 -osis 증세
• 주 진료과 비뇨의학과
• 개 요 요관(ureter)과 신우(renal pelvis)의 접합부가 좁아져서 소변의 배출이 원활하지 못하여 좁아진 부위의 상부인 신우가 확장된 질환
• 증 상 무증상, 오심, 빈뇨(urinary frequency), 배뇨시 통증
• 원 인 요도계가 막히거나 방광의 판막이 제대로 닫히지 않게 되어 소변이 신장으로 역류되어 발생
• 진 단 1. 신장초음파검사
2. 기능성 신장 핵의학검사
• 치 료 1. 약물요법 : 항생제
2. 신우성형술(pyeloplasty)
• 동 의 어 물콩팥증, 요신증
• 관련질환 요로결석(urolithiasis), 요관협착(ureterostenosis)

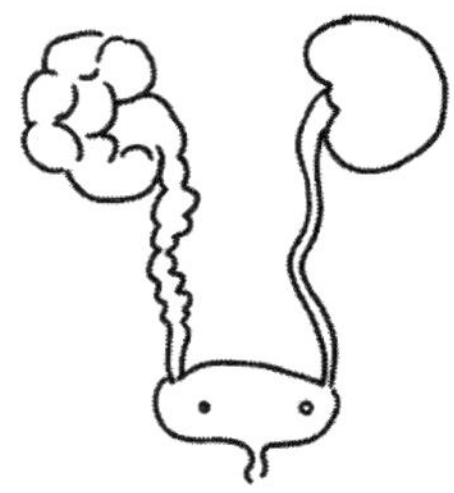

## pyelonephritis(APN) 신우신염

(KCD code :                )

• 용어 분석 pyelo- 신우 nephr/o 신장 -itis 염증
• 주 진료과 신장내과, 감염내과
• 개 요 상부 요로의 감염, 신장에서 요세관, 간질 및 신우의 병변을 일으키는 질환. 가장 흔한 신장병. 여성에게 호발
1. 급성 신우신염 : 급성 염증의 결과
2. 만성 신우신염 : 급성 신우신염의 반복의 결과에 의해 발생
※ 신우(콩팥깔대기)
– 신장의 한 부분으로 혈액을 여과한 후 발생한 소변이 신장 내에 최종 집결하는 곳
• 증 상 고열(39~40℃), 배뇨곤란, 빈뇨, 급뇨, 늑골 척추각부의 통증, 백혈구 증가, 세균뇨, 농뇨(pyuria), 빈뇨 및 배뇨 장애
• 원 인 대장균(Escherichia coli, E. coli), 결석, 종양과 같은 비뇨기계의 이상, 선천적 기형, 방광기능 이상, 당뇨, 임신, 만성 방광염, 척수신경 손상에 의한 마비, 카테터(catheter), 수술적 조작 등

• 진　　단　소변배양검사
• 치　　료　1. 약물요법
　　　　　　2. 혈액투석(HD, hemodialysis)
　　　　　　3. 신장이식술(KT, kidney transplantation)
• 동 의 어　깔대기콩팥염
• 관련질환　요로결석, 요관협착(ureterostenosis)

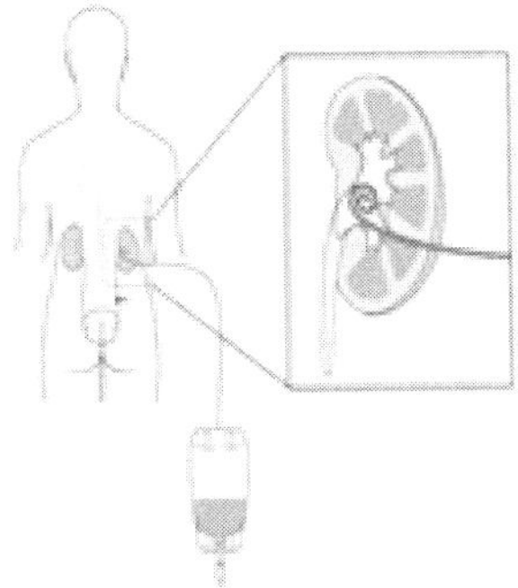

## acute tubular necrosis 급성세뇨관괴사

(KCD code :　　　　)

• 용어 분석　acut- 급한　necrosis 괴사
• 주 진료과　비뇨의학과
• 개　　요　세뇨관으로 혈액순환이 중단됨으로써 발생
• 증　　상　핍뇨(oliguria), 무뇨(anuria)
• 원　　인　혈관폐쇄, 사구체신염(glomerulonephritis), 요도폐색, 전신감염 및 쇼크 등 순환장애에 의한 저산소증

## renal failure 신부전

(KCD code :　　　　)

• 용어 분석　reno 신장, 콩팥　-al 의　failure 태만
• 주 진료과　신장내과
• 개　　요　신장의 혈액노폐물 제거와 적절한 수분과 전해질 농도 유지 기능을 상실한 상태. 몸 안의 수분 축적은 폐에 물이 차서 생명 위협 또는 노폐물의 몸 안 축적으로 심장이나 뇌 기능 손상 유발
　　1. 급성신부전(acute renal failure, ARF)
　　　- 급격한 수분 손실이나, 출혈이나 심장마비로 혈압이 갑자기 떨어지거나 신장의 혈액공급이 갑자기 중단되어 신장에 혈류감소로 그 기능이 갑자기 감소된 상태

2. 만성신부전(chronic renal failure, CRF)
   - 당뇨병(diabetes mellitus), 조절되지 않는 고혈압(hypertension), 만성 신장염(chronic nephritis)등에 의해 신장 기능이 수년에 걸쳐 서서히 감소된 상태
3. 말기 신질환(End-stage renal disease, ESRD)
   - 신장 기능이 너무 떨어져서 생명을 유지하기 위해 투석이 필요한 상태

• 증 상 소변량 감소, 오심 및 구토, 고혈압(hypertension), 전신 쇠약감(general weakness), 전신 부종(general edema)
• 원 인 출혈, 외상, 화상, 신장의 독성 손상, 급성 신우염(acute pyelitis), 사구체신장염, 하부 요로막힘
• 합 병 증 고혈압(hypertension)

## acute renal failure(ARF) 급성신부전

(KCD code : )

• 용어 분석 acut- 급한 nephr/o 신장 failure 태만
• 주 진료과 신장내과
• 개 요 혈액 속의 노폐물을 걸러내고 배출하는 신장의 기능에 장애가 있는 상태, 신장이 갑자기 제 기능을 하지 못하는 상태, 신장기능이 떨어지면 정상적으로 소변을 만드는 것이 어려워져서 몸 안의 노폐물을 배출 장애, 몸 안의 수분과 전해질의 균형이 깨어지고 여러 가지 신진 대사에 문제 유발
• 증 상 핍뇨(oliguria), 전신부종(genera edema), 오심 및 구토, 고혈압(hypertension), 산혈증(acidemia), 심혈관계 증상, 울혈성 심부전(congestive heart failure, CHF), 폐부종(pulmonary edema), 경련(convulsion)
• 원 인 심한 탈수, 쇼크, 심부전으로 혈류량의 감소, 사구체질환, 세뇨관질환, 신혈관질환 등의 발생시, 요로결석(urolithiasis)이나 종양 등으로 인한 요로폐쇄
• 합 병 증 고혈압(hypertension)
• 진 단
1. 혈액 및 소변 검사
2. 초음파검사
3. 방사선학적 검사 : CT 및 MRI 촬영
4. 신장 조직검사

• 치 료
1. 대증요법 : 수분 제한, 전해질 균형, 산-염기 균형
2. 복막투석(peritoneal dialysis) 및 혈액투석(hemodialysis)

## chronic renal failure(CRF) 만성신부전

(KCD code :  )

- 용어 분석 chron- 시간 ic ~의 nephr/o 신장 failure 태만
- 주 진료과 비뇨의학과
- 개 요 신장의 기능이 정상으로 회복될 수 없을 정도로 저하되어 거의 모든 장기에 이상 소견. 3개월 이상 사구체여과율이 60mℓ/min 미만이거나 신장의 손상이 보이면 진단. 사구체여과율이 15mℓ/min 미만으로 감소할 경우 말기신부전(ESRD)으로 진단함
- 증 상 피부긴장도 저하, 피부소양감(pruritus), 감각이상, 식욕부진(anorexia), 피로감(fatigue), 오심 및 구토, 복수(ascites), 고혈압(hypertension), 면역기능 이상, 빈혈(anemia), 의식 변화, 졸림(hypersomnolence), 혼수(coma)
- 원 인 1. 3대 원인
  - 당뇨병(diabetes mellitus), 고혈압(hypertension), 신장염(nephritis)

  2. 사구체 기능장애
  - 만성 신우신염(chronic pyelonephritis), 다낭성 신장병(polycystic kidney disease), 신장결핵(renal tuberculosis)

  3. 전신질환
  - 다발성 동맥염(polyarteritis nodosa), 혈관염(vasculitis), 전신홍반루푸스(systemic lupus erythematosus, SLE)
- 진 단 1. 요검사
  2. 혈액검사
  3. 신장기능검사
  4. 신장 조직검사
  5. 방사선학적 검사 : KUB, IVP, 초음파검사
  6. 핵의학적 검사
- 치 료 1. 약물요법 : 항고혈압제제, 이뇨제, 전해질 균형제제
  2. 신기능 대체요법 : 복막투석, 혈액투석
  3. 신장이식(kidney transplantation)
- 동 의 어 만성 콩팥기능상실증(chronic renal failure, CRF)

## renal cancer 신장암

(KCD code :          )

- **용어 분석** nephr/o 신장  carcin/o 암
- **주 진료과** 비뇨의학과
- **개 요** 신장실질에 발생하는 암으로 위치에 따라 신우암과 신세포암으로 구분, 신세포암이 신장에서 발생하는 암의 대부분을 차지하기 때문에 일반적으로 신장암이라고 하면 신세포암을 지칭함, 남성 > 여성
  1. 빌름스종양(신모세포종) : 유아에 발생되는 대표적인 악성종양
  2. 신장세포암종 : 성인에 발생되는 대표적인 악성종양
  3. 신우 요로상피암 : 신우에 발생하는 암
- **증 상** 무통성 혈뇨, 옆구리 통증, 복부 덩어리 촉지, 오심, 구토, 허약감, 체중감소, 뼈의 통증, 피로 동반
- **원 인** 흡연, 비만, 석면, 카드뮴, 휘발유 등의 물질에 노출, 폐암(lung cancer)이나 유방암(breast cancer)의 전이
- **합 병 증** 고혈압(hypertension), 쿠싱증후군(Cushing's syndrome), 고칼슘혈증(hypercalcemia)
- **진 단**
  1. 소변검사
  2. 혈액검사
  3. CT 촬영
  4. MRI검사
  5. 정맥내 신우촬영(IVP, intravenous pyelogram) : 신장비대, 신우확대
  6. 신동맥조영술(RAG, renal arteriography) : 종양의 범위, 단계결정
- **치 료**
  1. 수술 : 근치적 신장절제술 (radical nephrectomy)
  2. 방사선요법
  3. 화학요법
  4. 신장동맥색전술
- **동 의 어** 신세포암(renal cell carcinoma, RCC)

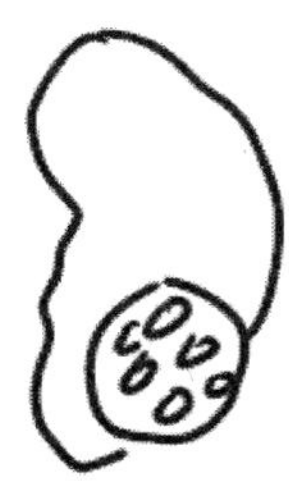

〈신세포암의 현미경사진〉

## Wilms' tumor 윌름즈종양

(KCD code :         )

- 용어 분석
- 주 진료과 소아청소년과, 종양혈액과
- 개　　요 소아(1~4세)에게 발생하는 신장 악성종양, 5~10%는 다발성이고 양측성 종양. 악성도가 강하고, 양측성으로 빨리 성장함
- 증　　상 대부분 무증상, 우연히 발견된 복부 내 종괴로 발견, 열(fever), 혈뇨(hematuria), 고혈압(hypertension), 복부통증, 복부 내 덩어리 촉지
- 원　　인 WT1 유전자의 돌연변이, 요도하열(hypospadia), 잠복고환(cryptorchidism)
- 진　　단 1. 복부 초음파 검사
  2. 복부 CT 검사
- 치　　료 1. 수술요법
  2. 화학요법 : 악티노마이신 D(actinomycin-D), 빈크리스틴(vincristine)
- 동 의 어 빌름스종양, 신모세포종

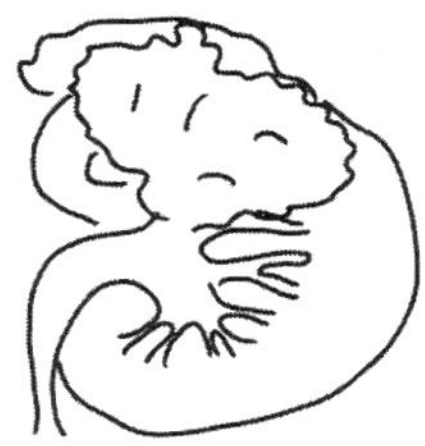

## nephroptosis 신장하수

(KCD code :         )

- 용어 분석 nephr/o 신장 -ptosis 처짐, 탈출
- 주 진료과 비뇨의학과
- 개　　요 신장이 아래쪽으로 처지는 질환,
  콩팥이 제자리에 고정되어 있지 않고 비정상적인 위치로 이동한 것,
  해부학적으로 신장은 신장혈관에 달려있고 주위는 지방이 차여있어 숨 쉴 때마다 4-5cm, 누웠을 때보다 섰을 때 아래로 이동, 여성이나 마른 사람에게 다발
- 증　　상 혈뇨(hematuria), 소변정체(urinary retention) 및 소변 역류, 요통(lumbago)
- 치　　료 신장고정술(nephropexy)
- 동 의 어 콩팥처짐증

## urinary tract infection (UTI) 요로감염증

(KCD code :            )

- 용어 분석 urin/o 요, 오줌, 소변, 비뇨
- 주 진료과 비뇨의학과
- 개 요 요도에 세균이 침입해 염증 유발
  1. 하부 요로감염 – 요도염(urethritis), 전립선염(prostatitis), 방광염(cystitis)
  2. 상부 요로감염 – 급성신우신염(APN), 신장내 농양(abscess), 신주위농양
- 증 상 고열, 오한, 옆구리통증, 오심, 구토, 설사, 빈뇨(urinary frequency), 혈뇨(hematuria)
- 원 인 1. E coli
  2. 그람음성간균 : Proteus, Klebsiella, Enterobacter 등
- 진 단 1. 소변배양검사
  2. 초음파검사
  3. 복부 CT검사
- 치 료 1. 충분한 수분섭취
  2. 약물요법

## ureterolithiasis 요관결석증

(KCD code :            )

- 용어 분석 ureter/o 요관 lith/o 돌 –sis ~의 상태
- 주 진료과 비뇨의학과
- 개 요 요관내에 단단한 결석 형성
- 증 상 오심, 구토, 복부팽만감, 빈뇨, 혈뇨, 옆구리 통증
- 원 인 1. 수분 섭취 감소
  2. 유전적인 영향 : 남성>여성, 젊은 연령층, 여름>겨울
- 진 단 1. 소변검사
  2. 방사선 검사 : 단순 요로 촬영, CT
  3. 요로조영술
- 치 료 1. 수분섭취 : 요관결석의 자연 배출
  2. 약물요법
  3. 수술요법
     – 체외충격파쇄석술(extracorporeal shock wave ilthotripsy, ESWL)
     – 경피적 신쇄석술, 요관경하배석술
- 동 의 어 요로결석(urolithiasis)

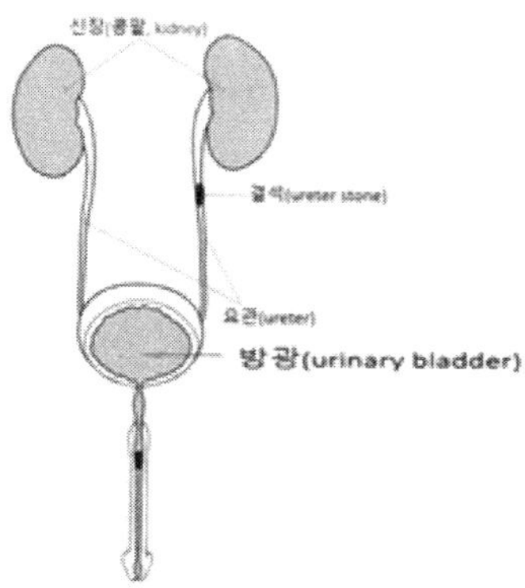

## ureterostenosis 요관협착증

(KCD code :            )

- 용어 분석　ureter/o 요관　steno 협착, 좁아지다　-sis 증세
- 주 진료과　비뇨의학과
- 개　　요　요관이 좁아지는 질환
  ※ 요관(ureter)
  신장(콩팥)과 방광 사이에 위치, 신장에서 만들어진 소변을 방광으로 운반해 주는 가늘고 긴 관
- 증　　상　발열, 복부 및 옆구리 통증, 요로감염, 혈뇨
- 원　　인　선천적으로 요관근육의 불완전한 형성, 외상이나 수술에 의한 요관손상, 감염, 요로결석(urolithiasis), 악성종양, 전립선비대 등
- 진　　단　1. 정맥내 신우촬영(IVP, intravenous pyelogram)
  2. 초음파
  3. 복부 컴퓨터 단층 촬영(CT)
  4. 핵의학 검사(이뇨콩팥스캔)
- 치　　료　1. 신우성형술(pyeloplasty)
  2. 요관회장문합술(ureteroileostomy)
  – 요관협착으로 인해 요관이 제기능을 하지 못할 경우 협착된 요관을 빼고 정상부위 요관과 회장을 연결하여 회장이 방광역할을 수행할 수 있도록 해주는 수술
- 동 의 어　요관협착증(urethral stricture)
- 관련질환　신결석(calculus), 선천성 수신증, 수신증(hydronephrosis)

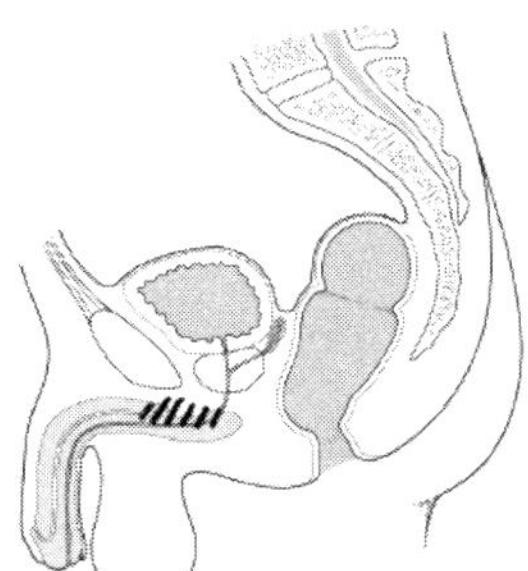

## ureterocele 요관류

(KCD code :                )

- 용어 분석　ureter/o　요관　−cele 탈(脫), 헤르니아
- 주 진료과　비뇨의학과
- 개　　요　요관이 방광에 들어가는 최종 부분에 소낭이 형성되는 질환. 요관이 방광에 연결되는 부위에 풍선주머니처럼 생긴 구조물이 형성되어 요관의 막힘을 유발하며, 하나 또는 완전 중복요관 발생하여 소변의 배출장애
- 원　　인　요관 출구의 협착
- 진　　단

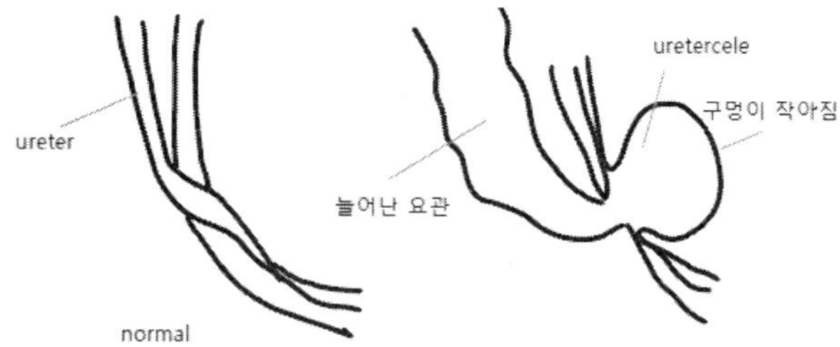


- 동 의 어　요관꽈리

## cystolithiasis 방광결석증

(KCD code :                )

- 용어 분석　cyst/o 방광　lith 결석　−iasis 증세
- 주 진료과　비뇨의학과
- 개　　요　방광 내에 돌이 발생하는 질환, 소변 안의 칼슘이 과도하게 포함되어 형성, 45세 이상의 남성에게 호발, 소변이 정체되거나 지속적인 요로 감염이 있는 경우 결석 유발
  ※ 결석 : 배뇨 후 방광에 농축된 요에 남아 형성되는 무기물질의 결정
- 증　　상　빈뇨, 하복부 통증, 배뇨 시에 요도에 작열감 또는 통증, 혈뇨, 탁한 소변 배뇨 조절 불능
- 원　　인　전립선비대, 방광 또는 요로감염
- 진　　단
  1. 요검사
  2. 초음파 검사
  3. X선 검사
  4. CT검사
  5. 정맥내 신우촬영(IVP, intravenous pyelogram)

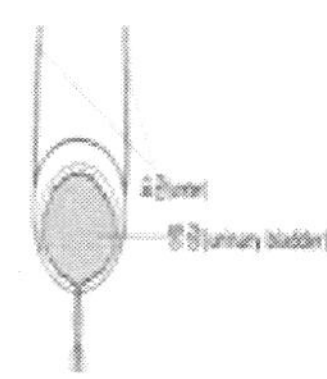

- 치　　료
  1. 식이요법
  2. 초음파 치료 : 방광쇄석술
  3. 수술요법 : 방광결석제거술(cystolithotomy)

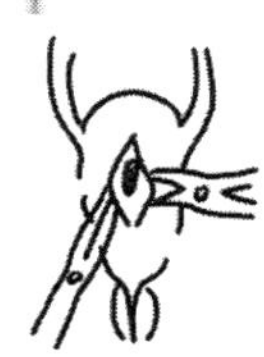

## bladder cancer 방광암

(KCD code :　　　)

- 용어 분석
- 주 진료과　비뇨의학과
- 개　　요　요로계에서 가장 흔한 악성종양, 대부분 이행세포암종이며, 편평세포암종과 선암종으로 구분. 간, 뼈, 폐로 전이, 진전되면서 주위조직 침윤(직장, 질, 복부), 재발률이 70%로 빈발
- 증　　상　무통성 혈뇨, 요로폐색에 의한 무뇨, 다뇨, 방광팽만, 요량감소, 빈뇨, 긴박뇨, 작열감, 요관폐색으로 신부전(renal failure), 방광질루(vesicovaginal fistula)
- 원　　인　흡연, 만성방광염, 골반의 방사선조사
  1. 산업물질
     - 석면, benzidine과 2-naphthylamine, 고무, 가죽마무리제품, 페인트, 유기화학약품 등
  2. 면역억제제 : cyclophosphamide(Cytoxan), azathioprine
  3. 방광병변 : 염증, 결석, 기생충 등
- 진　　단　1. 요류검사(uroflowmetry) 및 방광경검사
  2. 요세포분석검사
  3. 조직생검
  4. IVP, CT, 방광초음파
  5. 종양표지자검사
     - CEA(암배아성 항원, carcinoembryonic antigen)
- 치　　료　1. 화학요법
  2. 방사선요법
  3. 수술
     - 경요도절제술(trans urethral resection, TURP),
     - 부분방광절제술(partial cystectomy),
     - 전방광절제술(total cystectomy),
     - 근치적방광절제술(radical cystectomy)

## cystoptosis 방광하수

(KCD code :            )

- 용어 분석 cyst/o 방광 -ptosis 처짐, 탈출
- 주 진료과 산부인과
- 개 요 방광의 내측피막이 요도 내에 빠져서 쳐지는 질환
- 증 상 보행장애(gait disturbance), 배뇨장애(dysuria), 빈뇨, 요실금(urinary incontinence), 하복통, 요통, 골반 통증, 방광감염, 질 출혈 및 질분비물
- 원 인 골반지지 조직과 골반근육의 이완, 노화 현상
- 치 료 1. 자궁적출술(hysterectomy)
  2. 질벽 성형술(colporrhaphy)
- 관련질환 골반탈출증

## cystocele 방광류

(KCD code :            )

- 용어 분석 cyst/o 방광 -cele 종양, 탈출, 빠져나오다
- 주 진료과 산부인과
- 개 요 질의 앞쪽 벽이 방광과 함께 질 내부로 불거져 나오거나 질입구 밖으로 빠져나온 상태, 주로 나이가 많고 아기를 많이 낳은 여자에게 호발
- 증 상 요실금, 배뇨곤란(dysuria)
- 원 인 반복되는 출산과 노령에 의해 방광을 지지하는 조직이 약해져서 발생, 선천적으로 질벽이 약하거나 습관적으로 복압이 상승하는 경우 발생
- 합 병 증 요실금(urinary incontinence), 요로 감염, 질의 상처, 성기능 장애, 배변 장애
- 진 단 1. 골반 검진
  2. 형광투시법(fluoroscopy)
  3. 방광요도조영술(cystourethrography)
  4. 질경검사(colposcopy)
- 치 료 1. 골반저운동(케겔운동, Kegel exercise)
  - 튀어나온 방광을 안으로 밀어 넣고 방광과 질벽을 강화시키는 수술
  2. 요실금(urinary incontinence)치료
  3. 자궁적출술(hysterectomy)
- 동 의 어 방광탈출증(bladder prolapse)

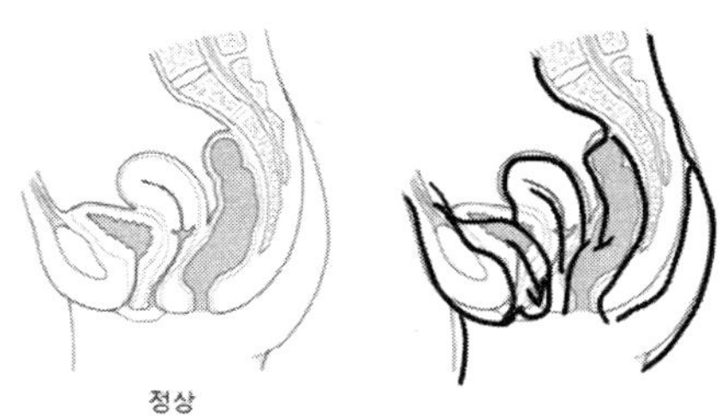

## cystitis 방광염

(KCD code :          )

- 용어 분석 cyst/o 방광 –itis 염증
- 주 진료과 비뇨의학과
- 개　　요 방광에 발생한 염증으로 방광질환 중 가장 흔함. 여자의 요도가 남자보다 짧아서 세균이 쉽게 방광에 도달할 수 있기 때문에 남성보다 여성에게 호발
  ※ 방광(bladder) : 요관(ureter)을 통해 내려온 소변이 저장되는 장소
- 증　　상 소변을 볼 때나 소변을 보고 난 직후 타는 듯한 통증, 절박뇨, 빈뇨, 요통
- 원　　인 약물, 결석, 이물질(foreign material), 종양 등, 감염(infection)
  – 세균, 바이러스, 곰팡이, 기생충 등
- 진　　단 1. 요검사(urinalysis)
  2. 방광경검사(cystoscope)
- 치　　료 약물요법

## neurogenic bladder 신경성 방광

(KCD code :          )

- 용어 분석 neur/o 신경 –genic ~에 의하여, 생성의
- 주 진료과 비뇨의학과
- 개　　요 본인의 의지나 활동에 관계없이 방광 근육의 과도하거나 급격한 활동으로 인해 배뇨 이상, 대뇌부터 척수, 말초 신경 등에 이르는 신경계 이상에 의한 방광의 기능 장애
- 증　　상 빈뇨, 절박뇨, 잔뇨 증가, 방광–요관 역류, 요로계 감염 및 상부 요로계 이상, 요실금(urinary incontinence)
- 원　　인 중추 또는 말초 신경계의 병변
  – 뇌졸중, 파킨슨병(Parkinson's disease), 치매(dementia), 척수손상, 골반강 내의 수술 및 출산에 따른 신경손상, 급성방광염(acute cystitis), 요도염(urethritis), 질염(vaginitis), 하부 요관의 결석, 심리적 요인
- 진　　단 요역동학 검사
- 치　　료 1. 규칙적인 배뇨
  2. 약물요법
  3. 간헐적 자가도뇨(CIC, clean intermittent catheterization)

## irritable bladder 과민성 방광

(KCD code :  )

- 용어 분석 irritable 성미가 급한
- 주 진료과 비뇨의학과
- 개 요 요의를 느끼는 방광수축의 빈도가 많아지는 상태
- 증 상 소변 볼 때 통증(하복부 불쾌감 및 통증, 요도통), 빈뇨, 야간뇨, 절박뇨, 절박성 요실금(urinary incontinence)
- 진 단 1. 요검사
  2. 배뇨 후 잔뇨량 측정
  3. 요역동학 검사
- 치 료 1. 규칙적인 배뇨
  2. 약물치료
  3. 척수신경자극치료
  4. 수술요법

## urethritis 요도염

(KCD code :  )

- 용어 분석 urethr/o 요도 -itis 염증
- 주 진료과 비뇨의학과
- 개 요 요도에서 생기는 염증
  1. 임균성 요도염 : 요도염의 대부분을 차지, 성교에 의함
  2. 비임균성 요도염
     - 클라미디아 트라코마티스(Chlamydia trachomatis)
     - 유레아플라스마(Ureaplasma urealyticum)
     - 트리코모나스질염(Trichomonas vaginalis)

  ※ 요도(urethra) : 소변이 방광에서 몸 밖으로 배출되는 최종 통로
- 증 상 외요도에서 고름이나 장액의 분비물, 배뇨 시 통증, 요도의 소양감, 요도 분비물
- 원 인 1. 임균, 대장균, 사슬구균, 포도구균 등의 세균에 의한 경우
  2. 질트리코모나스, 바이러스 등
  3. 기계적, 화학적 자극에 의한 경우 등

• 합 병 증 부고환염(epididymitis), 전립선염(prostatitis), 항문주위염(periproctitis), 방광염(cystitis), 요도주위 농양, 요도협착(urethral stricture), 여성요도증후군, 자궁경부염(cervicitis), 질염(vaginitis), 난관염(salpingitis), 골반염(pelvic inflammatory disease, PID), 불임(infertility)

※ 신생아 : 각막염, 결막염, 폐렴, 기관염 유발

• 진 단 1. 혈액검사

2. 요검사

• 치 료 약물요법

## urethral stricture 요도협착

(KCD code : )

• 용어 분석 urethr/o 요도

• 주 진료과 비뇨의학과

• 개 요 방광에서 몸 밖으로 소변이 배출되는 요도가 좁아진 상태, 주로 요도벽에 생긴 염증이나 흉터 때문에 발생 또는 요도 주변에 종양이 생겨 요도가 눌리면서 좁아지기도 함

1. 임질성 요도협착 : 선천성, 대부분 임질이 원인

2. 외상성 요도협착 : 후천성, 염증 또는 외상 후에 발생

• 증 상 빈뇨, 배뇨통, 요폐색

• 원 인 장기간 요도 도뇨관을 유치한 경우, 임균성 요도염의 합병증, 골반골절

• 합 병 증 만성 전립선염(prostatitis), 방광염(cystitis), 만성 요폐색, 방광 게실, 요도피부누공, 요도주위 농양, 방광결석(bladder calculus)

• 진 단 1. 병력검사

2. 요류검사

3. 역방향신우조영술(RGP, retrograde pyelography)

4. 방광요도조영술

• 치 료 1. 요도확장술

2. 내시경적 요도절개술

3. 요도성형술

## syphilis 매독

(KCD 코드:         )

- 용어 분석
- 주 진료과 비뇨의학과, 감염내과, 산부인과, 피부과
- 개 요 트레포네마 팔리듐균에 의해 신체 전반에 걸친 감염 증상이 나타나는 염증성 질환
- 증 상 1기 : 인두통 및 인후통, 근육통, 무통성 궤양, 경성하감(굳은 궤양)
  2기 : 피부 발진(skin rash), 림프절증(lymphadenopathy), condylomalata 구진(외음, 항문, 입안 등)
  3기 : 중추신경계, 심장맥관계 등에 매독균 침입으로 괴사(necrosis), 섬유와(fibrosis)를 일으키는 고무종(gumma) 발생
- 원 인 성적 접촉에 의해 전파되는 트레포네마 팔리듐균(Treponema pallidum)이 매독의 원인균
- 합 병 증 10% 정도의 환자에서 심혈관계 합병증이 발생하고 7% 정도의 환자에서 신경매독이 나타남
- 진 단 1. 현미경적 검사
  2. 혈청 검사법
     1) 선별검사 : VDRL(Venereal Disease Research Laboratory), RPR(Rapid Plasma Reagin)
     2) 특이검사(선별 검사 양성) : FTA-ABS(Fluorescent Treponemal Antibody Absorption), TPHA(Treponema pallidum Hemagglutination assay) 검사
  3. 뇌척수액 검사(신경매독)
- 치 료 1. 페니실린(penicillin) 주사

## venereal disease 성병

(KCD 코드:         )

- 용어 분석
- 주 진료과 비뇨의학과, 알레르기내과, 산부인과
- 개 요 성접촉에 의하여 여러 원인균에 의해 전염되며 질환으로 성병은 제3군에 속하는 법정 감염병으로, 현재 7종(매독, 임질, 연성하감, 비임균성요도염, 클라미디어감염증, 성기단순포진, 첨규콘딜롬)이 지정되어 있음

• 증　　상 매독 : 경성하감(chancre), 콘딜롬(condyloma), 배뇨통(dysuria), 농뇨(pyuria)
음부포진 : 성기점막, 피부감염, 동통성 궤양을 동반한 피부발적, 신경증상
클라미디어 감염 : 배뇨장애, 희고 투명한 분비물
크리코모나스증 : 무증상

• 원　　인 세균 감염 : 매독, 임질, 연성하감, 비임균성 요도염(클라미디아)
바이러스 감염 : 음부포진(음부헤르페스), 첨규성콘딜로마(곤지름)
원충 감염 : 트리코모나스질염, 아메바성요도염
곰팡이균 감염 : 칸디다질염
기생충 감염 : 사면발이, 옴

• 진　　단 1. 혈청검사

• 치　　료 2. 항생제 페니실린(매독)

## gonorrhea 임질

(KCD 코드:　　　　)

• 용어 분석 gono-, gon- 정액 -orrhea 흐름, 분비

• 주 진료과 비뇨의학과

• 개　　요 주로 비뇨생식기계 침범하여 간혹 인두, 결막, 직장에 침범을 하는 성병의 일종

• 증　　상 남성 : 급성 요도염(acute urethritis), 배뇨곤란(dysuria)을 동반한 농뇨(pyuria)
여성 : 요도입구(urethra)와 질(vagina)의 가려움(itching), 화끈거림(burning sensation), 요도염이 동반되었을 경우에는 배뇨통(dysuria), 빈뇨(frequency urine), 긴박뇨(urgency urine)

• 원　　인 임균(gonococcus)

• 합 병 증 치료하지 않으면 남성에서는 요도염(urethritis) 외에도 부고환염(Epididymitis), 전립선염(prostatitis)이, 여성에서는 자궁내막염(endometritis), 난관염(salpingitis), 골반염(pelvic inflammation), 불임(infertility)으로 진행

• 진　　단 1. 임상 증상(Clinical symtom)
2. 도말 염색(Smear stain test)

• 치　　료 항생제(페니실린)

## chlamydia infection 클라미디아 감염

(KCD 코드:              )

- 용어 분석
- 주 진료과 비뇨의학과
- 개　　요 남성은 요도염이나 부고환염을, 여성은 자궁경관염을 일으켜 불임의 원인이 되는 성병으로 성행위감염증이라고도 함
- 증　　상 배뇨장애(dysuris), 음경 분비물(흰색)(Penis discharge(white))
- 원　　인 클라디미아 균(Chlamydia trachomatic)
- 합 병 증 트라코마(눈)(Trachoma(eye))
  불임(infertility)
- 진　　단 항생제(antibiotics) : 테트라사클린계(Tetracycline)

## genital herpes 헤르페스/음부포진

(KCD 코드:              )

- 용어 분석 genit/o 생식기 －al ~의 (형용사형 접미사)
- 주 진료과 비뇨의학과
- 개　　요 주로 성관계에 의해 옮겨지는 바이러스성 만성 감염
- 증　　상 생식기 피부와 점막에 수포(vesicle), 통증(pain), 작열감(burning sensation), 서혜부 림프절 부종(lymph node edema), 성교통(dyspareunia)
- 원　　인 헤르페스 바이러스 herpesvirus
- 합 병 증 자궁경부암 cervical cancer의 원인
- 진　　단 도말검사(병변부위)
- 치　　료 항바이러스제 투여– acyclovir

## trichomoniasis 편모충증/트리코모나스증

(KCD 코드: )

- 용어 분석
- 주 진료과 비뇨의학과
- 개 요 성접촉에 의해 전파되는 트리모코나스라는 원충에 의한 질 내 감염증. 남성의 경우 트리코모나스에 감염되면 대부분이 증상이 없지만 때로는 요도염을 일으킬 수 있고, 약 40% 정도의 남성에서는 전립선염을 일으킴
- 증 상 가려움증, 화끈거림, 거품있는 황색 분비물
- 원 인 트리모코나스라는 원충
- 진 단 질분비물 검사
- 치 료 약물치료–경구용(meterodazoke, metronidazole) 투여

## Klinfelter syndrome 클라인펠터증후군

(KCD 코드: )

- 용어 분석
- 주 진료과 비뇨의학과
- 개 요 가장 흔한 성염색체이상 증후군으로 정상적인 남성 염색체 XY에 X 염색체가 추가되어 생기는 질환
- 증 상 고환 위축(atrophy of testis), 생식기능 저하증(hypogonadism), 불임(infertility), 여성형 유방증(gynaecomastia), 낮은 지능(low intelligence) 및 학습장애(learning disorder) 등
- 원 인 정상적인 남성 염색체 46, XY에 X염색체가 추가되어 생기는 성염색체이상 질환으로 세포분열 시 성염색체의 비분리현상(nondisjunction)이 원인
- 합 병 증 남성 불임 초래
- 진 단
  1. 임상증상(Clinical manifestation)
  2. 세포유전학적 검사(cytogeneticist)
  3. 성선호르몬기능저하증 검사(hypogonadism)
  4. 고환 생검(biopsy of testis) : 고환 위축(atrophy of testis)/정세관 섬유증(seminiferous tubule fibrosis)/무정자증(azoospermia)/정자부족(oligospermia)
- 치 료
  1. 근본적인 치료는 없음
  2. 생식샘저하증(hypogonadism) : 남성호르몬 치료(Androgenesis)
  3. 여성형 유방증(gynaecomastia) : 유방절제술(mastectomy)
  4. 정신사회적 문제 : 물리치료, 특수언어치료, 영아자극프로그램

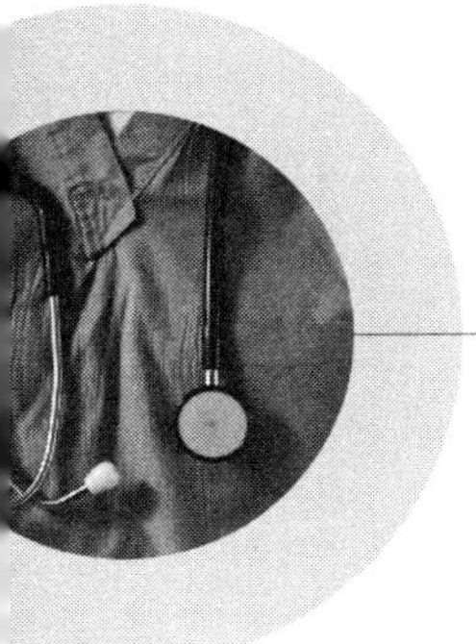

# 제5장

# 생식기계

## Genital System

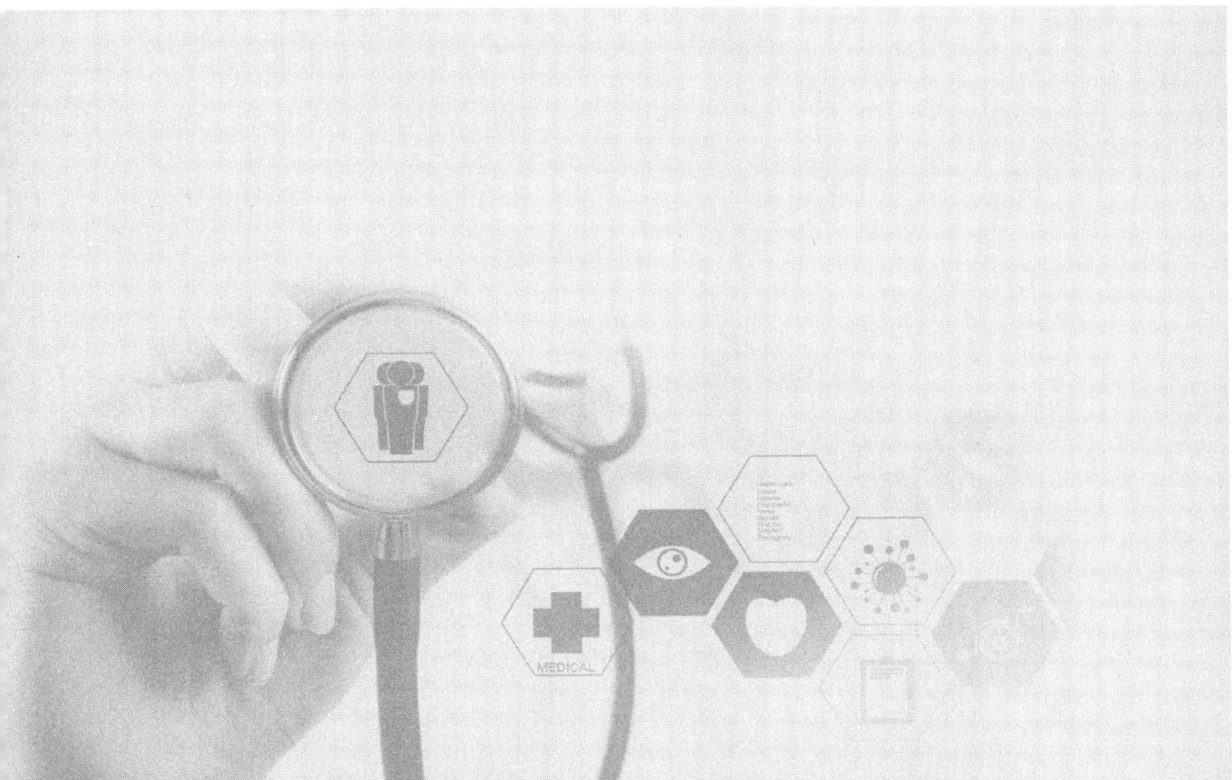

# 제5장 생식기계
## Genital System

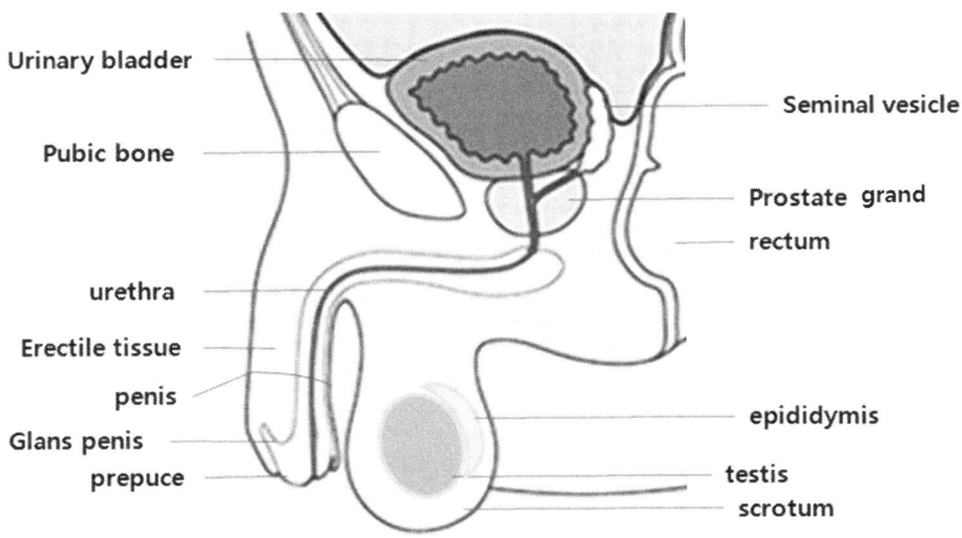

- 고환(testis) – 음낭 내에 위치하며 정자의 생성 및 테스토스테론, 인히빈을 생산, 정세관(seminiferous tubules)을 포함
- 부고환(epididymis) – 고환의 뒤쪽에 붙어 있으며 고환에서 만들어진 정자를 보관하거나 정관으로 운반하는 기능
- 정관(ductus deferens=seminal duct=vas deferens) – 부고환 하단에서 시작하여 고환 뒤를 따라 상행하고, 정삭(spermatic cord) 내로 들어가서 골반(pelvic region), 방광(urinary bladder)을 지나 요도(urethra)로 합쳐지며 정자(sperm)을 골반강으로 이동시킴
- 정낭(seminal vesicle) – 정자(sperm)에 영양을 공급하는 물질 분비
- 전립샘(prostate gland) – 방광 아래쪽에 위치, 투명하고 진득한 알칼리성 분비물을 형성하여, 정액 특유의 냄새를 나타냄, 정자에 활동력을 줌
- 요도(urethra) – 요도구샘(bulbourethral gland), 쿠퍼샘(Cowper's glands) 포함
- 음경(penis) – 2개 음경 해면체와 1개 요도 해면체를 피부와 피하조직이 싸고 있는 남성 외부생식기이며 소변과 정액의 배출 통로
- 음경 귀두(glans penis) – 음경의 끝부분으로 포피(foreskin)에 싸여 있음
- 정삭(spermatic cord) – 정관이 고환 및 부고환 상단을 따라 동반하는 혈관 및 신경과 더불어 피막에 싸여 서혜 인대까지 길이 약 1.5cm, 직경 0.cm의 줄모양의 구조물
- 요도구샘(bulbourethral gland, Cowper's gland) – 전립샘 밑에 위치하며 찐득한 무색 액체 배출
- 음낭(scrotum) – 고환, 부고환을 싸고 있는 주머니

## orchitis 고환염

(KCD code :        )

- 용어 분석　orchi/o 고환 -itis　염증
- 주 진료과　비뇨의학과
- 개　　요　사춘기 이후 유행성 이하선염, 매독, 결핵등에 이환된 환자의 20% 정도에서 속발되는 고환의 염증성 감염을 의미
- 증　　상　고환 크기 증가(testis enlargement), 음낭의 발적 및 부종(scrotum rash & edema), 고열(high fever), 전신 피로 증상(general fatigue), 소변 혼탁(urine turbid), 촉진시 매우 심한 통증(severe pain on palpation)
- 원　　인　다른 장기의 감염성 질환(예) 볼거리, 결핵성 고환염)이 혈관, 림프관, 정관 등을 통해 감염되는 경우, 외상, 요도기계 삽입, 전립선수술 등에 의해서도 발생, 바이러스, 결핵, 세균 등
- 합 병 증　적절한 치료가 이루어지지 않는 경우에는 고름집(abscess)나 만성 부고환염(chronic epididymitis)으로 진행하며 남성 불임의 원인임
- 진　　단　1. 혈액 검사(blood test)
  2. 신체검사(P. Ex.)
  3. 고환 주사(testis injection)나 초음파 검사(Scrotum Ultrasound)
- 치　　료　1. 대증요법 : 절대안정(3~4일) 및 음낭거상(scrotum elevation)을 통한 통증 경감, 고열시 고환에 얼음찜질, 무열시 온습포(온찜질) 치료
  2. 약물 요법 : 항생제 투여(antibiotics), 진통제, 해열제

## torsion of testicular 고환염전

(KCD code :        )

- 용어 분석　test/o 고환 -ar=pertaining to 관련된
- 주 진료과　비뇨의학과
- 개　　요　고환 및 부고환이 정삭을 축으로 꼬여 일정 시간 내에 교정해주지 않으면 혈류가 차단되어 결국 고환 위축이 오게되는 응급처치를 요하는 질환
- 증　　상　음낭과 아랫배에 갑작스런 심한 통증, 부종과 발적, 급성시에는 오심과 구토가 수반, 안절부절못하며 잘 먹지 못함(신생아)
- 원　　인　고환 성장이 급속히 일어나는 12~18세 사춘기 동안에 가장 흔히 나타나며 신생아기에도 잘 유발되며, 운동이나 외상에 의해서도 발생할 수도 있으며 대부분 수면 중에 자연적으로 발생

• 합 병 증 응급 수술을 하지 않을 경우 고환이 괴사될 수 있음

• 진　　단 1. 신체검진
2. 혈액 및 소변검사 : 염증성 질환과 감별진단
3. 색도플러초음파 : 해부학적 검사와 혈류를 동시에 확인할 수 있다.
4. 고환스캔

• 치　　료 1. 손으로 풀어주기(manual detorsion)
2. 수술적 고정술

## testicular carcinoma 고환암

(KCD code :　　　　)

• 용어 분석 test/o 고환

• 주 진료과 비뇨의학과

• 개　　요 정자와 남성 호르몬을 생산하는 고환에 생긴 악성 종양, 20~30대에 호발
(종류) 정상피종(seminoma) – 악성도가 낮고, 잠복고환에 발생 높음
태아성암(embryonal carcinoma) – 악성이 높고 AFP 생산
기형종(teratoma) – 다른 종류 조직을 포함하는 진성신생물
융모막암(choriocarcinoma)

• 증　　상 단단한 무통성 결절, 고환 내 출혈이나 경색으로 급성동통, 전이부위 림프절 촉지, 폐로 전이시 기침, 객혈, 호흡곤란, 뼈로 전이하면 골동통, 대정맥폐색이 발생하면 하지부종 등이 동반될 수도 있음

• 원　　인 선천적 요인과 후천적 요인 모두 연관이 있으며 후천적 요인 중에서는 정류고환(잠복고환)이 가장 연관성이 높음

• 진　　단 1. 신체검진
2. 임상 검사 : 혈청 종양인자 검사(AFP 알파태아단백, hCG 사람 융모 성선자극 호르몬, LDH 젖산 탈수소 효소)
3. 영상검사 : 초음파검사, 흉부촬영, 복부 및 골반 전산화단층촬영술

• 치　　료 1. 고환절제술(orchiectomy)
2. 방사선치료(radiotherapy) – 정상피종
3. 항암요법(chemotherapy) – 단일항암제
4. 고환적출술 후 후복막 림프절절제술 (병기의 비정상피종성 생식세포암)

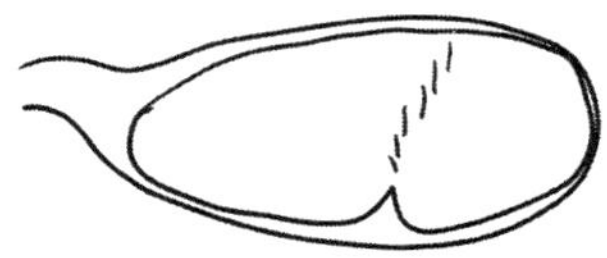

## undescended testicle 미하강고환

(KCD code :　　　)

- 용어 분석
- 주 진료과　소아청소년과, 비뇨의학과
- 개　　요　태아 때 복강내 고환은 출생 시 하강하여 음낭 내에 위치해야 하는데 제 위치에 하강하지 못한 상태
- 증　　상　무증상
- 원　　인　모름
- 합 병 증　서혜부 탈장(inguinal hernia), 불임(infertility)
- 진　　단　신생아 신체검진
- 치　　료　고환고정술(orchiopexy) : 생후 3개월 이후도 고환이 내려오지 않는 경우
- 관련용어　잠복고환 cryptorchism

## cryptorchism 고환정체 / 잠복고환 / 정류고환

(KCD code :　　　)

- 용어 분석　crypt/o 숨겨진 orchi/o 고환 -ism 상태의, 습관의
- 주 진료과　비뇨의학과
- 개　　요　정상적으로 고환이 분만 2개월 전에 음낭으로 내려오지 않고 복강이나 서혜부에 잠재해 있는 발달상 결함으로 조산이나 저체중아, 쌍둥이 등에서 발생가능성이 높음
- 증　　상　고환 길잡이의 이상, 복강 내 압력의 저하, 고환의 선천성 이상, 고환의 내분비계 이상
- 원　　인　치료를 하지 않는 경우 불임(infertility), 고환암(testicular cancer), 탈장(hernia)이나 고환 염전(torsion of testis), 정신적인 스트레스
- 진　　단
  1. 신체검사(P. Ex)
  2. 영상의학적 검사 : 초음파(sonography), CT, MRI 등
  3. 복강경(laparoscopy)
  4. 호르몬 검사(hormone test)
- 치　　료
  1. 고환고정술(orchipexy)
     1) 서혜부 절개를 통한 고환고정술
     2) 복강경 수술
     3) 기타 : 자가이식수술, 후복막을 통하는 고위 서혜부 접근법 등
  2. 호르몬 치료 hormon therapy

## epididymitis 부고환염

(KCD code : )

- 용어 분석 epididym/o 부고환 -itis 염증
- 주 진료과 비뇨의학과
- 개 요 부고환의 급성적, 만성적 감염
- 증 상 고열(high fever), 오한(chill), 서혜부 통증(pain of inguinal), 압통과 부종(tenderness & edema), 소변 변색(urine discoloration)
- 원 인 병원균의 상행감염에 의해 주로 발생하지만 외상(injury), 성병(Venereal disease), 요로감염(Urinary tract infection), 전립샘염(prostatitis), 전립샘수술(prostatitis), 장기간의 유치 도뇨관(Indwelling catheter) 사용
- 합 병 증 적절한 치료가 이루어지지 않는 경우에는 고름집이나 만성 부고환염으로 진행되며, 양쪽에 발생한 경우 불임이 됨
- 진 단 1. 혈액 검사(blood test) : 염증 확인
  2. 신체검사(P. Ex)
  3. 초음파 검사(sonography)
- 치 료 1. 휴식
  2. 항생제(antibiotics)
  3. 음낭지지(scrotum supporting)

## varicocele 덩굴정맥류/정계정맥류

(KCD code : )

- 용어 분석 varic/o 정맥 -cele 탈장이나 부종과 관련된
- 주 진료과 비뇨의학과
- 개 요 고환에서 나가는 정맥에 장애나 역류가 일어나 정맥혈관이 엉키고 부풀어 오르는 질환
- 증 상 대개 서혜부 또는 음낭에서 통증을 느끼며, 바로 누운 자세를 취하면 증상이 없어지거나 감소되며, 음낭 피부 아래 벌레주머니 모양의 부종, 연속적인 견인통, 기립시 통증 악화
- 원 인 주로 정맥 내 판막의 해부학적인 이상과 정맥의 유출 경로가 관계되어 있음
- 합 병 증 덩굴정맥류는 정자감소증(oligospermia), 남성불임(infertility)의 원인이며, 수술 후 발생할 수 있는 합병증으로는 음낭수종, 재발, 고환동맥 손상으로 인한 고환위축 등이 있음

• 진　　단 1. 신체검사
2. 색도플러초음파촬영술
3. 정계정맥조영술
4. 성선자극호르몬(GnRH) 자극검사

• 치　　료 1. 절개수술
2. 복강경수술(laparoscopic surgery)
3. 경정맥색전술(transvenous embolization)
4. 정맥류절제술(varicocelectomy)

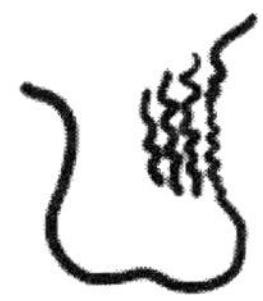

## hematocele 음낭혈류/혈액음낭종

(KCD code :　　　)

• 용어 분석 hemat- 혈액, 혈관 -cele 탈장이나 부종과 관련된

• 주 진료과 비뇨의학과

• 개　　요 정소 고유의 초막(tunica vaginalis) 가운데에 혈액이 고인 상태

• 증　　상 음낭(scrotum)의 종창(swelling)과 통증(pain)을 주증상

• 원　　인 외상에 의한 정소 손상에 기인하는 경우가 많음
음낭수류의 천자수술 뒤의 합병증으로서 보게 되는 수도 있음

• 치　　료 1. 수술 : 파열부 봉합, 혈종의 제거 등
2. 보존요법 – 천자배액(puncture draining)

## hydrocele 음낭수종/물음낭종

(KCD code :　　　)

• 용어 분석 hydr/o 물 -cele 탈장이나 부종에 관련된

• 주 진료과 비뇨의학과

• 개　　요 음낭 안의 고환 내 또는 정관을 따라서 무취의 담황색 액체가 고이는 상태로, 복강사이에 통로가 막히는 과정이 실패하여 복수가 고환주위로 내려오는 것을 교통성이라 하고, 비교통성은 주로 신생아에게 발생함

• 증　　상 증상이 없음

• 원　　인 후천적으로는 고환염, 부고환염 같은 염증성 질환이나 손상, 종양 등에서 발생
성인에서는 고환을 둘러싸는 고환초막의 액체분비와 흡수의 불균형으로 발생

• 합 병 증 불임(infertility) (교통성)

• 진 단 1. 신체검사(P. Ex)
2. 투과조명검사(Transillumination)
3. 초음파검사(sonography)

• 치 료 1. 초막 음낭수종 절제술(Excision of hydrocele (of tunica vaginalis))
2. 천자 흡입(centesis inhalation)
3. 반대쪽 음낭에 대한 검사

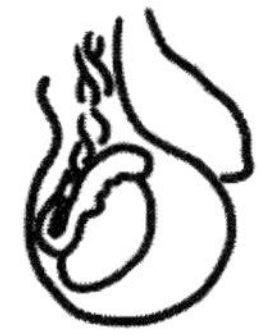

## prostatitis 전립선염

(KCD code :     )

• 용어 분석 prostate- 전립선에 속하는 -itis 염증

• 주 진료과 비뇨의학과

• 개 요 혈행성 또는 요로의 감염에 의한 전립선의 염증

• 증 상 배뇨지연(urinary hesitancy), 빈뇨 및 야간뇨, 혈뇨, 발열, 배뇨통, 고름뇨, 회음부 불편감

• 원 인 원인은 명확히 밝혀져 있지 않음
세균성 전립선염 : 그람 양성균(대장균, 연쇄구균 등)이 주 원인
비세균성 전립선염 : 기능성 혹은 해부학적 배뇨장애, 신경근 혹은 신경학적 이상, 골반부위 손상, 자가면역질환, 스트레스 등

• 합 병 증 급성 세균성 전립선염 합병증으로 전립선 농양, 급성요폐, 급성 세균성방광염, 급성 부고환염 등이 발생할 수 있으며, 만성 세균성 전립선염은 완치가 어려워 신경증상, 성기능 감소와 삶의 질 악화 등이 동반 됨

• 진 단 1. 병력 및 신체검사
2. 직장수지검사(digital palpation)
3. 경직장초음파검사(transerectum sonography)
4. 요속 검사 및 잔뇨량 검사
5. 내시경 검사(endoscopy)

• 치 료 1. 항생제 투여(antibiotic agent)
2. 좌욕 및 수액요법

## benign prostatic hyperplasia (BPH) 양성전립선증식증

(KCD code :          )

- **용어 분석** prostat/o 전립선의 -ic ~의 hyper- 고 -plasia ~의(형성, 발달)
- **주 진료과** 비뇨의학과 가정의학과
- **개 요** 전립선은 나이가 들수록 크기가 점점 커지는데, 전립선 내부의 샘조직이 결절상으로 과형성 비대되어 요도를 눌러서 각종 증상을 일으키는 질환
- **증 상** 소변줄기가 가늘고 힘이 없으며, 소변 이급후증(urine tenesmus), 빈뇨(frequent urination), 절박뇨(urgency), 야뇨증(nocturia) 등의 배뇨장애(dysuria)
- **원 인** 노화(연령 증가), 남성호르몬 감소
- **합 병 증** 요정체(urinary retention), 요도감염증(infections of urethra), 수신증(hydronephrosis)
- **진 단**
  1. 소변검사(Urinalysis)
  2. 혈액검사(Blood test) : 신장기능검사(renal function test), 혈청 전립선 특이항원 검사(Prostate specific antigen, PAS)
  3. 전립선 초음파 검사(Prostate Ultrasound)
  4. 방광경 검사(Cystoscopes)
  5. 요류역학검사(Urodynamic Study)
- **치 료**
  1. 약물요법 : 알파-교감신경차단제(Sympathetic block), 남성호르몬 전환효소 억제제(Angiotensin Converting enzyme inhibitor)
  2. 최소침습적 치료법 : 경요도 침소작술(TUNA요법 : Trans-Urethral Needle Ablation of the Prostate), 전립선기화시술(PVP : Photoselective Vaporization of the Prostate)
  3. 수술적 치료법 : 개복 전립선절제술(Open prostatectomy), 경요도 전립선절제술(TURP : transurethral resection prostatectomy)
  4. 풍선확장술(balloon dilatation)
  5. 레이져수술 : KTP 레이저, 홀뮴 레이져
  6. 요도보형물삽입술 urethral stent indwelling

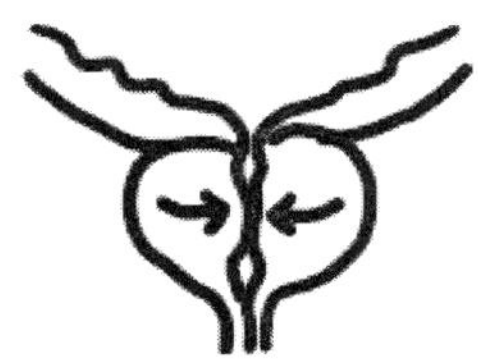

## prostate carcinoma 전립선암

(KCD code :　　　)

- 용어 분석　prostat/o- 전립선에 속하는
- 주 진료과　비뇨의학과
- 개　　요　50세 이상 남성에서 주로 발생하며 전립선에 발생한 암을 의미하며, 서서히 성장하는 특징이 있음
- 증　　상　초기 전립선암은 보통 증상이 없음, 소변 보기가 어렵고(dysuria), 잔뇨감(residual urin), 진행되면 혈뇨(hemoturia), 발기부전(impotence) 및 전이 부위 통증(metastasis region pain)
- 원　　인　위험인자 : 연령(50세 이후), 식이(육식, 고지방 낙농제품)
- 합 병 증　수술 후 합병증으로 요실금, 발기부전 발생 가능
- 진　　단
  1. 전립선 특이항원 검사(Prostate Specific Antigen, PAS)
  2. 직장수지검사(digital palpation)
  3. 경직장 초음파검사(transerectum sonography)
  4. 전립선 생검(prostate biopsy)
  5. 영상의학검사 : 골주사검사(Bone Scan), 전산화단층촬영(CT), 자기공명영상(MRI), 골반 림프절 절제, 림프관 조영술(lymphadenography)
- 치　　료
  1. 수술적 요법 : 전립선절제술(prostectomy)
     1) 치골후 근치(적) 전립선적출술(retropubic prostectomy)
     2) 회음부 근치(적) 전립선적출술(perineal prostectomy)
     3) 복강경하 근치(적) 전립선적출술(laparascopic radicalprostectomy)
     4) 로봇을 이용한 복강경하 근치(적) 전립선적출술
  2. 방사선치료(radiotherapy)
  3. 냉동요법(cryotherapy)
  4. 호르몬(남성호르몬 차단요법)요법(hormon therapy(testosterone))
  5. 항암화학치료(chemotherapy)

## Balantitis 귀두염

(KCD code :          )

- 용어 분석 balan/o 음경귀두 –itis 염증
- 주 진료과 비뇨의학과
- 개　　요 귀두에 생기는 염증. 포피 안쪽까지 퍼진 경우는 귀두포피염(balanoposthitis)이라고 하며, 어린이나 갓난아기에게 잘 생김
- 증　　상 가려움증(pruritus=itching), 소변볼 때 통증(pian on voiding), 부기(edema), 피부 발적(skin rash), 농포(Pustule), 배뇨지연(Urinary hesitancy), 귀두 분비물(balanorrhea)
- 원　　인 음경 귀두(Glans penis)에 박테리아, 진균의 감염
- 진　　단 1. 도말 배양검사(smear bacterial culture)
- 치　　료 1. 병변 소독
  2. 항생제 연고 도포
  3. 항균요법

## Impotence 발기불능

(KCD code :          )

- 용어 분석 im– 부정의 의미 potency 효력, 잠재력
- 주 진료과 비뇨의학과
- 개　　요 남성의 발기 장애로 음경의 발기부전으로 성교가 불능하게 되는 것과 또는 발기가 가능하더라도 사정이 불가능한 경우를 말함
- 원　　인 기능적(functional) 발기부전 : 심인성이 원인이 되는 것
  해부학적(anatomical) 발기부전 : 성기의 형태 결함으로 성교 불능
  무력성(atonic) 발기부전 : 신경근육계의 기능장해에 의한 경우, 질병, 노령, 약제투여, 피로 등도 성교능력의 장해원인 될 수 있음
- 치　　료 1. 내과적 치료 : 정신과적 치료(Psychiatry therapy), 약물복용(medication), 음경해면체내 발기 유발제 자가주사(Injection of corpus cavernosum), 진공음경흡입기 등
  2. 외과적 치료 : 음경혈관수술, 음경보형물삽입술 등

## Phimosis 포경/우멍가지

(KCD code :      )

- 용어 분석
- 주 진료과 비뇨의학과
- 개 요 외부성기의 입구부분이 표피(foreskin)에 의해 좁아져 귀두(penis)가 밖으로 나오지 못하는 상태로 감염을 초래함
- 증 상 배뇨곤란(dysuria)
  외부생식기 분비물 축적으로 감염(infection)
- 원 인 선천적임
- 합 병 증 감염(infection)
- 치 료 포경수술, 표피절개술(circumcision)

## Penile carcinoma 음경암

(KCD code :      )

- 용어 분석 penis=phall/o 음경 carcin/o 악성종양 -om 종양
- 주 진료과 비뇨의학과
- 개 요 남성의 악성종양의 1~3%를 차지하며, 40~60대에 잘 생기며, 음경의 귀두부나 포피에 발생하는 암으로 서혜부 림프절로 전이가 용이
- 증 상 납작한 구진, 백반증, 귀두나 표피에 궤양상이나 콜리플라워상 병변, 강한 악취 동반
- 원 인 포경수술을 하지 않은 경우, 생식기의 단순 포진 바이러스 감염, 불결한 위생, 성병 등
- 합 병 증 조기에 서혜부를 비롯하여 골반부 등 여러 곳의 림프절에 퍼지면 사망
- 진 단 1. 조직생검
- 치 료 1. 음경절단술(amputation of penis)
  2. 방사선 치료(수술전・후)
  3. 원격전이에 대한 투약 : 메타트렉세이트, 블레오마이신, 페플로마이신 등

## epispadias 요도상열

(KCD code :                )

- 용어 분석 epi- 위의. 위쪽의 spad/o 요도
- 주 진료과 비뇨의학과
- 개 요 요도가 음경 후면으로 열려 있는 선천성 기형
- 증 상 환자에게서 보이는 신체적 특징은 임신 4-5주경 배아 발달 장애로 인하여 총배설강의 막이 복벽 근육으로 대치되지 못하여 발생한 결과
- 원 인 일부의 환자에서는 수술 후에 신장 결석, 신장 감염, 다양한 정도의 요실금이 지속되는 경우
- 진 단 1. 수년에 걸친 연속적인 수술적 교정 필요

## hypospadias 요도하열

(KCD code :                )

- 용어 분석 hyp/o 아래, 저 spad/o 요도
- 주 진료과 비뇨의학과
- 개 요 요도(urethra)가 음경(penis) 아래의 표면 쪽으로 열려 있는 상태
  - 외요도구가 개구하는 위치에 따른 분류
    1. 귀두하열
    2. 음경하열
    3. 음낭하열
    4. 회음하열
- 증 상 남성에게 주로 발생하며, 서서 제대로 소변을 볼 수 없음(dysuria)
- 원 인 선천성 기형으로 안드로겐 남성호르몬의 작용 감소로 발생
- 합 병 증 요도협착(urethral stricture), 요도굽음, 요도게실(urethral diverticulum)
- 진 단 신생아 신체검진, 정맥내 신우촬영(IVP, intravenous pyelogram)
- 치 료 요도성형수술(urethral meatoplasty)
- 동 의 어 요도밑열림증
- 관련질환 요도상렬(hyperspadias)

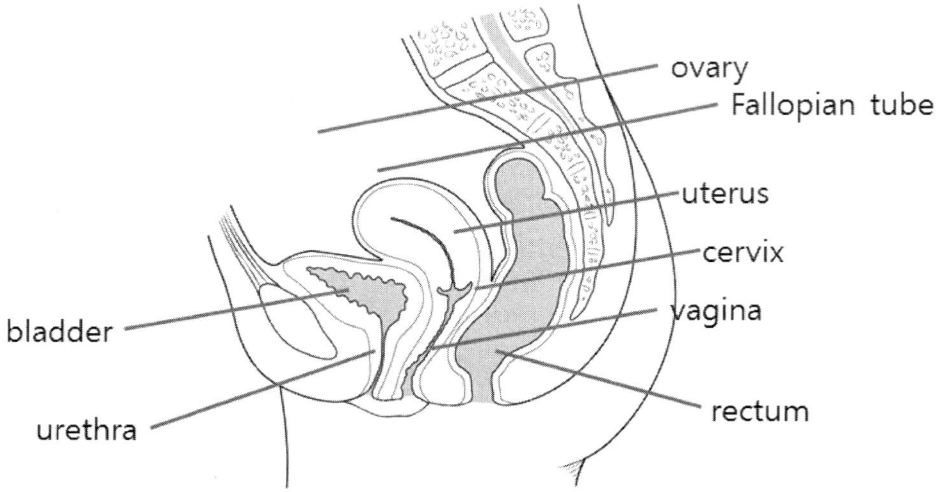


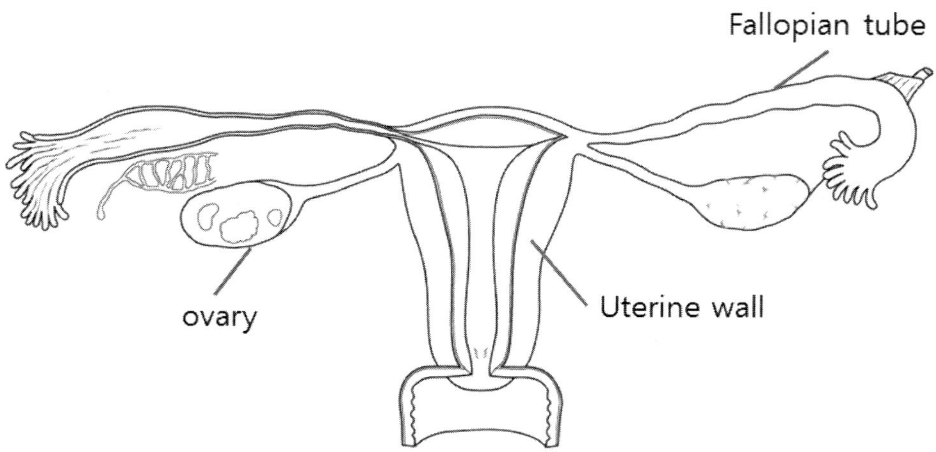


- ovary 난소
- fallopian tube 난관
- uterus 자궁
- cervix 경
- vagina 질

## infertility 불임

(KCD code :            )

- 용어 분석 in- 부정의 뜻 fertility 생식
- 주 진료과 산부인과
- 개 요 피임을 시행하지 않은 부부가 정상적인 부부관계에도 불구하고 일정기간 이내에 임신이 되지 않은 상태
- 증 상 임신이 이루어지지 않음
- 원 인 1. 남성 요인(male factor) – 성교장애, 정자수송로 장애, 정자 형성 장애
  2. 배란 장애(ovulatory disorder)
  3. 난소 기능 저하(decreased ovarian reserve)
  4. 난관 손상, 결찰, 난관주위 유착(tubal injury, blockage, or paratubal adhesions)
  5. 자궁경관 또는 면역학적 요인(cervical and immunologic factors)
  6. 자궁인자(uterine factors)
  7. 면역학적 이상(immunologic aberration), 감염(infection), 심한 전신적 질환(serious immunologic illnesses)
  8. 원인 불명(unexplained) : 난관, 난관주위 유착을 동반하지 않는 자궁내막증 포함
- 합 병 증 1. 난소 과자극 증후군(Ovarian hyperstimulation syndrome; OHSS)
- 진 단 1. 기본검사 – 혈액검사, 혈액형검사, 항체검사(VDRL, anti-HIV, HBsAg, anti-HBs 등), 요검사
  2. 호르몬검사
  3. 정액검사
  4. 배란검사
  5. 자궁경부점액검사 및 성교 후 검사
- 치 료 1. 배란유도(Ovulation induction)
  2. 인공수정(artificial insemination ; AI)
  3. 체외수정시술(IVF-ET)
  4. 난관 성형술(tuboplasty)
  5. 유착박리술(adhesiolysis)
  6. 난관절개술(salpingostomy)
  7. 난관채부성형술(fimbrioplasty) 등

## leukorrhea 냉

(KCD code :          )

- 용어 분석 leuko- 백, 흰 -orrhea : flow or discharge, 흐름
- 주 진료과 산부인과
- 개 요 1. 여성의 질 분비물
  2. 냉대하, 대하로 분비물이 하얗게 보임
  3. 여성에게 나타나는 정상적인 생리적 현상
  4. 냉의 양상이 달라지는 이유는 감염, 악성 질환, 호르몬 변화 때문

## vulvitis 외음염

(KCD code :          )

- 용어 분석 vulva (여성의) 음문 -itis 염증
- 주 진료과 산부인과
- 개 요 대음순 등의 외음부 주변에 넓게 일어나는 염증
- 증 상 가려움(pruritic), 통증(pain), 이물감(foreign body), 습진(eczema)
- 원 인 1. 외음부 저항력 약화 – 유아, 노인, 임산부나 산욕기 여성
  2. 임균, 화농균, 폐렴균, 대장균 등의 세균 감염
  3. 무른궤양, 매독균, 결핵균
- 합 병 증 질의 염증

## oophoritis 난소염

(KCD code :          )

- 용어 분석 oophor- 난소 -itis 염증
- 주 진료과 산부인과
- 개 요 난소에 생기는 염증
- 증 상 발열(febrific), 동통(pain, ache), 하복부 중압감 혹은 동통
- 원 인 임균 · 화농균 · 결핵균 등
  내장 질환에 의한 혈행장애
- 합 병 증 나팔관염

## ovarian cyst 난소 낭

(KCD code :            )

- 용어 분석　ovary 난소
- 주 진료과　산부인과
- 개　　요　난소에 발생한 장액 또는 점액성 물질로 된 둥근 낭
- 증　　상　하복부 팽만감(lower abdomen distension)
- 합 병 증　염전 · 유착 · 파열 · 화농 · 출혈 · 악성 변화 등

## ovarian tumor 난소 암

(KCD code :            )

- 용어 분석
- 주 진료과　산부인과
- 개　　요　1. 난소에 생긴 종양
  2. 양성종양(난포낭종, 황체낭), 양성종양과 경계성 종양 세 가지로 나눌 수 있음
- 증　　상　1. 소화불량이나 아랫배의 통증
  2. 자궁출혈(uterine bleeding)
  3. 구토
- 원　　인　1. 흡연, 비만, 고혈압, 고지방식
  2. 유전적인 요인
- 진　　단　1. 초음파, CT, MRI 등
- 치　　료　1. 수술
  2. 항암화학요법
  3. 방사선치료

## cystic teratoma 낭성 기형종

(KCD code :            )

- 용어 분석　cyst 낭, 주머니 terat(o)- 기형　-oma 종양
- 주 진료과　산부인과
- 개　　요　1. 가장 흔한 난소의 영성종양
  2. 피부조직, 머리카락 등이 나타남
- 증　　상　양성의 기형종으로 모발, 골, 치아 및 신경조직 등을 함유하고 있음

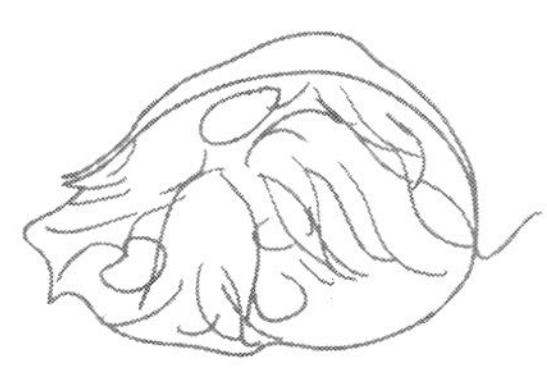

## salpingo-oophoritis 난관난소염

(KCD code :          )

- 용어 분석 salpingo- salpinx 난관, 나팔관 oophor- 난소 -itis 염증
- 주 진료과 산부인과
- 개 요 난관과 난소의 염증
- 동 의 어 자궁관난소염, 난관과 난소의 염증

## hydrosalpinx 수란관

(KCD code :          )

- 용어 분석 hydr(o)- 물 salpingo- salpinx 난관, 나팔관
- 주 진료과 산부인과
- 개 요 막힌 난관에 장액이 고여 있는 것으로 난관농양 후기에 생김
- 증 상 압통 없음
  유착 거의 없음
  발열하지 않음

## pelvic inflammatory diseases (PID) 골반염증

(KCD code :          )

- 용어 분석
- 주 진료과 산부인과
- 개 요 골반 내에 국한된 염증을 총칭
- 증 상 골반통, 발열, 진찰 시 자궁경부나 자궁부속기 통증, 하복통, 질 분비물 증가, 월경량 과다, 열감, 오한, 배뇨 시 불편감
- 원 인 성적 접촉 – 임질균, 대장균, 사슬구균, 포도구균 등의 비임균 화농세균, 클라미디아와 미코플라즈마 등
- 진 단 내진, 혈액검사, 초음파 검사, 복강경
- 치 료 항생제

## endocervicitis 자궁경관내막염

(KCD code :            )

- 용어 분석 endo - 내부, 안 cervic- 목, 경부 -itis 염증
- 주 진료과 산부인과
- 개 요 자궁경관의 상피세포와 선에 염증이 생기는 비정상적인 상태
- 동 의 어 자궁목점막염, 자궁경내막염, 내자궁경부염

## adenomyosis 선근증

(KCD code :            )

- 용어 분석 adeno- 선, gland myo-근육 -osis 상태
- 주 진료과 산부인과
- 개 요 비정상적으로 존재하는 자궁내막인 자궁근층으로 자궁내막 샘조직과 실질조직 조직에 의해서 자궁의 크기가 커지는 증상
- 증 상 1. 빈혈(anemia)
  2. 생리 과다
  3. 생리통(dysmenorrheal)
  4. 골반통
  5. 불임증
- 원 인 1. 자궁내막 조직의 자궁근층 침투
  2. 자궁근층 조직 변화로 자궁내막조직과 유사해짐
- 합 병 증 빈혈(anemia)
  불임(infertility)
- 진 단 골반 내진, 질초음파, 골반 자기공명영상검사(MRI), 조직검사
- 치 료 자궁내막 전기 또는 열 소작법, 전자궁절제술

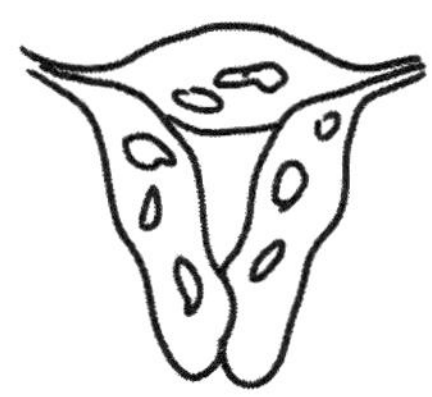

## dysfunctional uterine bleeding (DUB) 기능장애성 자궁 출혈

(KCD code :            )

- 용어 분석 dys- 악화, 곤란 function 기능
- 주 진료과 산부인과
- 개 요 비정상적인 자궁출혈로 앓고 있는 자궁이나 골반 내 질환이 없는 상태임
- 증 상 무통증의 비규칙적 출혈
- 원 인 배란 장애와 관련된 호르몬 불균형
- 합 병 증 빈혈
- 진 단 1. 골반 초음파
  2. 자궁경부세포진 검사(PAP smear)
  3. 자궁내막 조직검사
- 치 료 1. 소염진통제(NSAIDs)
  2. 비수술적 치료 - 호르몬 치료
  3. 자궁내막 소파술
  4. 자궁내막 절제(resection)
  5. 자궁내막 근종 제거술
  6. 자궁동맥 색전술(embolization of uterine)
  7. 자궁적출술(hysterectomy]

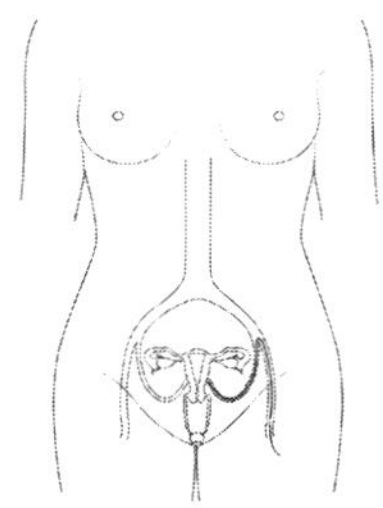

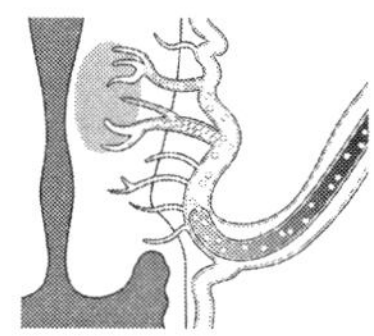

## parametritis 자궁주위조직염

(KCD code :            )

- 용어 분석 para- 주변, 근처 metro- uterus(자궁) -itis 염증
- 주 진료과 산부인과
- 개 요 자궁주위 결합조직의 세균감염으로 인한 염증
- 증 상 발열, 오한
- 원 인 1. 대장균 등 화농균(suppurative[pyrogenic] microorganism)
  2. 임균(gonococcus)
- 동 의 어 자궁주위염, 골반결합조직염

## leiomyoma 평활근종

(KCD code :                    )

- 용어 분석 leio- smooth  myo- muscle  -oma tumor
- 주 진료과 산부인과
- 개　　요 평활근(smooth muscle)에 발생한 양성 종양으로 자궁근종은 호르몬의 영향으로 폐경이 되면 크기가 줄어드는 경향이 있음
- 증　　상 빈뇨, 야간뇨, 질 출혈, 월경과다, 골반 통증, 월경통, 성교 시 통증, 골반 압박감
- 진　　단 내진, 초음파검사
- 치　　료 호르몬 주사
  자궁절제술

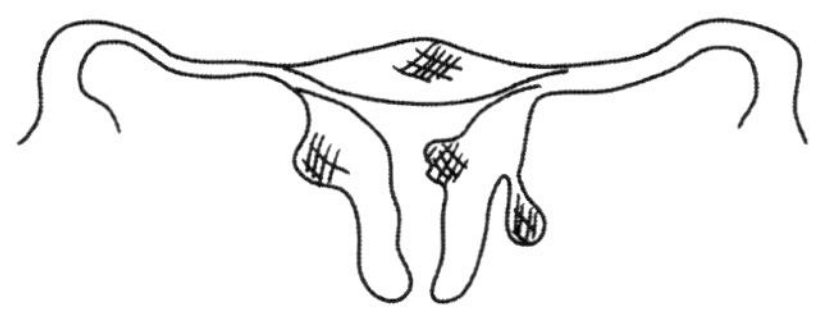

## uterine myoma 자궁근종

(KCD code :                    )

- 용어 분석 myo- 근육  -oma 종양
- 주 진료과 산부인과
- 개　　요 자궁 근층에 발생하는 양성 종양으로 폐경 이후에는 크기가 작아짐
- 증　　상 1. 월경(menorrhea)
  2. 부정출혈(metrorrhagia)
  3. 요통(lumbago)
  4. 빈혈(anemia)
- 원　　인 1. 원인 - 불명
  2. 에스트로겐이 관여

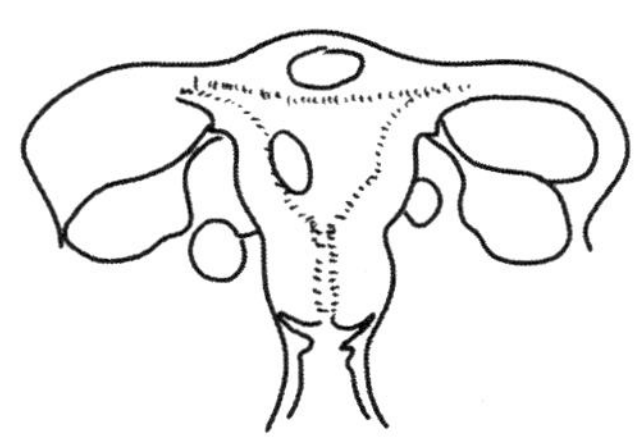

## cervical cancer 자궁경부암

(KCD code :                    )

- 용어 분석 cervix 경, 목
- 주 진료과 산부인과
- 개　　요 자궁경부암 전단계인 자궁경부이형증에서 자궁경부상피내암으로 진행되고 상피내암에서 미세침윤성암으로 진행되는 예방 가능 암

• 증　　상　1. 성교 후 질출혈
2. 악취를 동반한 질분비물
3. 폐경 이후의 출혈
4. 배뇨곤란, 혈뇨, 직장출혈, 변비

• 원　　인　1. 성접촉성 감염질환
2. 일찍 시작된 성관계
3. 다수의 성교 상대자
4. 남성 요인
5. 인유두종바이러스(HPV)감염
6. 인간면역결핍바이러스(HIV)감염

• 합 병 증　출혈 · 요관질누공 · 방광질누공 · 폐색전증 · 소장폐쇄 · 발열성이환증

• 진　　단　파파니콜로 검사(Papanicolaou smear(test))

• 치　　료　1. 근치적 자궁절제술(Radical hysterectomy, RAH)
2. 골반 림프절 절제술(pelvis LN dessection)
3. 방사선 치료
4. 화학요법

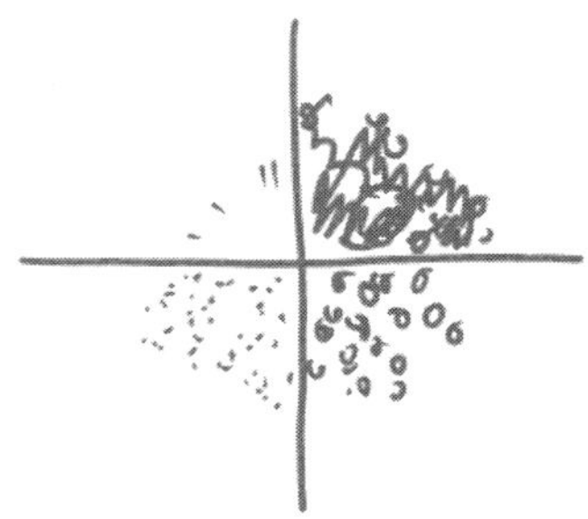

• 동 의 어　자궁목암

## trichomonas vaginitis 편모충성 질염

(KCD code :　　　　)

• 용어 분석　tri- 셋,　vagino- 질, -itis 염증

• 주 진료과　산부인과

• 개　　요　트리모코나스(Trichomonas vaginalis)라는 원충이 성접촉에 의해 전파(STD)되는 질 내 감염증

• 증　　상　1. 심한 악취가 나는 고름 모양의 질 분비물
2. 외음부 가려움증

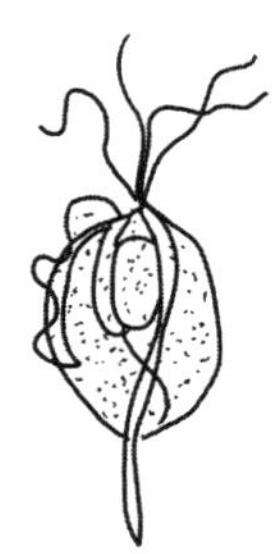

• 원　　인　기생충인 트리코모나스 원충에 의한 질 내 감염

• 진　　단　현미경

• 치　　료　항생제

## rectovaginal fistula 직장질 누공

(KCD code :            )

- 용어 분석　rect/o rectum 직장 vagin/o 질
- 주 진료과　산부인과
- 개　　요　질과 직장 사이에 생기는 샛길

## vesicovaginal fistula 방광질 누공

(KCD code :            )

- 용어 분석　vesic/o 방광　vagin/o 질　fistula 루, 새다
- 주 진료과　산부인과
- 개　　요　방광과 질 사이에 누공이 형성된 상태
  방광에서 질로 통하는 비정상적인 연결통로, 방광안의 소변이 누공을 통해 질강으로 항상 유출되는 상태, 방광의 아래 벽은 질벽과 인접해 있으므로 자궁적출시에 방광벽을 손상시켜 누공이 생기는 경우가 많음
- 증　　상　질에서 요가 새어 나오는 것
- 원　　인　방광외상, 방광수술 후
- 합 병 증　1. 방광경검사(cystoscope)
  2. 방광조영검사(cystourethrography)
- 진　　단　1. 누공절제술(fistulotomy)
  2. 질 폐쇄술(colpocleisis)
- 치　　료　방광질샛길

## vesicorectal fistula 방광직장루

(KCD code :            )

- 용어 분석　vesic/o 방광　rect/o 직장　fistula 루, 새다
- 주 진료과　비뇨의학과
- 개　　요　방광과 직장의 누공에 의해 연결되어 있는 상태
- 증　　상　소변 중에 대변의 실금
- 원　　인　방광외상, 방광종양, 방광수술 후, 직장 수술 후

• 진　　단 1. 방광직장조영
2. 요역동학 검사기
3. 방광경검사(cystoscope)
4. 초음파

• 치　　료 1. 누공절제술(fistulotomy)
2. 요로변경술
3. 인공항문설치술
4. 골반 재건술
5. 요실금 수술(TVT 또는 TOT)

• 동 의 어 방광곧창자샛길

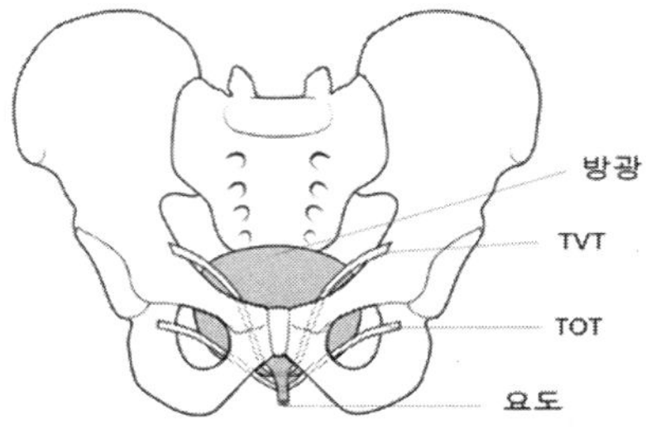

〈TVT와 TOT 후 테이프 위치〉

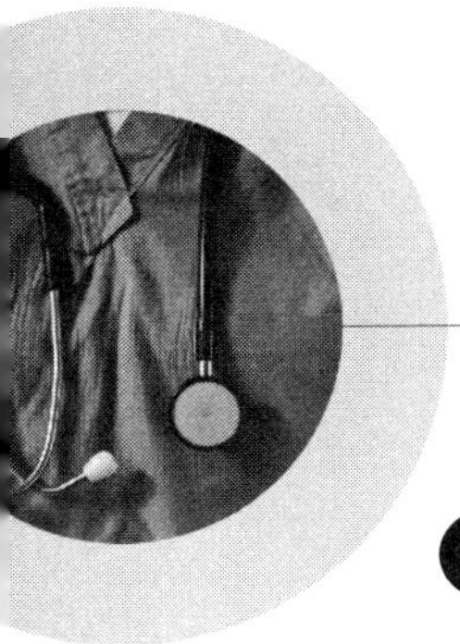

# 제 6 장

# 임신 · 출산 및 신생아

## Obstetrics System & New Born

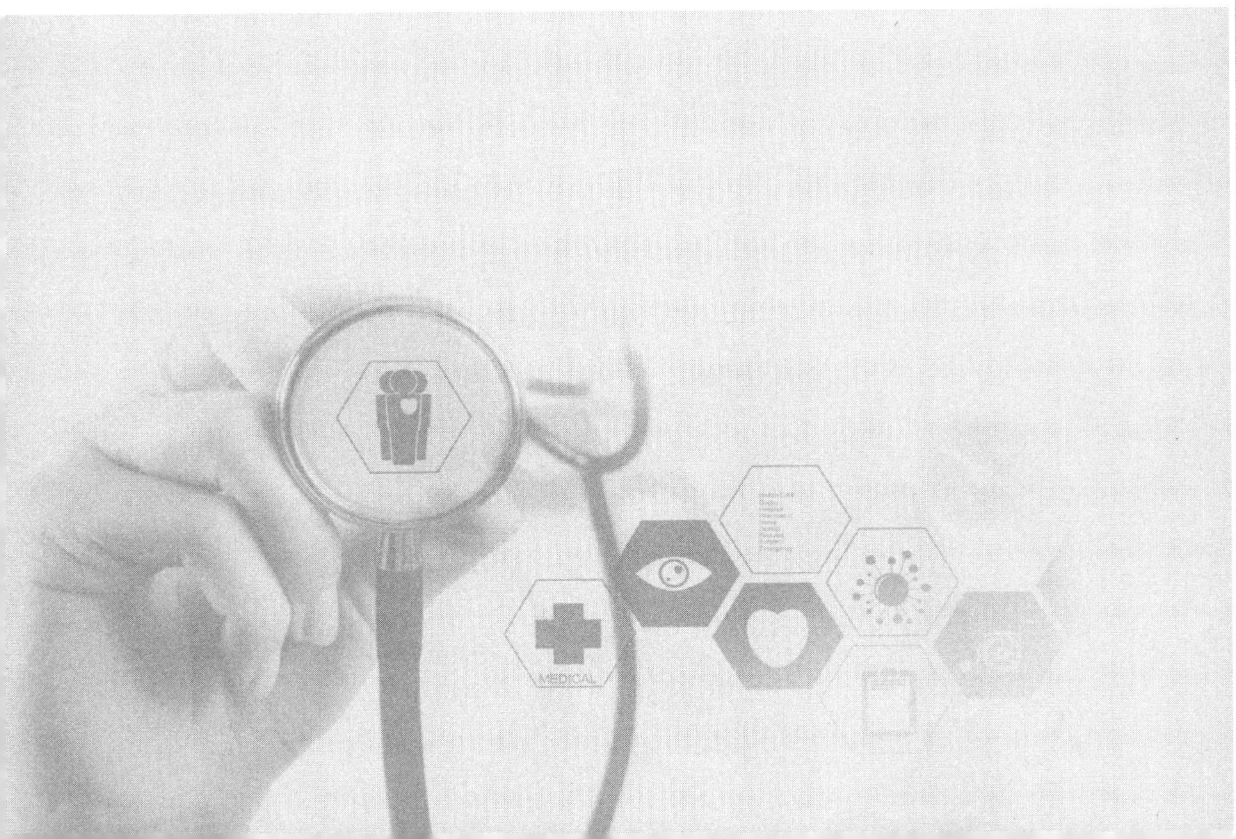

# 제6장 임신 · 출산 및 신생아

## Obstetrics System & New Born

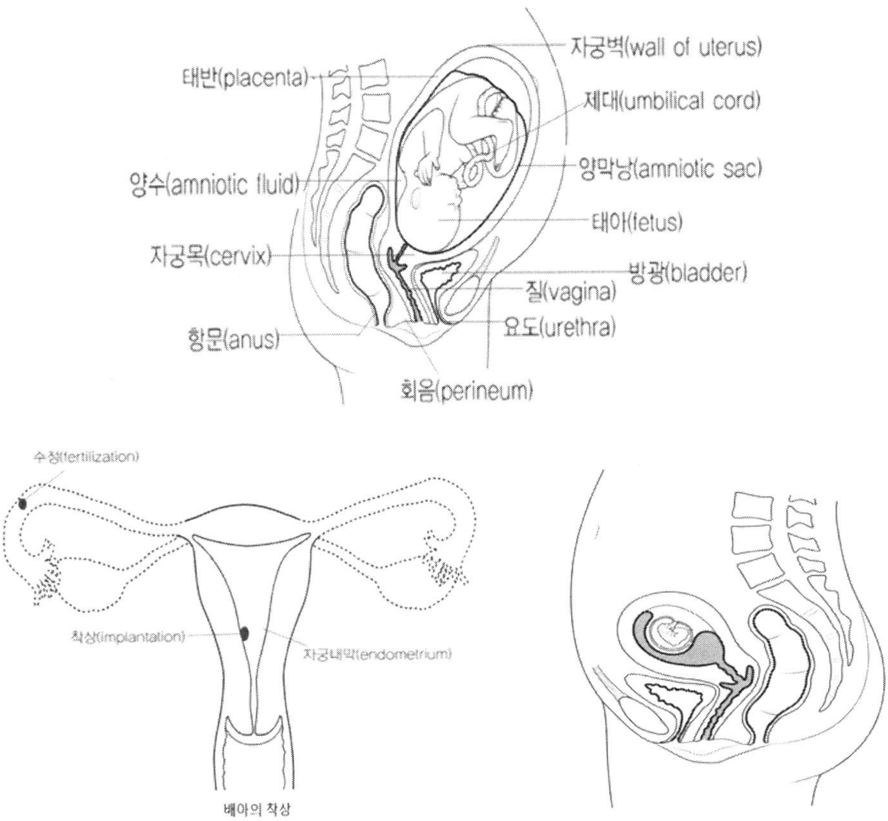


〈임신한 자궁〉

## 1. 임신과 출산(Pregnancy and Childbirth)

수정은 난자와 정자의 결합을 말하며, 이것이 발달하여 배아로 성장함. 배아가 발달하여 8주 이상이 되면 태아라고 함. 난자의 수정은 자궁관에서 이루어지고, 수정란의 착상은 주로 자궁내막에서 이루어짐. 배아는 양막과 융모막이 배아를 둘러싸고 있으며, 융모막의 일부는 태반이 되고, 임신기간 동안 두 개의 막 속에서 태아가 성장

### hyperemesis gravidarum 임신과다구토

(KCD code :            )

- 용어 분석 hyper- 정상이상, 초과  gravida 임신  -emesis 구토
- 주 진료과 산부인과
- 개　　요 임신 중의 오심과 구토는 임신의 60~70%에서 발생, 그 중 1%가 극심한 상태로 나타나며 결국 심한 탈수와 체중감소를 동반. 초임이나 다태임신, 포상기태(hydatid mole)일 경우 다발
- 증　　상 극심한 오심 및 구토, 위(stomach)의 불쾌감 및 식욕부진
- 원　　인 임신 1기에 쓴맛을 내는 타액(saliva) 분비의 증가가 산모의 수면 중에 증가하여 아침에 구토 유발, 에스트로겐 호르몬의 순환 수위 증가
  - 내분비계 및 비뇨기계 등의 병리현상
    시상하부의 부신선, 갑상선 및 난소의 황체, 태반의 면역학적, 헬리코박터(Helicobacter pylori)감염, 해부학적, 신경학적 등의 상호작용
- 합 병 증 체중감소, 체액 및 전해질 균형 이상 등 탈수, 영양장애
- 동 의 어 오조, 입덧
- 치　　료 1. 음료 섭취 : 30~35㎖/kg(하루 약 2ℓ)
  2. 식이요법 및 생활습관
  3. 약물요법(항구토제) : Plidoxine, Doxylamine, Diphenhydramine과 같은 항히스타민제, Phenothiazine 등

### ectopic pregnancy 자궁외 임신

(KCD code :            )

- 용어 분석 ect/o 바깥쪽  ectopic 딴 곳의  pregnancy 임신
- 주 진료과 산부인과
- 개　　요 정상적인 임신 장소인 자궁 이외의 다른 부분에 수정란이 착상하여 발육하는 비정상적인 임신, 난관, 난소, 복막, 자궁 경부 등에서 발생, 자궁외 임신의 90%가 난관 임신(tubal pregnancy)

• 증　　상 12주 이내 복강 내 출혈, 암갈색 질출혈, 저혈압(hypotension), 빈맥(tachy-cardia), 골반의 팽만감, 통증, 오심(nausea), 구토, 견갑통(혈액이 횡격막 자극하여 미주신경 압박)
1. 급성 : 칼로 찌르는 듯한 급격한 편측성 복부통증
2. 만성 : Cullen's sign(혈액이 고여 배꼽 주변이 푸르스름하게 변색)
• 원　　인 난관협착 또는 폐쇄, 골반염증성 질환, 난관의 선천성 이상, 난관유착, 산욕감염, 자궁내막증(endometriosis), 인공유산의 과거력, 자궁내 장치(intrauterine device, IUD)
• 합 병 증 일시적인 과다 출혈에 의한 혈역학적 쇼크 상태
• 진　　단 1. 혈액검사
　- HCG 저하, Hb · Hct · 혈소판 저하, 백혈구증가
2. 초음파 검사
3. 골반검사
4. 복강경검사(laparoscopy)
• 치　　료 1. 복강경을 이용하여 난관 내 약물투여
2. 난관절제술(oophorectomy) 및 절개술
3. 자궁적출술(hysterectomy)
4. 수혈(transfusion)

## hydatid mole (H mole) 포상기태

(KCD code :　　　　)

• 용어 분석
• 주 진료과 산부인과
• 개　　요 융모막융모의 낭성 퇴화로 인한 다낭성 덩어리, 임신성 융모상피질환. 태반 형성시 비정상적인 융모의 과다증식에 의해 수포성 변성을 일으켜 작은 낭포를 형성하는 일종의 자궁 종양. 대부분 치료가 가능하나 치료를 안 할 경우 악성종양(융모막암종, choriocarcinoma)의 형태로 전환되기도 하므로 조기에 진단 및 치료가 중요
※ 포상기태의 태아는 기형상태이며, 수정란 발육도중에 사망하여 소멸
• 증　　상 임신 중 과도한 입덧 증상, 골반통증이나 복강 내 출혈에 의한 심한 복통, 자궁크기의 급성장, 임신 3~4개월경에 유산
• 원　　인 1. 정확한 원인은 미상

2. 난자를 둘러싼 외난막의 표면에 있는 융모가 많은 낭포로 변해서 생성, 임신 초기 정상적인 양막에 기능 이상이 와서 혈관이 소실되고 융모에 부종 유발, 비타민 A의 섭취 부족, 산모의 연령 증가, 경구용 피임약 복용 등이 원인일 것이라고 추측함

※ 고위험군은 20세 이하의 임신과 40세 이상의 임신, 단백질, 엽산, 카로틴 섭취의 부족 같은 영양부족 산모

• 합 병 증 질 출혈, 임신 주수보다 큰 자궁, 임신중독증, 임신 과다구토, 갑상선 기능항진증(hyperthyroidism), 호흡곤란증후군, 난포막황체낭, 포상기태 조직의 전이 등

• 진 단 1. 초음파 검사

2. 융모성 성선자극 호르몬검사

3. 조직검사

• 치 료 ※ 1차 치료로 유산을 시킨 후 상태가 심해지면 2차로 자궁절제술 시행

1. 자궁내막의 흡입(소파술, 내막검사)을 통해 종양성 조직 제거

2. 항암요법

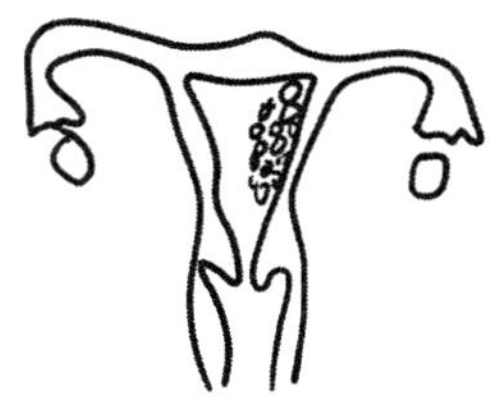

## abortion 유산

(KCD code : )

• 용어 분석

• 주 진료과 산부인과

• 개 요 임신 28주 이전에 태아가 죽어서 나오는 현상, 자연분만기 전에 자궁에서 발육 중인 태아를 인공적으로 제거하는 일

※ 29~30주 사이에 태아가 나오는 경우는 조산이라고 함

| 분 류 | |
|---|---|
| 자연유산 (spontaneous abortion) | 다른 질환이나 외부요인 없이 자연적으로 발생한 유산 |
| 유도된 유산 (induced abortion) | 의도적으로 일으킨 유산, 인공임신중절 |
| 치료적 유산 (therapeutic abortion) | 임신을 지속시킬 경우 산모의 생명 또는 건강을 위해 불가피하게 실시하는 유산 |
| 습관성 유산 (habitual abortion) | 3회 이상의 연속적인 자연유산 |

| | |
|---|---|
| 계류유산<br>(missed abortion) | 태아가 죽은 채로 자궁내에 머물러 있는(계류) 상태 |
| 절박유산<br>(threatened abortion) | 임신 20주 내에 혈성 질분비물이나 질출혈이 나타나는 현상. 자궁경부확장은 없으나 자연유산으로 진행될 확률이 높으며 전체 임신의 20~25%에서 경험 |
| 불가피유산<br>(inevitable abortion) | 자궁경부가 열린 상태에서 양막이 파열되는 현상 |

| 태반 부속기물의 잔존여부에 따른 분류 | |
|---|---|
| 완전유산<br>(complete abortion) | 태아와 태반 모두가 자궁에서 배출되었다고 확인된 유산 |
| 불완전유산<br>(incomplete abortion) | 유산 후 계속해서 태아 또는 태반의 일부분이 자궁 속에 남아 있는 것 |

- **증　　상** 점성 출혈 및 지속적 출혈, 복통(abdominal pain), 요통 골반 및 압박감
- **원　　인** 자연유산의 80% 이상은 임신 12주 이내에 발생, 약 50%가 염색체 이상
  1. 내분비 이상 : 황체호르몬 결핍, 갑상선 기능 이상, 당뇨병
  2. 면역학적 이상 : 자가면역요인, 동종면역요인
  3. 감염, 선천성 자궁기형, 자궁근종(myoma of uterus), 자궁내막유착증(Asherman's syndrome), 자궁경부무력증(incompetent internal os of cervix, IIOC)
- **합 병 증** 계류유산(missed abortion), 태아 사망
- **진　　단**
  1. 초음파 검사
  2. HCG 측정 : 임신진단검사
     – 사람 융모성 성선자극호르몬(human chorionic gonadotropin)
  3. 임신낭(아기집, 태낭, gestational sac) 및 태아 이상 확인
- **치　　료**
  1. 기대 요법 : 자연적으로 배출 기대
  2. 자궁내막소파술(endometrial curettage)
  3. 자궁소파술(dilatation & curettage, D&C)
     – 인공유산(artificial abortion)을 시키기 위한 시술로 자궁경부를 벌려서 자궁 속의 태아를 긁어냄
- **동 의 어** 낙태

## choriocarcinoma 융모막암종

(KCD code :  )

- 용어 분석 chori/o 융모막 carcin/o 암 –oma 종양
- 주 진료과 산부인과
- 개 요 임신한 자궁의 악성종양, 태반의 대부분을 형성하고 있는 융모세포가 암으로 변화되어 증식하면서 주변 조직을 파괴시키며, 골반 조직이나 장기를 포함하여 폐, 간, 뇌 등에 전이가 잘 일어나는 악성 종양. 자궁에 발생하는 종양 중 가장 악성으로 예후가 나쁨
  ※ 융모막(chorion)
  – 태아를 싸고 있는 가장 바깥쪽 막으로 태아에게 영양공급을 하며 나중에는 태반으로 됨
- 증 상 자궁출혈, 요중에 융모상피에서 분비되는 HCG가 다량 배설
  1. 폐(lung)전이 : 혈담 · 객혈 · 흉통
  2. 뇌(brain)전이 : 두통 · 구토 · 마비
  3. 신장(kidney)전이 : 혈뇨
  ※ HCG : 사람 융모성 성선자극호르몬(human chorionic gonadotropin)
- 원 인 임신 또는 유산 후에 발생, 포상기태(hydatidiform mole)의 2~5%가 융모암을 발생시킴
- 합 병 증 폐(lung) · 뇌(brain) · 신장(kidney)등 전이
- 진 단 1. 초음파검사
  2. 융모성성선자극호르몬(β–HCG, human chorionic gonadotrophin)
  3. 혈액검사, 혈소판 검사, 신장 및 간기능 검사, 혈액형 및 항체검사
  – 폐 등 전이가 발생할 수 있으므로 검사시행
  4. 흉부 X선 촬영
  5. 뇌 및 복부 CT
  6. MRI
- 치 료 1. 화학요법 : Methorexatic, Actinomycin D
  2. 방사선 치료
  3. 수술요법 : 자궁적출술(hysterectomy), 전이된 병소 절제 수술

## placenta previa 전치태반

(KCD code :            )

- 용어 분석　placenta 태반　prevo 전　ia 증세
- 주 진료과　산부인과
- 개　　요　– 태반이 자궁 출구의 전부 또는 일부분을 막아 태아가 나오지 못하게 되는 태반의 위치 이상
  - – 태반이 정상보다 아래에 위치하고 있기 때문에 자궁출구를 막고 있어 분만 시 태반이 먼저 떨어져 나오게 됨
  - – 태아가 위험하게 됨
  - – 분류
    1. 완전전치태반 : 태반이 내자궁구를 완전히 덮음
    2. 부분전치태반 : 내자궁구를 부분적으로 덮음
    3. 변연전치태반 : 내자궁구를 덮지는 않았으나 하부에 유착
- 증　　상　무통성 질 출혈
- 원　　인　과거 자궁 내막의 손상
  - – 제왕절개 과거력, 소파술(curettage), 유산, 전치태반 과거력, 다산부, 다태임신, 고령임신, 임신중독증(pre–eclampsia), 자궁근종(myoma of uterus)
- 합 병 증　1. 조산(preterm birth)
  2. 유착태반(placenta accreta)
     - – 분만시에도 태반이 자궁벽에 붙어서 떨어지지 않는 것
- 진　　단　초음파를 통한 태반의 위치 확인
- 치　　료　1. 유도분만 : 부분 전치태반으로 출혈이 적을 때
  2. 제왕절개(cesarean section, C/S) : 완전 전치태반으로 출혈이 심할 경우
  3. 수혈 또는 자궁적출술 : 출혈이 심할 경우

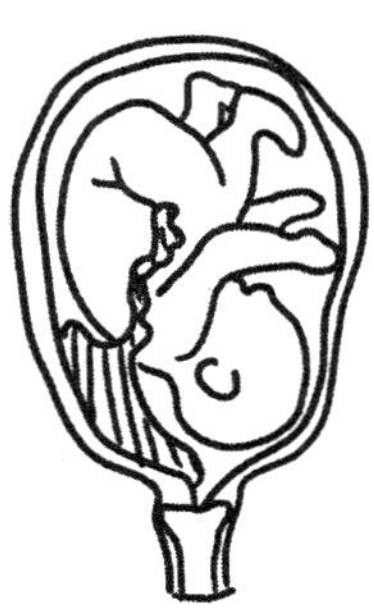

부분전치태반

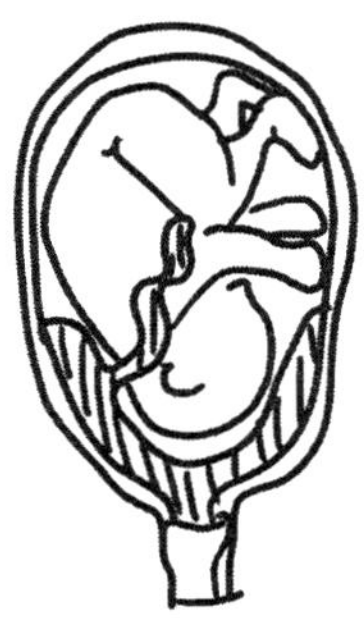

완전전치태반

## abruptio placentae 태반조기박리

(KCD code :                )

- 용어 분석 abruptio 떨어져 나옴
- 주 진료과 산부인과
- 개　　요 – 태아만출 전에 태반이 먼저 떨어져 나오는 것
  - 박리정도에 따라 Grade 0~3까지 분류
  1. 외출혈 : 태반 가장자리부터 박리시 출혈이 난막 뒤로 나와 배출
  2. 은닉출혈 : 태반 중앙부터 박리시 출혈이 자궁벽에 고여 있다 배출
- 증　　상 임신 후반기 출혈, 자궁 강직
  1. 저혈량 쇼크 증상
     - 소변량 감소, 무뇨, 혈소판감소, 혈색소 감소, 혈액응고장애, 혈압하강 등
  2. 태아 사망
- 원　　인 고혈압, 임신고혈압(gestational hypertension), 당뇨, 양수과다(hydramnion), 쌍태아(multifetal gestation), 짧은 제대, 태아의 외회전시 탯줄이 당겨서 발생, 신체적 외상, 정신적 충격 등
- 합 병 증 태아가사(fetal distress), 신부전증(renal failure), 쇼크(shock)
  혈액응고장애(disseminated intravascular coagulation)

  ※ 태아가사(fetal distress)
  - 뱃속의 태아가 호흡은 못하지만 심장박동은 있는 상태
- 진　　단 1. 병력과 신체검진
  2. 초음파검사
- 치　　료 1. 질분만 : 태아생존, 출혈이 심하지 않을 경우
  2. 제왕절개 : 태아곤란증, 심한 출혈, 응고장애일 경우
  3. 수혈(transfusion) 및 수액공급
  4. 헤파린요법(heparin therapy)

  ※ 헤파린(heparin)
  - 혈액응고방지 · 혈전방지에 사용
- 동 의 어 태반의 조기분리

## pre-eclampsia 전자간증

(KCD code :            )

- 용어 분석 pre 앞 eclampsia 자간증
- 주 진료과 산부인과
- 개 요 임산부에서 나타나는 혈관과잉반응성으로 인한 증상. 단백뇨, 부종, 고혈압 증상이 있는 초산부에게 호발
  1. 전자간증(pre-eclampsia) : 임신후기의 중독증
  2. 자간증(eclampsia)
     - 임신기간 또는 분만 전후에 전신의 경련발작과 의식불명 발생, 임신중독증 중 가장 중증 형태로 사망률이 높음
- 증 상 두통, 오심 및 구토, 간질 발작(epilepsy)

  ※ 3대 주 증상 : 고혈압, 단백뇨, 전신 부종(generalized edema)
- 원 인 산모의 비만, 당뇨 등 유전적 요인
- 합 병 증 자간증(eclampsia), 폐부종(pulmonary edema), 실명(blindness), 조기태반분리(placentae abruptio), 조산(prematurity delivery), 헬프증후군

  ※ 헬프증후군(HELLP syndrome)
     - 용혈, 혈소판감소증, 간효소 수치상승
- 진 단 산모 및 태아의 산전 검사
  1. 산모
     - 혈압측정 : 매 4시간 마다
     - 24시간 소변검사
     - 혈액검사 : 빈혈 및 혈소판 수치, 신장 및 간 기능 검사
  2. 태아
     - 초음파검사 : 태아 체중, 태아의 상태 및 양수 양 확인
     - 태아 심음모니터(비수축검사)
- 치 료
  1. 약물요법
  2. 분만(parturition)
- 동 의 어 중독증(독혈증, toxemia)

## parturition 분만

(KCD code :          )

- 용어 분석 parturient- 출산 -tion 행위, 상태, 결과
- 주 진료과 산부인과
- 개 요 자궁 내 태아와 태반 및 그 부속물이 산도를 통과하여 모체 밖으로 배출되는 현상

| 분만과정의 4단계 | |
|---|---|
| 1단계 | 분만진통이 시작되어 자궁경부가 완전히 확장되는 시기.<br>출산이 일어나기 직전 과정 |
| 2단계 | 열려진 자궁경부를 통해 아기가 출산되는 순간까지의 시기 |
| 3단계 | 아기가 나온 후 태반이 따라 나올 때까지의 시기 |
| 4단계 | 태반만출 후 약 1시간까지, 출산 후 출혈이 잘 발생 |

| 임신주기에 따른 분류 | |
|---|---|
| 만삭분만 | 임신 37주 이후 분만 |
| 조기분만 | 임신 24~36주 사이에 분만 |
| 과숙분만 | 임신 42주 이후 분만 |

| 분만 형태에 따른 분류 | |
|---|---|
| 자연 분만 | 수술하지 않고 질을 통해 태아 만출, 질식 분만 |
| 인공 분만 | 흡입 분만, 집게 분만, 제왕절개분만 |

- 증 상 태아하강, 자궁저부 하강, 가진통(false labor), 이슬(show), 양막파열, 빈뇨, 압박뇨 등
- 합 병 증

| | |
|---|---|
| 질식 분만 후 | 자궁 무력증, 발열(자궁내 감염, pelvic inflammatory disease, PID), 색전증(embolism), 회음절개부위의 혈종 또는 파열 및 감염, 유방염(mastitis), 방광기능이상(배뇨장애, 요실금), 심부정맥색전증(deep vein thrombosis) |
| 제왕절개 수술 후 | 수술 후 자궁 감염, 자궁 출혈(자궁 무력증), 장 마비 또는 유착, 신장 및 요로계 등 주변 장기 손상, 색전증, 상처 부위 파열, 감염 등 |

- 진 단 자궁경부가 3~4cm 정도 열린 후 평균 9시간(초산모)

※ 태위의 종류

| | |
|---|---|
| 두위<br>(cephalic presentation) | 분만 중 태아의 머리가 나오도록 위치 |
| 둔부태위<br>(breech or pelvic presentation) | 분만 중 태아의 엉덩이나 하지의 일부가 먼저 나오도록 위치 |
| 횡태위, 사위<br>(transverse lie or shoulder presentation) | 임부의 배를 가로질러 누워 있는 형태 |

• 치　　료　영양소의 균형 잡힌 식사
• 동 의 어　분만(delivery)

## intrauterine fetal death (IUFD) 자궁내 태아사망

(KCD code :　　　　)

• 용어 분석　intra- 안의　uter/o 자궁
• 주 진료과　산부인과
• 개　　요　출산 때 태아가 사망해 있는 분만, 임신 4개월 이후의 유산
1. 자연사산 : 자연분만에서 태아가 사망한 상태
2. 인공사산 : 인공적으로 분만시켰을 때 태아가 사망한 상태
• 증　　상　태아의 움직임이 감소 또는 무증상, 질 출혈
• 원　　인　태아의 질병, 태반이나 탯줄의 이상, 다태아, 난산(dystocia), 임신중독증(pre-eclampsia), 신체적 외상
• 진　　단　1. 산모의 정기적인 검진
2. 태동 확인
• 치　　료　유도분만 : 자궁수축호르몬(oxytocin) 이용
• 동 의 어　stillbirth(사산)

## dystocia 난산

(KCD code :            )

• 용어 분석 dys- 어려운, 고통스러운, 잘못된 -tocia 진통, 출산
• 주 진료과 산부인과
• 개 요 분만 과정의 이상으로 분만 시간이 길어 모체나 태아에 여러 가지 장애가 발생
• 원 인 1. 산모의 이상
  - 만출력(expulsive force)의 이상 : 진통미약 · 과강진통(hypertonic uterine contraction) · 경련진통), 산도(birth canal)의 이상, 태반의 위치 및 골반의 형태
  2. 태아의 이상
  - 태아의 자세 및 위치 이상 : 골반위 · 횡위 · 사위(oblique presentation), 거대아 · 기형아 · 다태임신, 탯줄 · 태반 · 양수 등 태아 부속물의 이상
• 합 병 증 산도의 파열 및 손상, 태아의 질식 및 가사, 출혈(hemorrhage), 감염
  ※ 태아가사(fetal distress)
  - 뱃속의 태아가 호흡은 못하지만 심장박동은 있는 상태
• 치 료 1. 흡인분만(vacuum extraction)
  2. 집게분만(forceps delivery)
  3. 제왕절개술(cesarean section)
• 동 의 어 이상 분만, obstructed labour

## premature delivery 조기분만

(KCD code :            )

• 용어 분석 pre- 앞, 전(前) premature 너무 이른, 조숙한
• 주 진료과 산부인과
• 개 요 재태 기간 37주 미만 또는 최종 월경일로부터 37주 미만에 분만
  1. 저체중 출생아(low birth weight, LBW)
  - 재태 기간과 상관없이 출생 당시의 체중이 2,500g 미만
  2. 극소 저체중 출생아(very low birth weight, VLBW)
  - 체중 1500g 미만인 신생아
  3. 초극소 저체중 출생아(extremely low birth weight, ELBW)
  - 체중 1000g 미만인 신생아
• 증 상 배가 주기적으로 긴장이 되는 느낌, 한 시간에 4번 이상의 규칙적인 자궁수축, 갑작스런 질 출혈, 조기 진통 또는 양수의 파수
• 원 인 전치태반 또는 태반조기박리, 양수감염, 면역학적 요인, 자궁경부부전, 자궁기형 및 자궁근종, 임신중독증(pre-eclampsia) 및 약물중독, 수술 또는 부상, 태아기형

• 합 병 증　호흡곤란증후군(repiratory distress syndrome, RDS),
동맥관개존증(patent ductus arteriosus, PDA),
미숙아망막증(retinopathy of prematurity, ROP),
미숙아 뇌출혈, 괴사성 장염(necrotizing enterocolitis)

• 치　　료　인큐베이터(incubator)치료
– 심박수, 산소포화도, 호흡수 등을 24시간 모니터하는 신생아 집중 치료

## forceps delivery 집게분만

(KCD code :　　　　)

• 용어 분석

• 주 진료과　산부인과

• 개　　요　질식분만 과정 중 정상적인 분만의 진행이 불가능할 때 모체에 손상을 주지 않고 산도를 통과하는 태아의 머리를 집게로 잡아 당겨서 태아를 꺼내는 방법. 태아 머리가 중골반을 완전히 통과하고 하골반 통과를 빠르게 하기 위한 방법으로 이용

• 원　　인　태반조기박리(placental abruption), 전치태반(placenta previa) 등으로 인한 출혈, 자간증(eclampsia) · 전자간증(pre-eclampsia) 등 임신중독증, 태아의 절박가사, 태아의 위치 또는 분만진행의 정지

• 합 병 증　태아 머리 또는 얼굴의 손상 및 상처, 안면 신경 손상

• 동 의 어　겸자분만

## pseudocyesis 거짓임신

(KCD code :　　　　)

• 용어 분석　pseud/o 가짜　-cyesis 임신

• 주 진료과　산부인과

• 개　　요　실제로 임신하지 않았음에도 임신했을 때와 같은 증상 즉, 월경이 정지하고 기타의 임신증후가 나타나는 상태. 히포크라테스가 기원전 300년경 상상 임신 증상을 보이는 12명의 여자 환자에 대한 기록이 존재

• 증　　상　무월경(amenorrhea), 구토, 유방 크기의 변화, 유두 주변의 색소 침착, 복부의 팽만, 진통 등 임신시의 증상

• 원　　인　심리적 상태, 종양, 내분비계 이상

• 합 병 증　우울증(depressive disorder)

• 치　　료　심리치료

• 동 의 어　상상임신

## hydramnios 양수과다증

(KCD code :            )

- 용어 분석  hydr/o 물  amni/o 양막
- 주 진료과  산부인과
- 개  요  임신 말기에 양수가 비정상적으로 늘어나 2,000cc 이상이 되는 상태(정상적인 양수의 양 : 1,500cc 가량). 양수 지수가 24cm 보다 클 때의 상태
- 증  상  소화불량(dyspepsia) 및 복부불편감, 호흡곤란, 진통(labor), 조기양막파열(premature rupture of membranes, PROM), 출혈(uterine bleeding), 조산(preterm birth)
- 원  인  1. 태아의 이상
  - 태아의 중추신경계, 위장관 기형, 태아의 무뇌증, 척추갈림증(노출된 신경조직으로부터 삼출액의 유출), 태아의 심한 빈혈, 태아의 종양, 염색체 이상, 심장부정맥, 태아수종, 자궁 내 태아 감염, 다태 임신의 경우 쌍태아간 수혈증후군

  2. 산모 이상
  - 임신성 당뇨, Rh 음성 임신부에서 태아적혈모구증(erythroblastosis)

  3. 태반 이상
  - 태반의 융모막 맥관종, 성곽태반증후군
- 진  단  1. 정밀초음파검사
  2. 임신부의 항체검사
  3. 당뇨선별검사
  4. 매독(syphilis)혈청검사
  5. 태아 맥박 전자 감시 장치
  6. TORCH 혈청검사
  (toxoplasmosis, other viruses, rubella, cytomegalovirus, herpes)
- 치  료  1. 양수천자술(amniocentesis)
  2. 약물요법 : 태아 빈맥 조절
  3. 유도분만(labor induction)

## oligohydramnios 양수과소증

(KCD code :            )

- 용어 분석  olig/o 적은  hydr/o 물  amni/o 양막
- 주 진료과  산부인과
- 개  요  임신 말기에 양수가 300cc 이하 상태

• 증　　상　태동이 불충분하여 양막이 태아에게 유착, 산통이 심하며, 조기박리로 인한 심한 출혈, 분만지연

• 원　　인　양막이 터져 양수가 밖으로 나올 때, 유산 또는 태아 사망, 비뇨기계 기형, 태아의 비뇨기계 기형

• 합 병 증　태아 성장의 장애, 태아의 폐 성숙 부전증

• 진　　단　1. 태아맥박감시(tocomonitor)
2. 초음파 검사 : 양수량 검사

• 치　　료　1. 양수(생리식염수) 주입
2. 유도분만(labor induction)
3. 제왕절개술(cesarean section)

## cephalopelvic disproportion 아두골반불균형

(KCD code :　　　　)

• 용어 분석　cephal/o- 머리　dis- 반대 peivic 골반의　proportion 비율

• 주 진료과　산부인과

• 개　　요　태아의 머리가 산모 골반의 출구보다 큰 상태. 분만 과정에서 아두(태아의 머리)가 산모의 골반에 진입되어 아두의 양두정골면(biparietal plane)이 골반입구를 통과할 때 아두와 골반의 크기의 불균형

• 증　　상　1. 산모
　– 분만 전 빈맥, 얕고 빠른 과다 호흡, 요통 또는 복부의 심한 통증, 비정상적으로 강도가 높은 자궁의 수축, 자궁경부의 개대 및 분만진행의 정지(2~3cm 미만에서 수 시간 진통 지속)
2. 태아
　– 태아의 심박동수 감소, 태동의 감소, NST 검사상의 그래프 이상, 도플러초음파(doplar ultrasound) 이상 소견
※ NST검사 : 비부하 검사, non-stress test(fetal monitoring)

• 원　　인　골반협착(contracted pelvis), 아기의 태위 이상, 아기 머리가 큰 경우

• 진　　단　1. 산모의 골반내진(pelvic examination)
　– 산모 골반의 형태나 크기 및 골반의 산도, 좌골가시(ischial spine)의 돌출 여부 등 확인
2. 초음파검사 : 태아의 두위 측정
3. 컴퓨터 단층촬영(CT)
4. 자기공명영상(MRI)

• 치　　료　제왕절개술(cesarean section)

• 동 의 어　머리골반불균형

## contracted pelvis 협착 골반

(KCD code :　　　　　)

- 용어 분석　contracted 수축된, 오그라든　pelv/o 골반
- 주 진료과　산부인과
- 개　　요　모든 경선이 1.5~2㎝ 가량 짧은 작은 골반, 균등협착골반(모든 경선이 같은 비례로 짧은 경우)
- 합 병 증　난산(dystocia)
- 진　　단　골반 X-선 촬영
- 치　　료　제왕절개술(cesarean section)

## puerperal infection 산후기감염

(KCD code :　　　　　)

- 용어 분석　puerperal 분만의
- 주 진료과　산부인과
- 개　　요　분만에 의한 생식기 상처를 통해 세균이 침입·감염되어 고열을 내는 질환, 분만 후부터 분만 후 6주까지의 기간 동안 생식기에 생긴 세균감염
  ※ 분만 직후의 24시간을 제외하고, 산후 10일 간에 1일 4회 이상 체온을 측정하여 그 중 2일간 계속하여 38℃를 넘었을 경우 산후기 감염으로 간주
- 증　　상

| | |
|---|---|
| 산후 자궁 감염 | 38~39℃ 이상의 고열, 오한, 복부 동통 및 산후통, 복부 및 자궁 주위 압통 |
| 회음부, 질 및 자궁경부의 감염 | 국소적인 통증, 발열, 배뇨곤란, 창상 감염 부위에 부종 및 궤양 |
| 독성 쇼크 증후군 | 발열, 두통, 혼수, 전신적 발적, 피하 부종, 구토, 심한 설사, 혈액 농축, 회복기에 피부 탈락 등 |

- 원　　인

| | |
|---|---|
| 산후 자궁 감염<br>회음부, 질 및 자궁경부의 감염 | 자궁경부, 질, 회음부에 서식하던 세균들이 분만 과정을 통하여 태반부착 부위, 절개 부위 및 열상 부위에 침입 |
| 독성 쇼크 증후군 | 황색포도구균 및 클로스트리디움이나 연쇄구균에 의해서 발생. 세균에 의해서 만들어진 독소가 체내의 면역반응을 활성화 |

- 합 병 증　괴사성 근막염(necrotizing fasciitis), 복막염(peritonitis), 자궁부속기 감염증, 자궁주위 조직 광범위 연조직염(cellulitis), 골반농양(pelvic abscess) 및 혈종, 패혈성 골반 혈전성 정맥염(thrombophlebitis)

• 진　　단 1. 혈액검사 : 백혈구 수치 상승(15,000~30,000/㎖)
2. 세균 배양검사
3. 초음파 검사
4. 전산화 단층촬영(CT)
5. 자기공명영상(MRI)

• 치　　료 약물요법 : 항생제(antibiotics)

## 2. 신생아

• 정의 : 산모로부터 분만(labour)과정을 통해 출생(birth)한 모든 아기를 말하며, 출생 시점부터 4주(28일 까지)의 아기를 신생아(infant)라고 함

### ① 재태기간에 따른 분류

| 구분 | 제태기간 |
|---|---|
| 미숙아 (preterm delivery baby) | 37주 미만 |
| 만삭아 (term delivery baby) : 정상 | 37주 이상 ~ 42주 미만 |
| 과숙아 (postterm delivery baby) | 42주 이상 |

### ② 출생체중에 따른 분류

| 구분 | 몸무게 |
|---|---|
| 극단 저출생아 (extremely low birth weight, LBW) | 1,000g 미만 |
| 저출생아 (low birth weight, LBW) | 1,000g 이상~2,500g 미만 |
| 정상체중 (nomal birth weight) | 2,500g 이상~4,500g 미만 |

## preterm infants 미숙아

(KCD code : 　　　)

• 용어 분석 Per/ ~전에　term/ 기간　infant 신생아

• 주 진료과 소아청소년과

• 개　　요 제태연령 37주 미만에 태어난 아기
1. 미숙아(preterm infant) : 제대연령 37주 미만
2. 초 미숙아(Extreme infant) : 제태연령 28주 미만

• 증　　상　호흡곤란(dyspnea), 청색증(cyanosis), 식요부진(anorexia) 등
• 원　　인　산모의 조기진통(perterm labour), 조기양막파수(premature rupture of membranes), 태반조기박리(abruptio placenta), 임신중독증(eclampsia) 등
• 진　　단　1. 산전검사(prenatal tests)
　　　　　　2. 신생아 신체검진(neonatal physical examination)
• 치　　료　신생아중환자실(NICU, neonatal intensive care unit) 인큐베이터 치료
• 관련용어　미숙아(preterm baby, preterm delivery baby)

## neonatal jaundice 신생아황달

(KCD code :　　　)

• 용어 분석　neo/새로운　natal/태어나다　jaundi-/황녹색(=icterus)
• 주 진료과　소아청소년과
• 개　　요　신생아기에 혈중 빌리루빈의 증가로 눈과 피부가 노랗게 보이는 것
• 증　　상　고빌리루빈혈증 (hyperbilirubinemia), 근 긴장저하, 모로반사 소실 등
• 원　　인　미숙아(간 기능 미숙), 모유수유, 용혈성 질환에 의한 빌리루민 과형성, 당뇨병 산모에 영향을 받은 아기, 선천성 담도폐쇄 등
• 합 병 증　용혈성 빈혈(hemolytic anemia), 선천성 담도폐쇄, 갈락토스혈증, 신생아 패혈증(neonatal sepsis), 선천성 담관낭종(choledochal cyst)
• 진　　단　1. 혈액검사 : 혈청 빌리루빈 측정(정상수치 0.2 ~ 1.4mg/dL)
• 치　　료　1. 광선치료(phototherapy)
　　　　　　2. 정맥용 면역글로불린(IVIG, Intravenous Immunoglobulin)
　　　　　　3. 교환수혈(exchange transfusion) : 핵황달에서 광선치료로 효과가 없는 경우
　　　　　　4. 카사이수술법(kasai hepatic portoenterostomy) : 담도폐쇄에 의한 황달이 발생한 경우에 시행하며, 생후 40일 이후에 담도를 만들어주는 수술
• 관련용어　1. 핵황달(kernicterus) : 빌리루빈 수치가 20mg/dL 이상으로 과도하게 증가되는 경우로 지능장애, 뇌성마비, 청력소실 등의 합병증 발생
　　　　　　2. 청동색 아기 증후군(Bronze baby syndrome) : 담관폐쇄증이 있는 아기를 광선요법으로 치료하면 아기의 피부가 청동색으로 변하면서 발생

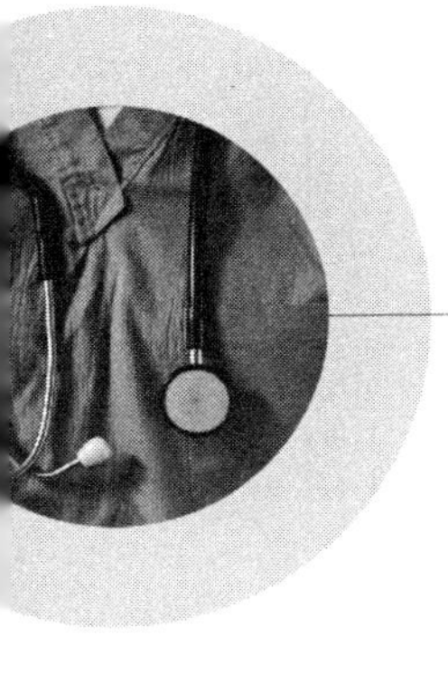

# 제 7 장

# 근육골격계

## Musculoskeletal System

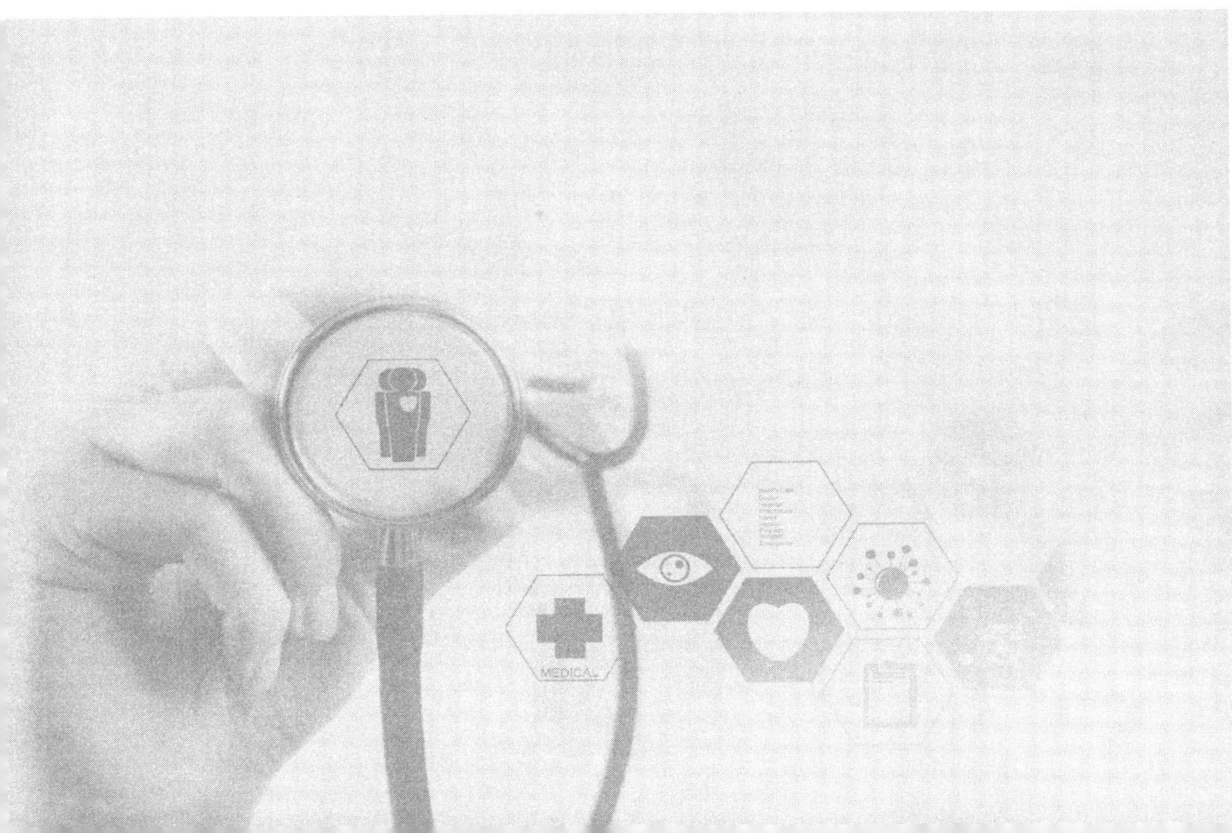

# 제7장 근육골격계
## Musculoskeletal System

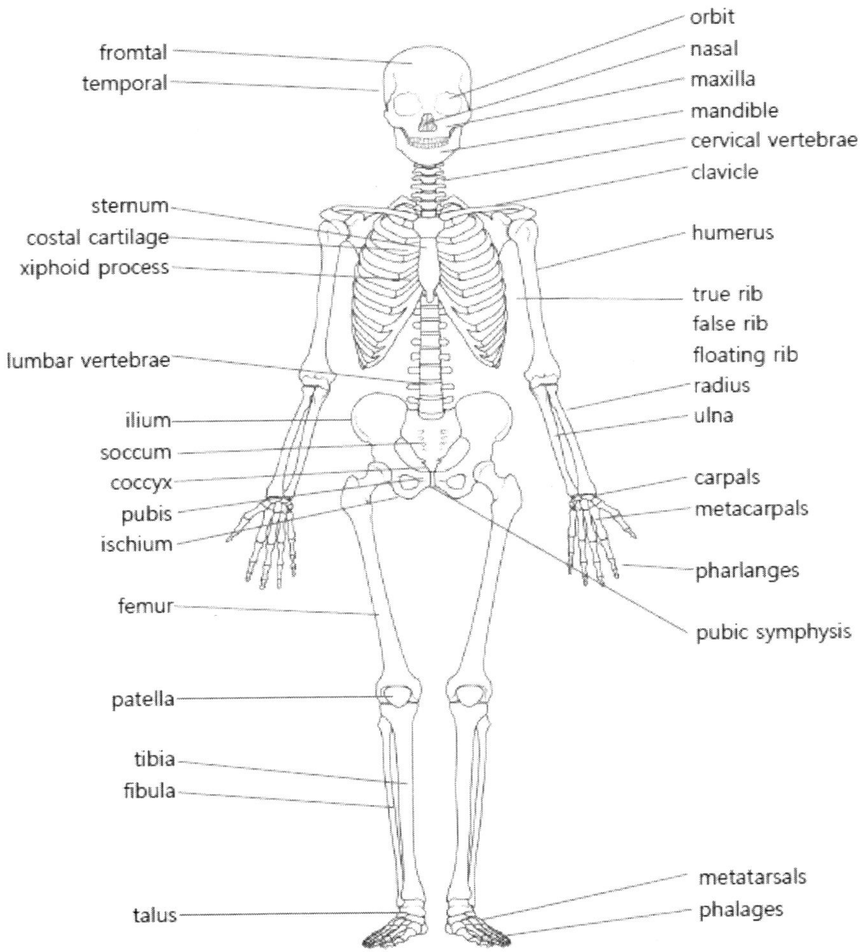

## 1. bone structure (뼈의 구조)

epiphysis : 골단, diapiphysis : 골간, periosteum : 골막, endosteum : 골내막
sponge bone : 해면골, medullary cavity : 골수강, red marrow : 적색골수
yellow marrow : 황색골수

## 2. skeletal system (전신골격)

(1) skull : 두개골

(2) thorax : sternum : 흉골, rib : 늑골, costal cartilage : 늑연골, xiphoid process : 검상돌기

(3) upper extremity : scapula : 어깨뼈, clavicle : 쇄골, humerus : 상완골, ulna : 척골, radius : 요골, carpals : 수근골, metacarpals : 중수골, phalanges : 지절골

(4) lower extremity : femur : 대퇴골, tibia : 경골, fibula : 비골, tarsal : 족근골, metatarsal : 중족골, phalanges : 지절골, pelvis : 골반

(5) vertebral column : cervical : 경추, thoracic : 흉추, lumbar : 요추, sacrum : 천골, coccyx : 미골

## 3. cranial bone (두개골)

frontal bone : 전두골, parietal bone : 두정골, temporal bone : 측두골,
occipital bone : 후두골, sphenoid bone : 접형골, ethimoid bone : 사골,
lacrimal bone : 누골, nasal bone : 비골, vomer : 서골,
maxillary 상악골, zygomatic bone : 협골, mandibular : 하악골

## 4. future fontanel (봉합선)

coronary suture : 관상봉합, squamosal suture : 인상봉합,
lambdoidal suture : 인자봉합, sagital suture : 시상봉합,
frontal fontanelle : 대천문, occipital fontanelle : 소천문

## 5. pelvis : hib bone

ilium : 장골, pubis : 치골, ischium : 좌골, coccyx : 미골, sacrum : 천골,
pubic symphysis : 치골결합

## 6. knee joint

bursa : 윤활낭, 활액낭, ligament : 인대, synovial membrane : 윤활막,
synovial cavity : 윤활강, 활액강, meniscus : 반달연골,
articular cartilage : 관절연골

## myeloencephalitis 뇌척수염

(KCD code :  )

- 용어 분석 myelo / 척수 en / 안쪽 cephalo / 뇌 –itis / 염증
- 주 진료과 신경외과
- 개 요 척수와 뇌를 동시에 침범하는 염증
  1. 회색질척수염(poliomyelitis)
  2. 백색질척수염(leukomyelitis)
- 증 상 근력약화, 감각이상(dysesthesia), 건반사 항진
  배변 및 배뇨 장애(micturition disorder)와 관련된 요실금(urinary incontinence), 반사신경방광(reflex neurogenic bladder), 변비(constipation), 변실금
  자율기능장애와 관련하여 혈압조절 기능 소실이나 발한장애(dishidrosis)
- 원 인 1. 바이러스나 세균, 곰팡이, 기생충
  2. 자가면역 반응
- 진 단 1. 문진과 검진
  2. 자기공명영상(MRI)
  3. 뇌척수액 검사
- 치 료 1. 스테로이드치료
  2. 경구면역억제치료

## myelofibrosis 골수섬유증

(KCD code :                )

- 용어 분석 myelo / 척수  fibro / 섬유  –sis / 병증
- 주 진료과 신경외과
- 개    요 골수증식성 병으로 골수에 대량의 아교질이 침착한 상태
  피를 만드는 기능이 낮아지며 적혈구와 백혈구의 수적 · 질적인 변화가 일어나는데, 백혈병 · 결핵 · 매독 따위의 질환과 관련하여 나타남
- 증    상 중증 빈혈(anemia), 무기력감(inertia), 비장종대(splenomegaly), 간 비대증(hepatomegaly)
- 원    인 1. 백혈병(leukemia)
  2. 결핵(tuberculosis)
  3. 매독(syphilis)
- 진    단 1. 혈액검사
  2. 골수조직검사
- 치    료 1. 골수이식(transplantation of bone marrow)
  2. 비장절제술(splenectomy)
  3. 약물요법 : 안드로겐, 에리스로포이에틴, 탈리도마이드

## Brodie's abscess 브로디고름집

(KCD code :                )

- 용어 분석
- 주 진료과 정형외과
- 개    요 뼈의 통증이 거의 없는 포도알균 감염으로 형성되는 골수염의 일종
  어린이들의 긴뼈 뼈몸통 끝에 있으며, 밀도가 높은 육아조직에 의해 둘러싸인 괴사된 공간이 특징
- 증    상 야간통(osteoalgia), 압통(tenderness), 열감(febrile), 종창(swelling), 혈액침강
- 원    인 1. 황색 및 백색 포도상구균의 감염
- 진    단 1. 이학적 진찰
  2. 균 배양 검사
  3. 단순 방사선 검사
- 치    료 1. 수술요법
  2. 항생제 치료

## osteitis 골염

(KCD code :                )

- 용어 분석 osteo / 뼈  −itis / 염증
- 주 진료과 정형외과
- 개  요 골질에 생기는 모든 염증으로 골막·골수의 염증의 결과 2차적으로 일어남
- 증  상 골의 종창(swelling), 압통(tenderness), 둔통(dull pain), 작열통(causalgia)
- 원  인 세균 및 바이러스
- 진  단 1. X−ray
  2. CT
  3. MRI
- 치  료 항생제 치료

## epiphysitis 골단염

(KCD code :                )

- 용어 분석 epi / -위에  physis / 뼈몸통  −itis / 염증
- 주 진료과 정형외과
- 개  요 골단부에 생긴 세균 감염 없이 염증을 일으킨 것
- 증  상 통증(ostalgia), 경련(cramp)
- 원  인 1. 원인불명
  2. 성장기에 반복적 외상
- 진  단 1. X−ray  2. CT  3. MRI
- 치  료 1. 휴식
  2. 증상완화요법

## syphilitic periostitis 매독성골막염

(KCD code :                )

- 용어 분석 peri / 주위  osteo / 뼈  −itis / 염증
- 주 진료과 정형외과
- 개  요 뼈의 겉면에 있는 골막에 생긴 염증으로 매독균이 원인이 되는 골막염
- 증  상 만성골막염의 경우에는 뼈가 두꺼워짐

• 원　　인　1. 원인불명
　　　　　　2. 성장기에 반복적 외상
• 진　　단　1. X-ray
　　　　　　2. CT
　　　　　　3. MRI
• 치　　료　1. 항생제, 항결핵제
　　　　　　2. 뼈의 고름제거술

## spondylitis 척추염

(KCD code :　　　　)

• 용어 분석　spondylo / 척추　-itis / 염증
• 주 진료과　정형외과
• 개　　요　척추에 염증이 생기는 질병. 주로 허리뼈와 등뼈에 생기기 쉬움
　　　　　　1. 감염성 척추염 : 결핵성척추염(Pott's disease), 화농성척추염
　　　　　　2. 비감염성 척추염 : 만성 류마티스의 일종인 강직성 척추염
• 증　　상　허리통증(lumbago), 아침에 일어났을 때 뻣뻣함(morning stiffness)
• 원　　인　1. 원인불명
　　　　　　2. 유전적 인자
• 진　　단　1. X-ray
　　　　　　2. 혈액검사
• 치　　료　1. 결핵성척추염(Pott's disease) : 항결핵제, 추체고정술
　　　　　　2. 강직성척추염 : 약물요법, 물리치료, 운동요법, 수술요법

## Pott's disease 포트병

(KCD code :　　　　)

• 용어 분석
• 주 진료과　정형외과
• 개　　요　결핵성 척추염
• 증　　상　아침에 일어났을 때 뻣뻣함(morning stiffness)
• 원　　인　1. 원인불명
　　　　　　2. 유전적 인자
• 진　　단　1. X-ray
　　　　　　2. 혈액검사
• 치　　료　1. 항결핵제
　　　　　　2. 척추고정술(spondylodesis)

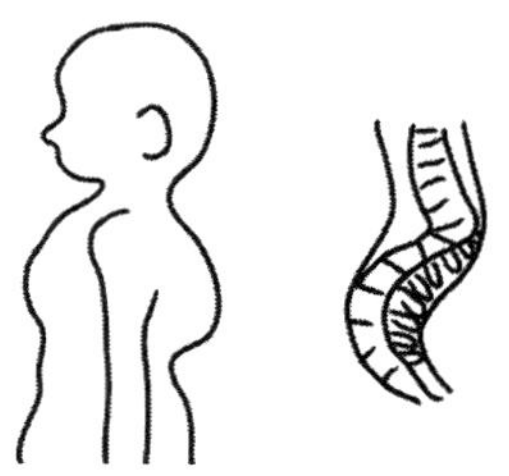

## coxitis 고관절염
(KCD code :            )

- 용어 분석　coxa / 고관절　–itis / 염증
- 주 진료과　정형외과
- 개　　요　고관절에 염증성 병변이 있는 것
- 증　　상　고관절 부위의 통증(coxalgia), 운동 범위 감소(limited of motion), 파행(claudication)
- 원　　인　1. 퇴행성 고관절염 : 나이 들어 관절이 변형되거나 손상된 후 관절이 나빠지는 이차성 퇴행성 고관절염
  2. 류마티스 계통 고관절염 : 류마티스 바이러스
  3. 감염성 고관절염 : 세균, 결핵균 등
- 진　　단　1. 문진
  2. 운동성 검사
- 치　　료　1. 약물요법 : 소염진통제, 항생제, 항결핵제
  2. 수술적으로 배농과 관절 세척치료 또는 고관절 치환술(total hip of arthroplasty)
  3. 물리치료(physical therapy)

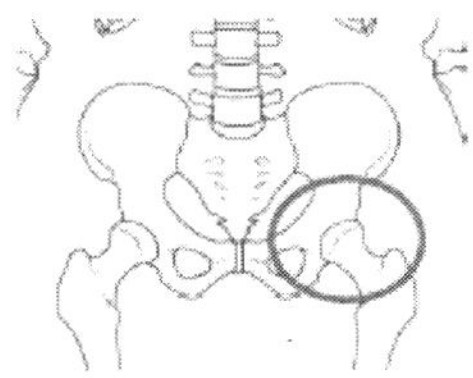

고관절

## Paget's disease 파제트병
(KCD code :            )

- 용어 분석
- 주 진료과　정형외과
- 개　　요　골 파제트병은 골 재형성(bone remodeling)이 과도하게 항진되어 광범위한 부위의 골격계가 침범되는 국소성 골 질환
- 증　　상　1. 통증(ostalgia)
  2. 신경학적 증상 : 두개골 팽창에 따라 두개공(cranial foramina)이 좁아져서 측두골 침범으로 인한 달팽이 신경의 손상으로 청력 소실, 뇌신경 마비, 두개골 기저부의 연화로 편평 두개저(platybasia), 뇌간의 압박
- 원　　인　1. 유전적 요인
  2. 바이러스성 원인 : 파라믹소바이러스(paramyxovirus), 바이러스성 전령 리보 핵산(mRNA), 홍역 바이러스(measles virus) 뉴클레오캡시드
- 진　　단　1. 신체검사
  2. 방사선검사
  3. 생화학적 검사 : 골 형성 및 골 흡수 표지자
- 치　　료　1. 약물치료 : 경구 비스포스포네이트, 주사제 비스포스포네이트, 칼시토닌 주사

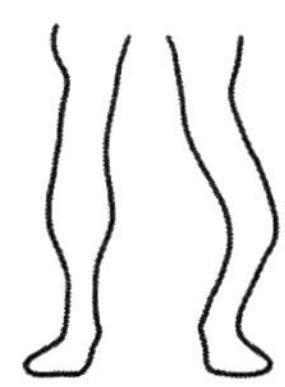

## osteoporosis 골다공증

(KCD code :            )

- 용어 분석 osteo/porosis 뼈의/엉성증
- 주 진료과 정형외과
- 개 요 뼈의 양이 감소하고 질적인 변화로 인해 뼈의 강도가 약해져서 골절이 일어날 가능성이 높은 상태
- 증 상 통증(ostalgia), 손목뼈, 척추, 고관절 골절(fracture)
- 원 인 1. 유전적 요인
  2. 조기 폐경
  3. 약제(스테로이드), 동반 질환
  4. 흡연
  5. 알코올
  6. 류마티스관절염
- 진 단 1. 골밀도검사
  2. CT
  3. MRI
- 치 료 1. 생활습관개선
  2. 약물치료 : 칼슘과 비타민 D

## osteomalacia 골연화증

(KCD code :            )

- 용어 분석 osteo- / 뼈 malacia / 연화증
- 주 진료과 정형외과
- 개 요 새로 생성되는 골기질의 석회화 이상으로 골밀도의 감소를 보이는 질환
  비타민 D 부족으로 발생, 칼슘과 인의 소실로 뼈가 약해지고 부러지기 쉬운 상태
  어린이의 골연화증은 구루병(rickets)
- 증 상 골 통증(ostalgia), 보행장애(gait disturbance),
  골의 변형(bone transformation), 척추만곡(scoliosis)
- 원 인 1. 비타민 D 부족 : 일광 노출 부족, 비타민 D 섭취 부족, 비타민 D 대사이상
  2. 흡수장애 : 신부전, 간부전
  3. 인산 부족 : 섭취 부족, 흡수 부족, 신장에서 재흡수 장애
  4. 산증 : 신세뇨관 산증
- 진 단 1. 혈청학적 검사 : 혈청내 칼슘, 인산, 비타민 D 검사
  2. 방사선검사
- 치 료 비타민 D와 칼슘, 인산을 보충

## osteoma 골종

(KCD code :                    )

- 용어 분석 osteo- / 뼈 -oma / 종양
- 주 진료과 정형외과
- 개 요 육안적으로 골과 같은 양상의 종양
  1) 외골종 : 골의 표면에 돌출하는 것
  2) 내골종 : 골수내에 발육하는 것
  호발부위 : 장관골의 골단연골부
  기타부위 : 늑골, 쇄골, 골반 등
- 증 상 밤에 국소적 통증(nyctalgia), 추간판 탈출증(herniated intervertebral disc), 측만증(scoliosis)
- 원 인 골아세포 및 주위에 온도상승 - 표면적의 약화로 조직융기현상
- 진 단 1. X-ray
  2. CT
- 치 료 1. 종양내부의 핵을 완전히 제거하는 수술요법
  2. CT로 병소의 정확한 위치를 파악한 후 고주파 치료를 이용하여 핵을 간단히 제거하는 시술방법

## exostosis 뼈연골종증

(KCD code :                    )

- 용어 분석 exo- / 밖으로 osteo / 뼈 -sis / 병증
- 주 진료과 정형외과
- 개 요 긴뼈의 끝부분에 생기는 가장 흔한 양성 뼈종양으로서 뼈연골종
  신생물이라기 보다 뼈 끝부위의 돌출에 의한 발육이상으로 추측되고 있으며, 연골 덮개를 가지는 뼈 조직의 돌출을 보이는 양성 병변
- 증 상 특별한 증상 없음
- 원 인 1. 골종, 연골종인 양성
  2. 외상에서의 감염, 또 다른 조직에서의 압박
- 진 단 1. 육안적 검사
  2. X-ray, CT
- 치 료 수술적 요법

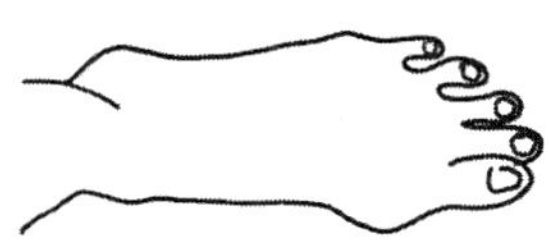

## osteosarcoma 골육종

(KCD code :            )

- 용어 분석 osteo- / 뼈  sarco- / 육 - oma 양성 종양
- 주 진료과 정형외과
- 개 요 뼈에 발생하는 원발성 악성 종양
- 증 상 팔다리의 통증과 종창(swelling), 일반적인 가벼운 외상(타박상)을 입었을 때 통증에 비해 증상이 오래 지속됨
- 원 인 1. 방사선치료의 합병증
  2. 암환자의 전이
- 진 단 1. X-ray
  2. 조직검사
- 치 료 1. 수술적 요법
  2. Chemotherapy
  3. Radiotherapy

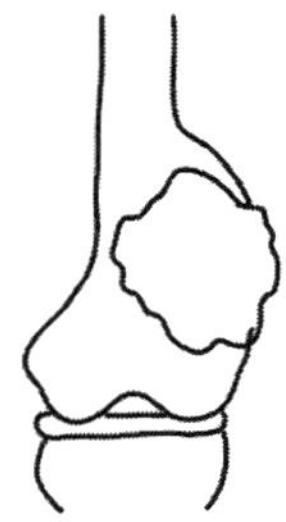

## multiple myeloma 다발골수종

(KCD code :            )

- 용어 분석 multiple myelo/oma 다발성 골수/종양
- 주 진료과 정형외과
- 개 요 다발성 원발성 뼈종양
  머리뼈 · 갈비뼈 · 복장뼈 · 척추 · 골반 등에 잘 나타나고, 물렁물렁한 종괴를 형성하며, 뼈의 흡수가 일어나고 40-60세 남자에게 많이 발생함
- 증 상 1. 뼈통증(ostalgia), 골절(fracture), 과칼슘혈증(hypercalcemia)
  2. 빈혈(anemia), 피로(fatigue), 무기력(lethargy), 창백(pale), 호흡곤란(dyspnea), 백혈구 내 호중구 감소(leukopenia), 혈소판 감소증(thrombocytopenia)
- 원 인 1. 방사선, 화학물질 노출(농약, 살충제, 석유 등)
  2. 유전적 요소
- 진 단 1. 혈청 또는 소변 검사
  2. 골수검사에서 형질세포의 증가
  3. 뼈 단순촬영
- 치 료 1. Chemotherapy
  2. Radiotherapy
  3. Stem cell transplantation

## Ewing tumor 유잉종양

(KCD code :                )

- 용어 분석
- 주 진료과 정형외과
- 개 요 악성종양으로 20세 이전에 생기며 여자보다 남자에서 2배 정도 많음
- 증 상 발열(fever)과 압통(tenderness)을 동반한 통증(ostalgia)
- 원 인 1. 방사선, 화학물질 노출(농약, 살충제, 석유 등)
  2. 유전적 요소
- 진 단 1. 병력, 신체 검사, 방사선 검사
  2. 뼈의 조직 검사
  3. 뼈 스캔, CT 스캔, MRI 및 골수 검사
- 치 료 1. Chemotherapy
  2. Radiotherapy
  3. Stem cell transplantation

## chordoma 척삭종

(KCD code :                )

- 용어 분석 chordo / 척삭 –oma / 종양
- 주 진료과 정형외과
- 개 요 척삭 조직으로부터 발생하는 종양으로서, 악성종양으로서의 특징들은 거의 찾아볼 수 없으나 국소적인 침윤과 전이로 인해 악성으로 분류되고 있음
- 증 상 뇌간부 압박증상(intercerebral pressure pain), 보행장애(gait disturbance), 뇌신경장애
- 원 인 원인불명
- 진 단 1. 단순방사선촬영
  2. CT 및 MRI
- 치 료 1. 수술을 통해 전적출 또는 부분적 적출술(chordotomy)
  2. Radiotherapy

## fracture 골절

(KCD code :          )

- 용어 분석
- 주 진료과 정형외과
- 개 요 뼈나 골단판 또는 관절면의 연속성이 완전 혹은 불완전하게 소실된 상태
  대개의 경우 외부의 힘에 의하여 발생
  뼈의 주변에 있는 연부 조직이나 장기들의 손상도 흔히 동반됨
- 증 상 부종(edema), 종창(swelling), 점상출혈(ptechia), 감각이상(paresthesia), 저린느낌(cramp), 쇼크(shock)
- 원 인 1. 외상 : 교통사고, 타박상, 총상
  2. 병적 골절(pathologic fracture)
  3. 피로골절(fatigue fracture, stress fracture)
- 진 단 1. 신체검진
  2. X-ray, CT 및 MRI
- 치 료 1. 응급 치료 : 부목 고정, 통증을 경감
  2. 도수정복, 고정, 수술적 치료(내고정, 외고정)

## Colles' fracture 콜리스골절

(KCD code :          )

- 용어 분석
- 주 진료과 정형외과
- 개 요 원위 요골 골절은 상지 골절 중 가장 흔한 골절
  대부분 넘어지면서 손목을 뒤로 젖힌 상태로 손을 짚어서 생김
- 증 상 손목부위의 통증, 손목부위에 붓고(swelling) 멍(petechia)이 들어 있음
  간혹 손목에서 신경(정중신경 : median nerve)이 눌려 손저림(carpal tunnel syndrome)
- 원 인 외상 및 타박상
- 진 단 1. 신체검진
  2. X-ray, CT 및 MRI
- 치 료 1. 응급 치료 : 부목 고정, 통증을 경감
  2. 도수정복, 고정, 수술적 치료(내고정, 외고정)

## dislocation 탈구

(KCD code :            )

- 용어 분석 dis / 벗어남  location / 위치
- 주 진료과 정형외과
- 개  요 관절을 구성하는 뼈마디・연골・인대 등의 조직이 정상적인 생리적 위치관계에서 지속적으로 이동하여 정상범위를 벗어나 위치가 바뀌는 것으로 뼈의 관절이 삐어 물러나는 것
- 증  상 압통(tenderness), 부종(swelling)
- 원  인 교통사고, 높은 곳에서의 낙상, 작업 중 사고, 스포츠 손상
- 진  단 1. 신체검사
  2. 방사선 검사 : X-ray, CT, MRI, 초음파
- 치  료 1. 안정, 얼음찜질(cold pack), 압박
  2. physical therapy
  3. 수술적치료

## subluxation 불완전탈구

(KCD code :            )

- 용어 분석 sub / 아래에  luxation / 위치이상
- 주 진료과 정형외과
- 개  요 불완전한 탈구 또는 전이
  탈구 : 제 위치에 있어야 할 구조가 다른 위치로 빠져나가는 현상
- 증  상 압통(tenderness), 부종(swelling)
- 원  인 선천성, 외상성, 병적인 원인에 의하여 발생
- 진  단 1. 임상적증상 : 심한 통증을 호소
  2. 방사선 검사 : X-ray, CT, MRI, 초음파
- 치  료 도수정복(reduction)

## achondroplasia 연골무형성증

(KCD code :　　　　　)

- 용어 분석　a / 없음　chondro / 연골　plasia / 형성증
- 주 진료과　소아청소년과, 정형외과, 재활의학과
- 개　　요　연골의 뼈 형성 능력에 장애가 있는 질환으로, 정상에 비해 큰 머리, 넓고 튀어나온 이마, 낮은 콧대, 짧은 팔과 다리, 두드러진 복부와 엉덩이와 삼지창손이라 불리는 짧은 손가락이 특징
- 증　　상　대두증(거대머리증 ; Megalencephaly), 유아들은 평평하고 눌린 콧대, 팔과 다리가 매우 짧으며 몸통은 그에 비해 길어 보임. 감각이상
  외반(valgus), 단지증(brachydactyly), 운동장애
- 원　　인　1. 상염색체 우성유전을 하는 유전적 장애
  2. 유전자의 돌연변이
- 합 병 증　척추 후만증(kyphosis), 척추측만증(scoliosis), 천추전만증(lordosis), 부정교합(malocclusion), 삼출성 중이염(exudative otitis media), 수면무호흡(sleep apnoea)
- 진　　단　1. 태아 : 양수검사 또는 융모막검사를 통한 유전자 검사
  2. 임신 3기 이후 ; 초음파를 이용해 태아의 긴뼈의 형태와 대칭성을 관찰
  3. 출생 후 : 단순 방사선 촬영으로 이 질환의 특징적인 골 변형을 관찰
- 치　　료　1. 주기적인 정형외과적, 신경과적 검사가 매우 중요
  2. 두개골의 대공(foramen magnum)이 심하게 좁아져 있거나 척수가 압박되는 상황에서는 외과적으로 이를 확대시켜 줌
- 관련용어　연골형성저하증(hypochondroplasia), 골형성부전증(osteogenesis Imperfecta)

## tetra-amelia 무지증

(KCD code :　　　　　)

- 용어 분석　tetra / 4　a- / 없음
- 주 진료과　정형외과
- 개　　요　양측 팔과 다리가 없는 것이 특징인 매우 드문 유전질환
  상염색체 열성(autosomal recessive) 유전임
- 증　　상　심장, 폐, 신경, 뼈, 비뇨기, 성기 등 다른 부분의 기형이 있을 수 있음
  호흡장애, 유산되거나 대부분 출생 후 사망함
- 원　　인　WNT3 유전자의 돌연변이
- 진　　단　산전초음파
- 치　　료　1. 초기 진단과 추적 관찰　　2. 위험의 평가와 유전 상담

## dysostosis 이골증

(KCD code :　　　　)

- 용어 분석　dis- / 이상　osteo- / 뼈　-sis 병증
- 주 진료과　정형외과
- 개　　요　선천적인 뼈 되기작용의 이상이 태아연골의 화골화 이상도 포함
- 증　　상　내반고(Coxa vara), 외반고(Coxa valga), 치아이상
- 원　　인　상염색체 우성 유전질환
- 진　　단　1. 임상적검사
  2. 방사선검사
- 치　　료　1. 치료요법 : 봉합부위 보호, 적당한 치료과적 치료
  2. 내반고나 외반고 등의 하지 기형은 장기적으로 정상적 보행을 위해 변형에 대한 교정술
  3. 유전상담

## spondylolysis 척추분리증

(KCD code :　　　　)

- 용어 분석　spondylo- 척추　-lysis / 분리증
- 주 진료과　정형외과
- 개　　요　편평추, 추궁의 형성부전 및 관절간부의 분리를 특징으로 하는 상태
- 증　　상　요통(lumbago), 척추 전방 전위증(spondylolithesis), 통증(radiation)
  오래 걸으면 다리가 저리고 당기는 증상(neurological claudication)이 발생
- 원　　인　1. 선천적으로 관절간 협부에 결함이 있는 경우
  2. 허리의 외상 및 과격한 운동이 반복되는 경우
- 진　　단　신체검진
- 치　　료　1. 약물치료 : 비스테로이드성 소염제(아스피린 등)
  2. 수술적 치료 : 추체간 유합술(spondylodesis)

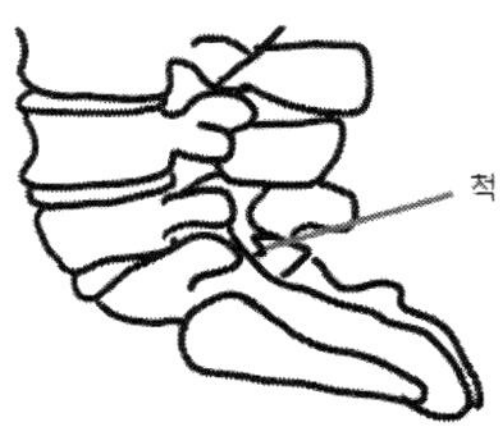

## spondylolithesis 척추전방전위증

(KCD code :        )

- 용어 분석 spondylo- / 척추 -lithesis / 미끄러짐
- 주 진료과 정형외과
- 개 요 위 척추뼈가 아래 척추뼈보다 배 쪽으로 밀려나가면서 허리 통증과 다리 저림을 일으키는 질환
- 증 상 요통(lumbago), 방사성통증(radiation), 오래 걸으면 다리가 저리고 당기는 증상(neurological claudication)이 발생
- 원 인 1. 외상
  2. 노화
  3. 선천적으로 척추 관절의 발육이 부진

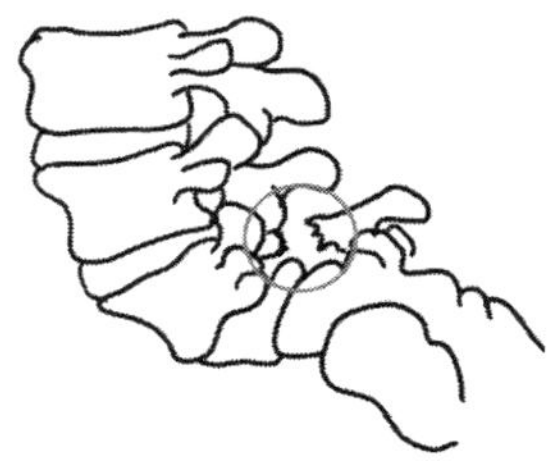

- 진 단 X-ray
- 치 료 수술적 치료

## spinal stenosis 척추관협착증

(KCD code :        )

- 용어 분석 spine 척추 stenosis / 협착증
- 주 진료과 정형외과
- 개 요 어떤 원인으로 척추 중앙의 척추관, 신경근관 또는 추간공이 좁아져서 허리의 통증을 유발하거나 다리에 여러 복합적인 신경증세를 일으키는 질환
  요추부에 주로 발생
- 증 상 요통(lumbago), 감각장애(paresthesia), 근력저하(hypotonia), 파행증(claudication)
- 원 인 척추관을 구성하는 후관절 돌기, 추궁, 황색인대 등에서도 변성이 오면서 두꺼워져서 척추관 전후, 좌우 사방이 좁아지며 여기에 척추가 전방 또는 후방으로 휘어 척수와 신경근을 직접 누르고 혈류 장애
- 진 단 1. 신경학적 검사와 문진
  2. X-ray
- 치 료 1. 보존적인 치료
  2. 보조기를 착용
  3. 수술적 요법 : 요추의 경우 감압술, 추간공 확장술(foraminotomy), 추체간 또는 후측방 골 유합술(spondylodesis)

## cleft hand 갈림손

(KCD code :                )

- 용어 분석
- 주 진료과 정형외과
- 개      요 손의 가운데에서 손가락이나 손가락의 일부가 선천적으로 소실되어 V 형태의 공간이나 움푹 들어간 형태. 전형적인 갈림손은 손바닥에서부터 틈이 시작되고, 가운뎃손가락이 없으며, 손의 대부분이 정상 크기이며 팔목의 뼈는 정상
- 증      상 손 모양의 기형
- 원      인 유전적 요인 : 임신 6~8주에 손가락 사이의 분화가 일어나야 하는데 실패할 경우
- 진      단 산전초음파검사
- 치      료 1. 단순절제술(살 조직만 붙어 있는 경우)
  2. 절제 후 재건술(뼈와 관절, 인대 등이 서로 연결되어 있는 경우, 필요한 조직을 보존하면서 절제하는 방법)
  3. 조합술(두 개의 손가락을 조합해서 하나로 만드는 방법)

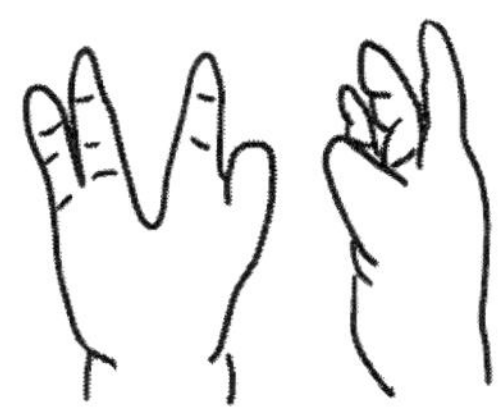

## claw foot 갈퀴발

(KCD code :                )

- 용어 분석
- 주 진료과 정형외과
- 개      요 발가락이 중졸골관절에서 과신전되고, 말단골관절에서 굴곡된 상태에 있는 고도로 구부러진 발
- 증      상 특별한 증상은 없으며 외형상의 기형
- 원      인 유전적 요인
- 진      단 육안적으로 확인
- 치      료 1. 단순절제술(살 조직만 붙어 있는 경우)
  2. 절제 후 재건술(뼈와 관절, 인대 등이 서로 연결되어 있는 경우, 필요한 조직을 보존하면서 절제하는 방법)
  3. 조합술(두 개의 손가락을 조합해서 하나로 만드는 방법)

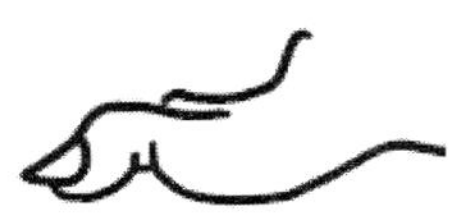

## talipes 내반슬

(KCD code :                )

- 용어 분석
- 주 진료과 정형외과
- 개 요 남자에서 호발하며 오른쪽 발에 호발 하는 앞발의 모음, 뒷발안쪽휨, 발목관절의 말발을 특징으로 하는 선천기형
- 증 상 특별한 증상은 없으며 외형상의 기형
- 원 인 자궁내에서의 기계적 요인설, 족근 연골의 발생 장애, 신경 근육성 요인, 일차적 유전자 결손 또는 영아 발육 정지, 유전설, 자궁내 및 외부 환경설
- 진 단 이학적 소견
- 치 료 도수 정복(closed reduction)후 석고 고정(cast fixation)을 하는 과정을 수 차례 반복하여 교정

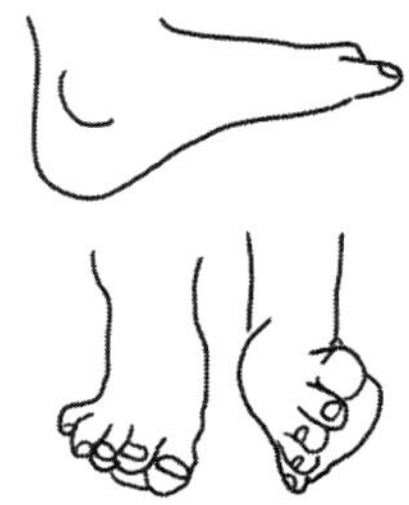

## clubfoot 만곡족

(KCD code :                )

- 주 진료과 소아청소년과, 정형외과, 재활의학과
- 개 요 발 뒤꿈치가 작고 들리고, 발바닥이 안쪽으로 향하며, 발의 앞쪽 끝부분이 안쪽으로 휘어진 상태
- 증 상 보행장애, 운동장애
- 원 인 자궁 내 기계적인 원인, 신경근육성 원인, 유전적 문제
- 합 병 증 보행장애
- 진 단 1. 육안 확인
  2. 영상진단
- 치 료 인대연장 또는 단축술(ligaments lengthened or shortened)
- 관련용어 선천성 내반첨족(congenital talipes equinovarus)

## genu valgum 외반슬

(KCD code :             )

- 용어 분석
- 주 진료과　정형외과
- 개　　요　외반슬은 차렷 자세로 똑바로 섰을 때 무릎 아래가 서로 닿지 않고 벌어져서 X자 모양으로 벌어지고 발목이 바깥으로 벌어진 다리
- 증　　상　비정상적인 다리 각도로 인해 통증
- 원　　인　1. 선천적인 골변형
  2. 외상
  3. 구루병, 가성 연골 무형성증
- 진　　단　1. 육안적 진찰
  2. 방사선검사
- 치　　료　1. 원인치료
  2. 보조기착용
  3. 수술적 방법

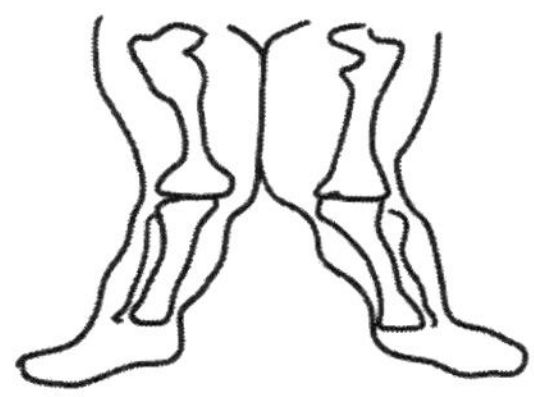

## genu varum 내반슬

(KCD code :             )

- 용어 분석
- 주 진료과　정형외과
- 개　　요　내반슬은 고관절과 족근관절을 이은 직선에서 슬관절의 중심이 바깥으로 놓이면서 무릎관절이 바깥으로 활 모양으로 휘어진 것
- 증　　상　체중이 바깥으로 쏠려 오리걸음
- 원　　인　1. 생리적 내반슬은 뚱뚱한 아이에게 더 심하게 나타남
  2. 비타민 D의 결핍
  3. 외상 또는 감염
- 진　　단　1. 육안적 진찰 : 양 발목 사이의 거리 등을 측정
  2. 방사선검사
- 치　　료　1. 소아의 내반슬은 주기적으로 관찰하면서 교정만으로 치료
  2. 성인은 외고정 장치 착용

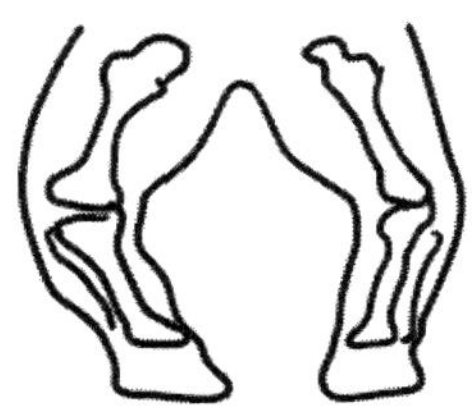

## hallux valgus 무지외반증

(KCD code :            )

- 용어 분석
- 주 진료과  정형외과
- 개  요  엄지 발가락의 제1중족 발가락 관절을 기준으로 발가락 쪽의 뼈가 바깥쪽으로 치우치고 발뒤꿈치 쪽의 뼈는 반대로 안쪽으로 치우치는 변형
- 증  상  발가락 관절 안쪽의 돌출 부위(건막류)의 통증
- 원  인  1. 선천적인 요인 : 원위 중족 관절면 각이 과다한 경우, 평발과 넓적한 발, 원발성 중족골 내전증
  2. 후천적 요인 : 하이힐 등의 신발코가 좁고 굽이 높은 신발을 자주 이용하는 경우, 외상
- 진  단  1. 육안적 진찰
  2. 방사선검사
- 치  료  1. 보존적인 치료
  2. 수술적 치료 : 돌출 부위의 뼈를 깎아내고 내외측으로 치우친 뼈를 잘라서 각을 교정하며 짧아진 근육 및 연부 조직을 늘려주는 것

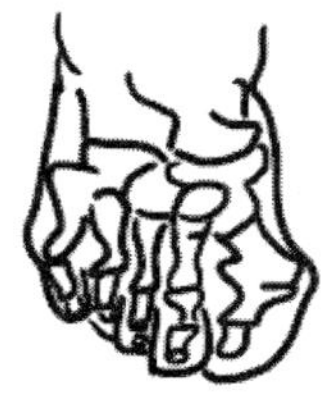

## hallux varus 무지내반증

(KCD code :            )

- 용어 분석
- 주 진료과  정형외과
- 개  요  엄지 발가락이 몸의 정중선 쪽으로 행하여 다른 발가락에서 떨어져 각이 형성된 것
- 증  상  증상 호소는 생각보다 많지 않음
- 원  인  1. 평발이나 과도하게 유연한 발, 볼이 넓은 발등
  2. 유전적 요인
  3. 하이힐을 즐겨신는 여성들에게 주로 나타남
- 진  단  1. 육안적 진찰
  2. 방사선검사
- 치  료  1. 보존적인 치료
  2. 수술적 치료

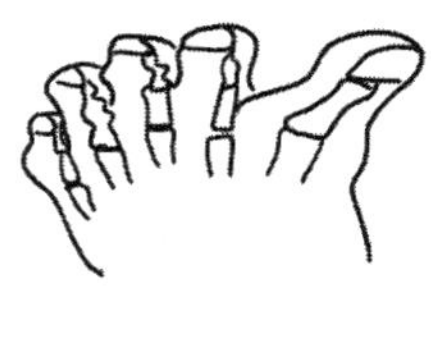

## hammer toe 망치발가락

(KCD code :        )

• 용어 분석

• 주 진료과 정형외과

• 개 요 발가락의 첫째 마디가 구부러진 질환. 구부러진 발가락의 모양이 마치 망치 같다 하여 망치족지라는 이름이 붙여졌음

• 증 상 구부러진 발가락에 통증이 있고 발가락 위의 피부가 두꺼워지고 굳은살(callus) 당뇨가 있는 경우는 감각이 둔해져 궤양발생

• 원 인 1. 꽉 끼는 신발
2. 굽이 높은 신발을 오래 신으면 발가락의 공간이 좁아져 발가락이 굽어지게 됨
3. 둘째발가락이 유난히 긴 사람

• 진 단 1. 육안적 진찰
2. 방사선검사

• 치 료 1. 스트레칭
2. 수술적 치료

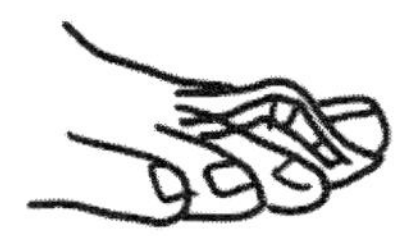

## coxa valga 외반고

(KCD code :        )

• 용어 분석

• 주 진료과 정형외과

• 개 요 대퇴골의 경체각이 증대하고 대퇴골수부 및 골두가 수직위로 가까워지는 상태

• 증 상 보행시 골반에서 소리가 나거나 통증

• 원 인 1. 근력감소
2. 바르지 않은 자세

• 진 단 1. 육안적 진찰
2. 방사선검사

• 치 료 1. 원인치료
2. 수술적 치료 : 내반골절술

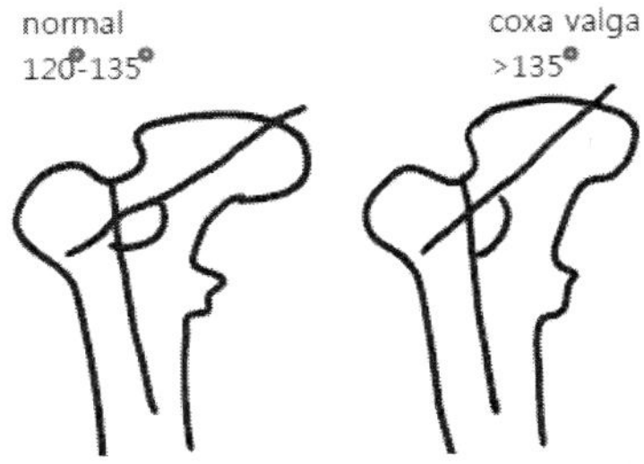

## coxa vara 내반고

(KCD code : )

- 용어 분석
- 주 진료과 정형외과
- 개　　요 넓적다리뼈가 골축(bone axis)과 이루는 각이 비정상적으로 작게 되는 현상
- 증　　상 보행시 파행(claudication), 양측성일 때에는 오리걸음(waddling gait)
- 원　　인 1. 대퇴골 근위 성장판의 결손
  2. 고관절의 혈액 순환의 이상
- 진　　단 1. 육안적 진찰
  2. 방사선검사
- 치　　료 1. 원인치료
  2. 수술적 치료 : 외반골절술

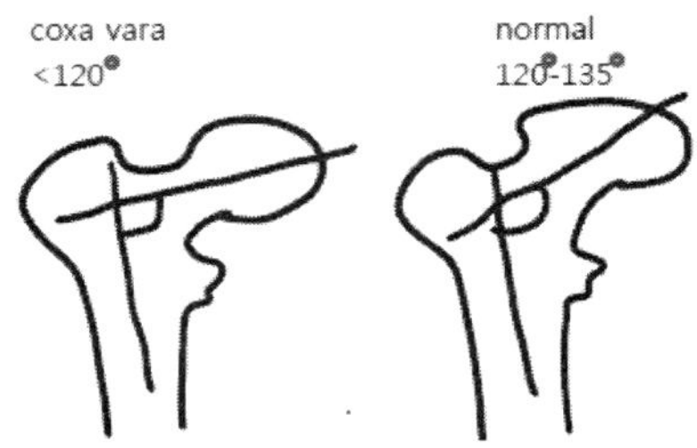


## polydactyly 다지증

(KCD code : )

- 용어 분석 poly / 다발　dactyly / 손가락, 발가락
- 주 진료과 소아청소년과, 정형외과, 재활의학과
- 개　　요 손가락이나 발가락이 한쪽에 6개 이상 존재하는 경우
- 증　　상 골관절과 연부조직의 변화, 두 개의 손톱이 합해져서 거대해지는 경우
- 원　　인 선천성 기형(상염색체 우성)
- 진　　단 시진
- 치　　료 단순절제술, 절제 후 재건술(뼈와 관절, 인대 등이 서로 연결되어 있는 경우, 필요한 조직을 보존하면서 절제하는 방법), 조합술(두 개의 손가락을 조합해서 하나로 만드는 방법)
- 관련용어 다지증(polydactylism, polydactylia, bifid finger, duplex finger, hyperphalangism, polymetacarpalia, polymetatarsalia)

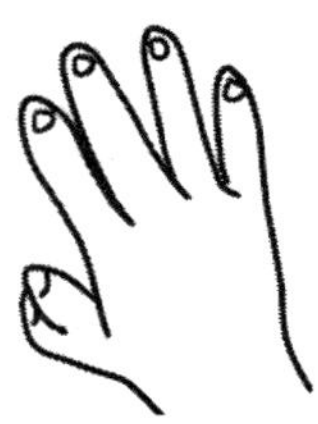

## syndactyly 합지증

(KCD code :              )

- 용어 분석 syn- / 함께 dactyly / 손가락, 발가락
- 주 진료과 정형외과
- 개 요 합지증은 손의 흔한 선천성 기형 중의 하나로 손가락이 오리발처럼 서로 붙어 있는 상태
- 증 상 1. 완전 합지증 - 손가락이 전 길이에 걸쳐 두 손가락이 붙은 경우
  2. 불완전 합지증 - 손가락 길이의 일부분만 붙은 경우
  3. 단순 합지증 - 손가락이 피부 및 연부 조직만으로 붙어 있는 경우
  4. 복합 합지증 - 손가락이 서로 뼈까지도 붙어 있는 경우
  5. 복잡 합지증 - 근육, 건, 혈관, 신경 등이 복잡하게 연결되어 있는 경우
- 원 인 유전적 소인, 임신 중 모체 감염, X-선 조사, 기계적 요인, 약물, 비타민 결핍 또는 과잉 등 여러 가지 요인이 복합적으로 작용하여 생김
- 진 단 시진
- 치 료 수술적 치료

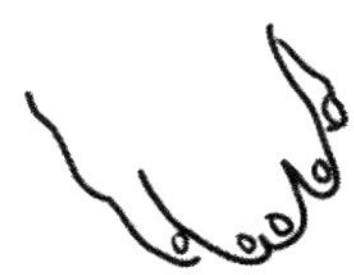

## macrodactyly 대지증

(KCD code :              )

- 용어 분석 macro- / 크다 dactyly / 손가락, 발가락
- 주 진료과 정형외과
- 개 요 거대지는 하나 또는 둘 이상의 손가락 혹은 발가락이 전반적으로 비대되는 드문 선천성 기형(banana finger)
- 증 상 선천성 기형
- 원 인 1. 비정상적인 신경공급이 원인
  2. 신경섬유종증과 혈관기형에 연관
- 진 단 1. 시진
  2. 방사선검사
- 치 료 수술적 치료 : 연부 조직 절제술, 골단 유합술, 수지골 중간부 절제술

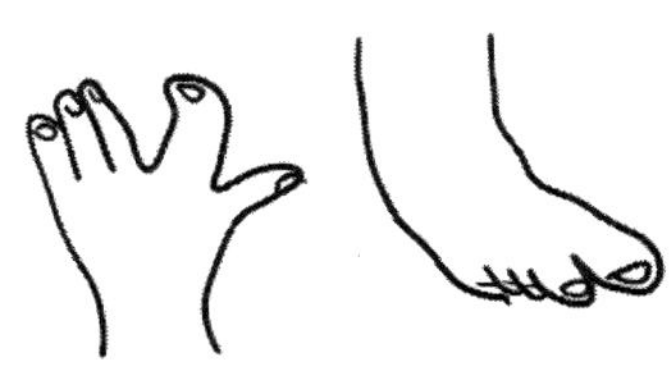

## camprodactyly 굴지증

(KCD code :                )

- 용어 분석 campro / 굽다 dactyly / 손가락, 발가락
- 주 진료과 정형외과
- 개 요 새끼손가락의 근위 지간관절에서 일어나는 선천성 굴곡 구축을 말함. 발생학적으로 손의 발생 시 연조직 분화 과정의 문제로 발생하는 것으로 알려짐
- 증 상 선천성 기형, 기능적이 제한, 통증, 부종
- 원 인 1. 지근관절의 움직임에 제한을 가할 수 있는 모든 구조물들의 이상이 생길 때 발생
  2. 해부학적 구조이상
- 진 단 1. 시진
  2. 방사선검사
- 치 료 1. 보존적 치료
  2. 수술적 치료

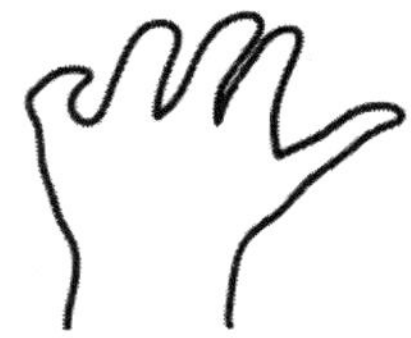

## kyphosis 척추후만증

(KCD code :                )

- 용어 분석
- 주 진료과 정형외과
- 개 요 척추의 비정상 후만곡은 질병이나 척추골에 손상을 입어 발생하는 변형
- 증 상 1. 대부분의 경우 등 상부에 경도의 만곡이 나타나는 것이 유일한 증상
  2. 목과 등 하부에 통증
- 원 인 1. 자세가 나쁜 경우
  2. 선천성 척추후만증
  3. 원발성 혹은 전이성 종양, 노인성 척추 후만증, 결핵성 척추 후만증, 외상이나 광범위한 추궁 판 절제술 후
- 진 단 1. 시진
  2. 방사선검사
- 치 료 1. 보조기 이용치료
  2. 수술적 치료 : 척추유합술

## lordosis 척추전만증

(KCD code :          )

- 용어 분석
- 주 진료과　정형외과
- 개　　요　척추의 비정상 후만곡은 질병이나 척추골에 손상을 입어 발생하는 변형
- 증　　상　1. 외형상 기형
  2. 요통(lumbago)
- 원　　인　1. 잘못된 자세(사무직 근로자)
  2. 임신으로 인하여 하부에 무게중심이 가해졌을 때
- 진　　단　1. 시진
  2. 방사선검사
- 치　　료　1. 보조기 이용치료, 운동치료
  2. 수술적 치료 : 척추의 교정치료

## scoliosis 척추측만증

(KCD code :          )

- 용어 분석
- 주 진료과　정형외과
- 개　　요　척추측만증은 척추가 정면에서 보았을 때 옆으로 휜 것
- 증　　상　1. 외형상 기형
  2. 폐활량의 감소
  3. 선천성 척추측만증 환자가 척수 내 이상이 있는 경우 등 쪽 피부의 소와(보조개, dimple), 모반(nevi), 털(hair patches) 등의 소견이 관찰
- 원　　인　1. 원인불명
  2. 선천성 요인
- 진　　단　1. 시진
  2. 방사선검사
- 치　　료　1. 관찰 : 측만의 변화를 주기적으로 방사선 촬영과 신체검사를 통해 관찰함으로써 그 경과를 예의 주시하는 것
  2. 보조기 치료 : 보조기 치료는 측만이 유연하여 쉽게 교정
  3. 수술적 치료 : 척추유합술(spondylodesis)

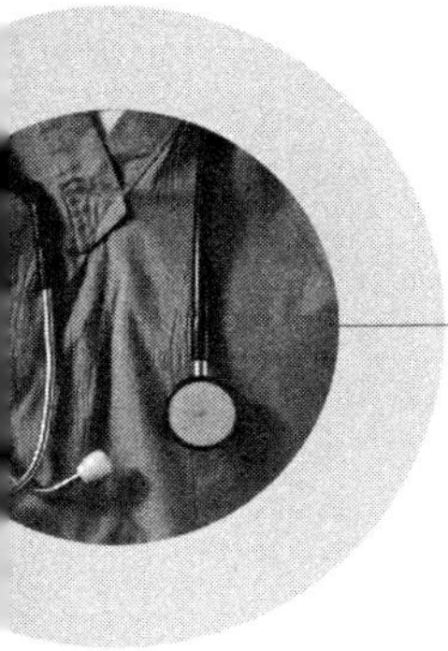

# 제8장

# 감각기계

## Sense Organs System

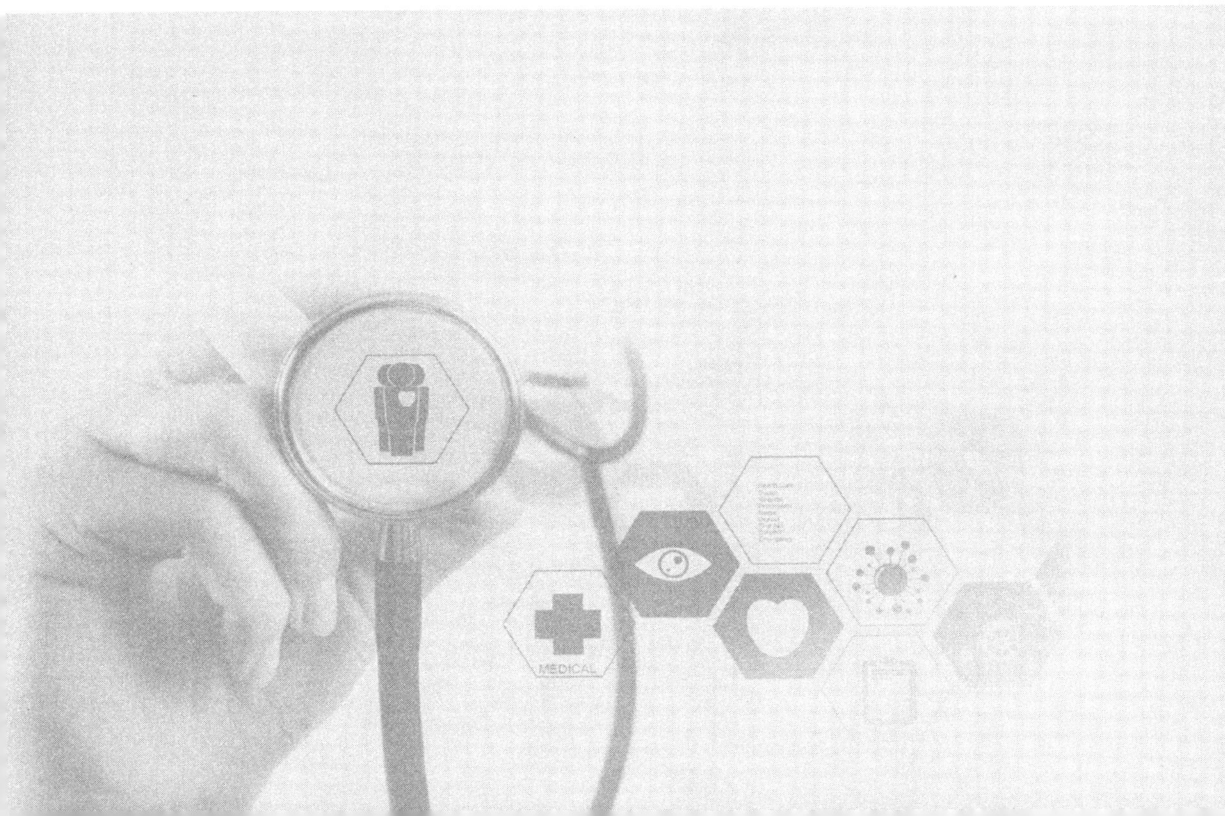

# 제 8 장 감각기계
## Sense Organs System

## 8-1 피 부

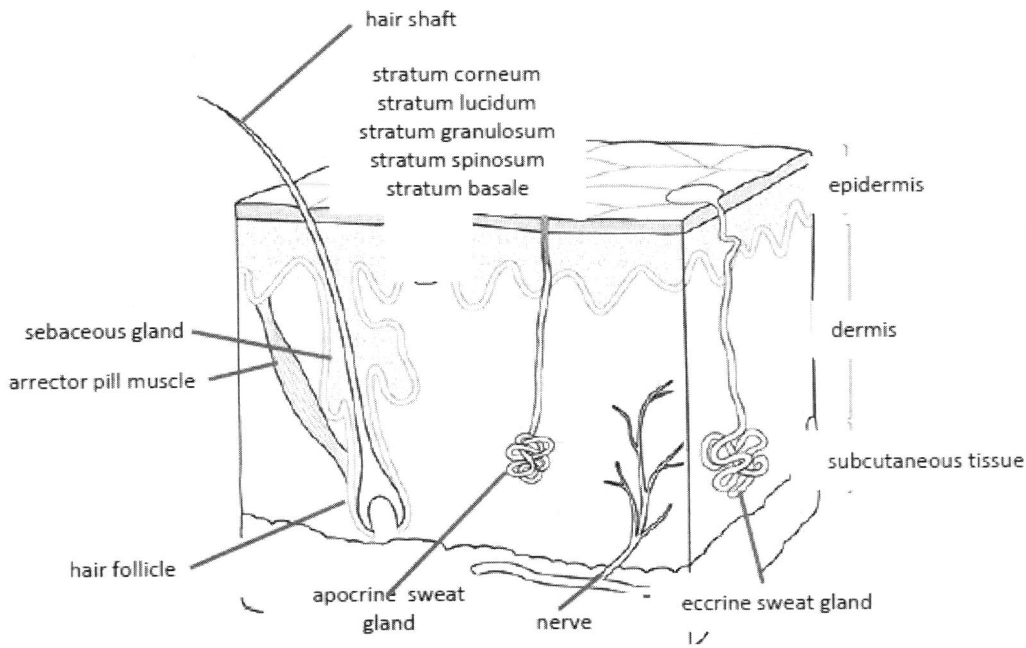

## 1. 표피(epidermis)

- 중층편평상피(stratifies aquamous epithelium)로 형성된 얇은 막
- (구분) 각질층(stratum corneum)
  투명층(stratum lucidum)
  과립층(stratum granulisum)
  종자층(stratum germinativum)
  → 유극층(stratum spinosum)
  → 지저층(stratum basale)(멜라닌세포(melanocyte) 분포)
- (구성요소) 모간(hair shaff)
  융선(rete ridge)
  피부유두(dermal papilla)

## 2. 진피(dermis = corium)

- (구성요소) 혈관(blood vessels)
  림프관(lymphatics)
  신경(nerve endings)
  모낭(hair follicles)
  선(gland)(sebaceous gland, sweat gland)

## 3. 피하조직, 피부밑 조직(subcutaneous tissue)

- (구성요소) 혈관(blood vessels)
  지방세포(fat cell)

## 4. 부속기관

- 털(hair)
- 손톱, 발톱(nails) : 딱딱한 케라틴 판

## acne 여드름

(KCD code :　　　　)

• 용어 분석

• 주 진료과　피부과

• 개　　요　막힌 털구멍, 뾰루지, 깊은 종기 등이 신체 여러 부위에 발생하는 염증성 피부질환

병태 : ① 심상성 좌창(acne vulgaris)

② 흰머리(whitehead)

③ 검은머리(blackhead/comedo) 여드름

연령 : ① 신생아 여드름(acne neonatorum)

② 소아 여드름(young child acne)

③ 사춘기 여드름(adolescence acne)

④ 성인 여드름(adult acne)

• 증　　상　얼굴(face), 몸(body), 앞가슴(anterior chest), 등(back)에 염증성 구진(papular) 또는 농포(pus), 홍반(erythema), 부종(edema), 고름(pus), 뾰루지(boil)

• 원　　인　여러 가지 복합적 원인이며, 모낭 내에 상주하는 균인 프로피오니박테리움 아크네스(Propionibacterium acnes)의 면역학적 반응(지방분해작용에 의해 발생)

• 진　　단　1. 임상적 진단 : 면포(comedo)의 존재 여부

2. 호르몬 검사 : 혈청 유리/총 테스토스테론(testosterone), 디하이드로에피안드로스테론 설페이트(dehydroepiandrosterone sulfate)

• 치　　료　1. 항생제 : clindamycin, erythromycin, tetracycline, minocycline, retinoid 피임약 등

2. 항균제 : tretnoin, adapelene 등의 비타민A 유도체, benzoyl peroxide

3. 외과적 치료

(1) 스테로이트 주사요법 steroid injection

(2) 압출치료 extrude theraphy

(3) 박피술 extrude (plastics)

(4) 광역동치료 photodynamic therapy

(5) 레이저 치료 laser therphy

# burn 화상

(KCD code :          )

- 용어 분석
- 주 진료과 응급의학과, 외과, 성형외과, 피부과
- 개 요 전기, 화학물질, 방사선, 가스 등에 의해 피부와 피부 부속기에 생긴 손상을 의미
- 증 상 화상의 깊이에 따른 증상
  1도 화상 : 홍반, 통증, 부종, 지각과민
  2도 화상 : 물집, 피하조직의 부종
  3도 화상 : 조직괴사로 인한 부종, 무통증
- 원 인 뜨거운 액체나 물건, 화염, 일광, 전기, 화학물질, 방사선물질
- 합 병 증 화상이 심한 경우 피부 수분 증발로 인하여 저체온증 발생 가능
  순환혈액량의 감소로 콩팥 등 다른 장기의 기능 저하
  피부 방어막 소실과 면역기능의 약화로 패혈증 발생 가능성 있음
  흡입화상을 경우 만성기관지염이나 기관지 협착증 가능성 있음
- 진 단 1. 화상범위(rule of nine)
  머리&목 9%
  앞몸통 18%, 뒤몸통 18%
  사지 54%(상지각각 9%, 하지 각각 18%)
  회음부 1%

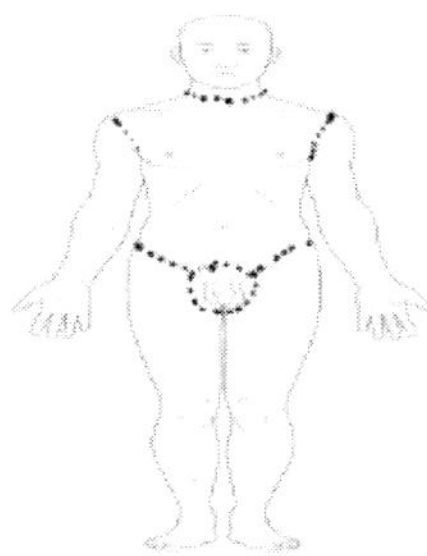


  2. 경증 화상 : 신체검진
  3. 중증 화상 : 일반혈액검사, 일반 화학 검사, 전해질 검사, 동맥혈 가스검사, 혈액 응고 검사, 소변 검사 등
  4. 전기에 의한 손상 : 근육 효소 검사, 소변 마이오글로빈(myoglobin)검사, 심전도검사
  5. 흡입 손상 : 흉부 X선 검사, 기관지 내시경
- 치 료 1. 초기 치료 : 이물질 제거,  냉각, 세척, 국소 화학 요법, 통증 조절, 무균관리, 체액과 전해질 균형유지
  2. 생물학적 처치법 : 동종 피부 이식, 피부 이식, 합병증의 예방과 관리
  3. 후기 치료 : 피부 관리, 가피적출(escharectomy), 심리 문제 관리

## cellulitis 연조직염/봉소염/봉와직염

(KCD code :        )

- 용어 분석 cellul/o 세포의 -itis 염증
- 주 진료과 피부과, 감염내과, 소아청소년과
- 개 요 피부와 피하 조직에 나타나는 급성 화농성 염증
  (발생 부위별 명칭)
  손발끝 : 생인손, 생인발 입안 : 구저봉와직염(구저봉소염)
  눈주변 : 안와봉와직염 표피전반 : 전염성 농가진
- 증 상 국소적 열감, 발적, 부종, 홍반, 압통, 심한 오한, 발한, 권태감(malaise)
- 원 인 황색 포도알균, A군 사슬알균 등이 원인균이며 외상, 궤양, 모낭염 등의 선행 감염, 알코올 중독, 마약 남용자, 당뇨병 환자 등
- 합 병 증 피부 괴사, 패혈증, (고름이 터져 관절로 들어가는) 화농 관절염, 골수염, 사망 등
- 진 단 1. 혈액검사 : 백혈구 증가증, 적혈구 침강속도(ESR)나 C 반응단백(C-reactive protein, CRP) 상승
  2. 조직생검으로 균 검출 및 배양
- 치 료 1. 항생제(세팔로스포린계 항생제)
  2. 진통 소염제
  3. 경구용 스테로이드
  4. 환부의 상승, 온수 적시기(warm soaking), 환부 압력 가하지 않기

## decubitus ulcer 욕창성궤양

(KCD code :        )

- 용어 분석
- 주 진료과 피부과
- 개 요 한 자세로 계속 앉아 있거나 누워 있을 때 뼈 돌출 부위에 지속적으로 압력이 가해지고, 장시간의 순환 장애로 피하조직 손상(궤양)이 유발된 상태의 질환
- 증 상 홍반성 피부, 갈라지고 물집이 생기고 벗겨지며 터진 피부, 피부표면 또는 더 깊숙이 침윤된 개방성 상처부위, 압박된 부위의 통증
- 원 인 지속적 고정자세로 인한 압력, 비틀림력, 마찰력, 신경손상, 체온, 영양상태
  (위험요인) 흡연, 당뇨, 감염, 부종, 비만, 마른 사람, 신경장애, 스테로이드제 투여

• 합 병 증 혈종(hematoma), 피판 괴사(skin necrosis), 육종(sarcoma), 편평세포암종(squamous cell carcinoma), 상처 감염(wound infection), 상처 벌어짐(wound dehiscence) 등

• 진 단 1. 진행정도 분류

제1기 : 지속적인 표피의 발적과 염증

제2기 : 진피층까지 파괴된 표면 궤양, 수포

제3기 : 피부, 피하지방을 포함한 전층이 파괴되었으나, 근막을 넘지 않는 궤양

제4기 : 전층이 파괴되고, 근육, 인대, 골격까지 손상

• 치 료 1. 일반적 치료 : 압력 감소, 피부관리, 영양관리, 감염관리, 세척(생리식염수에 베타딘을 희석), 국소치료제(항생제 연고)

2. 외과적 치료 : 괴사 조직의 제거(debridement), 피부 이식 및 피판술, 기타 보존적 치료

## dermatitis 피부염

(KCD code :  )

• 용어 분석 dermat/o 피부의 -itis 염증

• 주 진료과 피부과

• 개 요 피부의 염증

(분류) ① 아토피성 피부염(atopic dermatitis) ② 접촉성 피부염(contact dermatitis) ③ 지루성 피부염(seborrhoic dermatitis) ④ 알레르기피부염(allergic dermatitis) ⑤ 화학방사선피부염(actinic dermatitis) ⑥ 약물성피부염(dermatitis medicamentosa) ⑦ 벗음 피부염, 박탈 피부염(exfoliative dermatitis)

• 증 상 염증의 4가지 징후 : 발적(red reaction), 종창(swelling), 열감(fabrile sense), 동통(pain), 가려움(itching)

• 원 인 유전(아토피 피부염), 나무 및 화학제품(접촉성피부염), 온도 및 계절(봄, 가을)(지루성 피부염), 햇빛 및 자외선 등(화학방사선피부염), 알레르기, 약물 등

• 치 료 투약 요법 : 봉산아연화연고, 항히스타민약, 부신피질호르몬제, 비타민 B2 & B6, 니토닌산아미이드 등

## eczema 습진

(KCD code :      )

• 용어 분석

• 주 진료과 피부과

• 개　　요 표피의 해면화(spongiosis), 염증세포 침윤과 진피의 혈관 증식과 확장, 혈관 주위의 염증세포 침윤을 보이는 표재성 피부염

• 증　　상 가려움(itching), 홍반(erythematous), 부종(edema), 진물(oozing), 구진(papula), 수포성 변화(blister), 인설(scale)
(염증 정도와 시기에 따라)
급성(acute) 습진 : 심한 부종, 홍반과 진물 등이 특징
만성(chronic) 습진 : 피부 비후증, 각질이 특징
아급성(subacute) 습진 : 급성과 만성의 특성이 같이 있음

• 진　　단
1. 병력 및 신체검사
2. 첩포검사(patch test)
3. 피부단자검사
4. 세균배양검사
5. Tzanck 검사
6. 진균배양검사
7. KOH 도말검사 등

• 치　　료
1. 급성습진 : 물찜질, 국소도포제, 전신 스테로이드나 항히스타민제를 사용, 전신적인 항생제 사용
2. 만성습진 : 국소 스테로이드제의 도포와 함께 피부건조 예방, 병변 내 스테로이드 주사요법, 경구 항히스타민제 복용(가려움)

## frostbite 동상

(KCD code :      )

• 용어 분석 frost- 얼리다 -bite 물다, 교합

• 주 진료과 피부과

• 개　　요 심한 추위로 인해 피부 및 피하조직이 얼어버려서 국소적으로 혈액공급이 없어진 상태로 노출된 피부표면에 주로 나타남

• 증　　상 홍반(erythematos), 수포(bulla), 저림(numbness), 물집(bleb), 피부변색(skin discoloration)

• 원　　인　피부가 영하 2~10℃ 정도의 심한 추위에 직접적으로 노출되는 것
• 합 병 증　조직이 깊이 손상되면 괴저(gangrene)가 발생
• 진　　단　환자 병력 및 신체검사(Hx & P.Ex)
• 치　　료　1. 손상 받은 부위를 따뜻한 물에서 녹이는 것
　　　　　　2. 따뜻한 물을 공급
　　　　　　3. 통증시 진통제 복용
　　　　　　4. 심한 괴저가 발생한 경우에는 피부 이식이나 팔다리 절단술

## gangrene 괴저/탈저

(KCD code :　　　)

• 용어 분석
• 주 진료과　피부과
• 개　　요　주로 혈액 공급의 감소, 박테리아의 침범으로 인해 국소빈혈(ischemia)이 조직 괴사를 유발하는 것
　　　　　　구분 : ① 당뇨병성(diabetic), ② 색전성(embiolic), ③ 가스(gas)
• 증　　상　피부 변색, 조직 탈락, 출혈이 동반되며 조직이 괴사됨
• 원　　인　① 외력
　　　　　　② 압박(욕창 · 감돈헤르니아 등)
　　　　　　③ 열과 화학적 변화(화상 · 동상 · X선 등)
　　　　　　④ 세균 · 독물(가스괴저 · 단독 · 결핵 등)
　　　　　　⑤ 만성혈관성 질환
　　　　　　⑥ 세균에 대한 저항력의 감퇴와 혈관의 변화
　　　　　　⑦ 영양신경 장애(척수로 · 척수손상 등)
• 합 병 증　교액성 헤르니아(내부적 괴저 현상), 충수돌기염, 담낭염/장간막동맥 혈전
• 진　　단　1. 임상적 증상
　　　　　　2. 괴사조직의 세균검사
• 치　　료　1. 외과적 조직제거술(necrectomy)
　　　　　　2. 소독 및 적절한 순환

## herpes simplex/herpes simplex virus infection 헤르페스, 단순성
(KCD code :          )

- 용어 분석
- 주 진료과 감염내과
- 개 요 단순포진 바이러스에 의한 감염으로, 입술, 뺨, 생식기의 피부 및 점막에 수포 vesicle을 형성하는 질환으로 감염 부위에 따라 피부의 병적인 변화나 뇌염 등 다양한 증상이 나타나는 감염증
- 증 상 포도송이 모양의 소수포(물집), 수포, 근육통, 연하곤란(dysphagia)
  1형 단순포진 : 피부 물집, 구내염, 인후두염
  2형 단순포진 : 일종의 성병이며 외부성기 물집, 발열, 근육통, 피로감, 무력감, 경부 임파선 종대(비대) 등의 증상 동반
- 원 인 단순포진 바이러스
- 진 단 1. 바이러스 세포배양
  2. 자기공명영상촬영(MRI : 헤르페스 뇌염)
  3. 뇌척수액 바이러스의 DNA 검출 방법
- 치 료 1. 항바이러스제
  2. 정맥주사
  3. 연고

## herpes zoaster, shingles 대상포진/ 띠헤르페스
(KCD code :          )

- 용어 분석
- 주 진료과 감염내과, 피부과, 마취통증의학과
- 개 요 주로 성인에게 잠복한 바이러스에 의해 말초신경절을 침범하여 피부의 한 곳에 통증과 함께 발진과 수포들이 발생하는 신경피부계의 급성염증질환
- 증 상 편측성 소포 발진과 통증(lateral bulla & pain), 띠 모양의 발진(lining skin rash), 전신의 쇠약감(general weekness), 눈 충혈 및 통증(eye injection & pain)
- 원 인 원인 바이러스 : 수두 대상포진 바이러스(Varicella zoster virus, VZV)
  위험 요인 : 50대 이상의 노인, 면역 체계가 약화된 환자
- 합 병 증 눈에 생긴 대상포진 : 시력 장애, 포도막염, 각막염, 녹내장 등을 초래
  대상포진 후 발생하는 신경통 : 1~3개월 후 없어짐

• 진　　단 1. 신체검사(P.Ex)
2. 진단 확진
① 환자가 날카롭고 타는 듯한 통증을 호소하는 경우
② 수두를 앓은 적이 있는 경우
③ 수두처럼 보이는 물집이 있는 경우
④ 노인인 경우
3. 혈액 검사

• 치　　료 1. 항바이러스제
2. 통증이 심한 경우 진통제
3. 발진후 72시간 내 치료 필요
4. 소양감 억제제-칼라민로션 등

## impetigo/contagiosa 농가진/고름딱지증

(KCD code : 　　　)

• 용어 분석

• 주 진료과 피부과, 소아청소년과

• 개　　요 주로 무덥고 습기찬 여름철에 어린이에게 잘 생기는 세균성 전염성 피부 감염증. (종류) 접촉전염 농가진(contasiosa pyoderma), 물집(수포성) 농가진

• 증　　상 접촉성 농가진 : 붉은 반점으로 시작하여 물집이나 고름집으로 악화
물집 농가진 : 자잘한 물집으로 시작되어 곧 크고 흐물흐물한 물집(주로 소아나 신생아)

• 원　　인 황색 포도알균(Staphylococcus aureus)이 주원인, 간혹 화농성 사슬알균(Streptococcus pyogenes)에 의하여 발생

• 합 병 증 접촉전염 농가진(impetigo contagiosa) – 급성 사구체신염, 성홍열(scarlet fever) 등이 발생
물집 농가진 – 패혈증(sepsis)이나 폐렴, 뇌수막염(meningitis) 등이 동반

• 진　　단 1. 임상적 특징
2. 그람염색/세균배양으로 확진

• 치　　료 1. 약투여 및 도포용 연고
2. 병소소독 : 항박테리아 비누와 물
3. Burow's 용액으로 습포
4. 항생제 사용
5. 감염예방을 위한 개별적 수건 사용과 손씻기

## leprosy/Hansen's disease 나병/한센병

(KCD code :  )

- 용어 분석 lepr/o 나병
- 주 진료과 감염내과, 피부과
- 개 요 나균의 잠복기간은 9개월~20년으로 다양하며, 피부, 말초 신경계, 상부 기도를 침범하여 병적인 변화를 일으키는 만성 전염성 질환
  종류 : 나종 한센병(lepromatous leprpsy)과 결핵 한센병(tuberculoid leprosy)
- 증 상 비출혈, 결절, 구진, 무감각증, 아린감, 근육통, 홍반, 반점, 안장코(saddle nose)
- 원 인 나균(mycobecterium leprae)
- 합 병 증 치료하지 않으면 사지 무감각, 근육 이상 증상, 감각 소실, 위치감각, 진동감각 소실, 각막궤양, 백내장, 녹내장 등
- 진 단 1. 신체검사 : 피부 병변, 말초신경검사
  2. 조직 검사 및 원인균(나균) 확인
- 치 료 1. 항생제 병합 요법 : 댑손(dapsone), 리팜핀(rifampin), 클로파지민(clofazi-mine) 등

## pemphigus 천포창/물집증

(KCD code :  )

- 용어 분석 pemphig/o 수포 -us 단수지칭 접미사
- 주 진료과 피부과
- 개 요 대개 50-60세 사이에서 호발하며, 피부와 점막에 수포를 형성하는 만성 물집질환으로서 대표적인 자가면역질환
  (유형) 보통 천포창(Pemphigus vulgaris), 증식성 천포창(Pemphigus vege-tans), 낙엽상 천포창(Pemphigus foliaceus), 홍반성 천포창(Pemphigus ery-thematosus), 약물유발성 천포창(Drug-induced pemphigus), 가족성 양성 천포창(benign familial pemphigus)
- 증 상 피부(목·두피·점막·겨드랑이·서혜부) 또는 점막(구강, 인후, 근위부식도)에 수포(Blister)가 쉽게 파열하고 파열한 후 반점(macula)을 남김
- 원 인 자가 면역관련
  (악화요인) 고용량의 자외선, X-선 노출, 항류마티스제, 항고혈압제, 결핵약 등
- 진 단 1. 신체검사
  2. 조직 생검 : 현미경적 검사를 동반한 펀치 생검
  3. 면역형광법(immunofluorescence)
- 치 료 1. 약제 : 코르티코스테로이드, 면역 억제제, 면역 글로불린 정맥주사
  2. 습포(wet dressing) 또는 냉습포(Cold compression)
  3. 활석파우더

## psoriasis 건선/마늘비늘증

(KCD code :       )

- 용어 분석 psor- 가려움 -asis 작용, 과정
- 주 진료과 피부과
- 개 요 경계가 분명한 은백색의 인설로 덮여 있는 홍반성 피부 병변이 특징인 만성 염증성 피부 질환
  (병변 형태 구분) 1) 판상건선, 2) 간찰부건선, 3) 물방울양건선, 4) 농포성건선, 5) 건선홍피증, 6) 건선관절염
- 증 상 자극 부위(팔꿈치, 무릎, 엉덩이, 두피 등)에 홍반(erythema) → 반점(macule) → 구진(papula)으로 변화 후 은백색 인설(scale) 형성. 건선의 인설을 제거하면 점상의 출혈이 나타나는데 이것을 아우스피츠(Auspitz) 증후라 함
- 치 료 1. 국소치료제 : 스테로이드제, 각질용해제, 피부연화제, 부신피질호르몬제 등
  2. 광치료 : 자외선 이용
  3. 전신치료제
  4. 생물학적 치료제(biologics)
  5. 타르액목욕, 크림, 샴푸
  6. methotrexate 및 광화학요법

## tinea/dermatomycosis 백선/피부진균증

(KCD code :       )

- 용어 분석 dermat/o 피부 myc/o 진균류 -sis 증(과정, 상태)
- 주 진료과 피부과
- 개 요 피부사상균(dermatophytes)에 의해 발생하는 모든 피부질환
  유형 : ① 두부백선(tinea capitis) ② 체부 백선(tinea corporis)
  ③ 발 백선(tinea pedis=Athlete's foot)
  ④ 손・발톱백선(tinea unguium) ⑤ 수염백선(tinea barbae)
- 증 상 가려움(itching), 경계가 뚜렷한 홍반(erythema), 작은 수포(vesicle), 인설(scaly), 피부 각화증(keratosis)
- 원 인 백선균・소포자균・표피균 등의 사상균
- 합 병 증 하지 봉소염이 발생할 수 있으며, 드물게 녹농균에 의해 감염이 발생
- 진 단 1. 백선균의 현미경적 검사 및 배양
- 치 료 1. 항진균제(국소도포제)
  2. 항생제
  3. 특수한 치료 : X선을 이용한 발모 방법(두부백선), 각질연화제에 항사상균제를 섞어 침투시키는 법(손발톱백선)

## bromhidrosis/osmidrosis axillae 땀악취증/액취증

(KCD code :　　　)

- 용어 분석　brom/o 악취　hidr/o 땀, 한선　−sis ~증(비정상 상태)
- 주 진료과　흉부외과, 피부과
- 개　　요　땀샘의 비정상적인 상태로 악취는 피부에 있는 땀을 박테리아가 분해해서 발생하는 것으로 "취한증", "겨드랑내" 혹은 "암내"라고도 함
- 증　　상　냄새, 옷의 변색(노란색, discoloration)
- 원　　인　악화인자 : 젊은 성인, 동양에서는 가족력, 운동 후에 증상 악화
  호발인자 : 남자<여자, 마른 사람<뚱뚱한 사람, 생리 직전 등
- 진　　단
  1. 냄새에 의한 진단
  2. 귀지에 의한 진단 : 무른 귀지인 경우 액취증 악화요인
  3. 발한검사(iodine−starch test, Minor test)
  4. 기타 진단 : 조직 생검(biopsy), 시험절개에 의한 진단, Atropine−oxytocin법, 땀 분비량 측정법 등
- 치　　료
  1. 보존요법
     1) 국소 약물 요법(topical pharmacologic therapy) : 지한제, 산화방지제 antioxidant, 항생제, 방취제(deodorant), 이온교환 수지제
     2) 전기 제모술
     3) 레이저 제모술
     4) 보톡스 국소주사법
     5) 이온영동요법(iontophoresis)
     6) 자외선 조사법
     7) 방사선요법(radiation therapy)
     8) 전신치료(systemic therapy)
  2. 수술요법
     1) 피부절제법
     2) 피하조직 삭제법 : 수공법(수술용 가위를 이용한 방법), Inaba법(Inaba가 고안한 면도기를 이용한 방법)
     3) 피하조직 흡입법 : 소파 지방흡입법, 초음파 지방흡입법, 고주파 지방흡입법, 교감신경차단술, $CO_2$ 레이저 요법, 내시경 하에서 수술

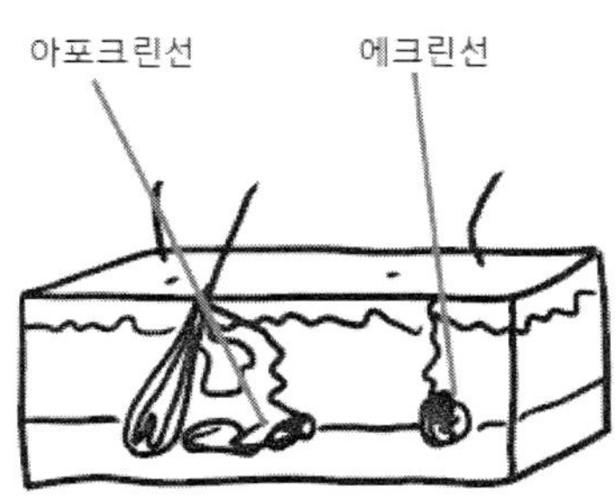

## skin cancer 피부암

(KCD code :                )

- 용어 분석
- 주 진료과　피부과, 내과, 방사선종양학과
- 개　　요　여러 가지 악성 피부질환의 총칭
  (종류) 1) 기저세포암(basal cell carcinoma) 2) 편평세포암(squamous cell carcinoma) 3) 흑색종(melanoma)
- 증　　상　피부색이 옅은 사람에게 흔히 발생하며, 결절(nodule), 반점(macule) 등
- 원　　인　주로 장기간의 자외선 노출
- 합 병 증　치료를 하지 않을 경우에는 피하와 근육, 심지어는 뼈에도 전이 가능함
- 진　　단　1. 병력 및 신체검사　2. 피부확대경검사　3. 조직검사
- 치　　료　1. 수술적 치료(외과적 절제)
  2. 국소 병변 : 냉동치료, 전기소작술(cauterization)
  3. 전이 : 화학요법, 방사선치료 등

## Kaposi's sarcoma 카포시육종

(KCD code :                )

- 용어 분석
- 주 진료과　혈액종양내과
- 개　　요　바이러스에 의한 악성 다발성의 피부 및 기타 장기에 발생하는 내피세포 기원의 악성 종양
  유형 : 고전적(Classic) 카포시 육종, 아프리카 풍토성(African endemic) 카포시 육종, 의인성, 면역억제제 관련 카포시 육종, 에이즈 연관 카포시 육종
- 증　　상　보라색의 구진, 반점, 결절, 과각질 현상(hyperkeratosis), 궤양(ulcer)
  장기 침범 증상 : 혈변, 장폐색(위장관), 호흡 곤란/기침(폐)
- 원　　인　사람헤르페스바이러스 8(human herpesvirus 8, HHV-8, 카포시 육종 연관 바이러스라고도 함)
- 합 병 증　AIDS 연관 카포시 육종의 경우 사망률이 높음
- 진　　단　1. 병력 및 문진 : 면역 결핍 질환 확인(예 : AIDS)
  2. 조직검사 : 종양
  3. 사람헤르페스바이러스 8 검사
  4. AIDS 환자 : 말초혈액 내 CD4 양성 T 세포의 수를 확인하여 중증도를 평가
- 치　　료　1. 단독병변 : 외과적 절제, 레이저 치료, 냉동 치료, 방사선 치료 등
  2. 광범위 병변/내부 장기 침범 : 항암화학요법, 면역 치료(인터페론)
  3. 면역 억제 치료 중인 환자 : 면역 억제제를 중단 또는 감량
  4. AIDS의 경우 : 항바이러스제 치료

## malignant melanoma 악성흑색종

(KCD code :        )

- 용어 분석 melan/o 검은색 -oma 종양
- 주 진료과 피부과, 종양과
- 개 요 멜라닌 세포의 악성 변화에 의해 유발되는 질환으로 주로 피부(상부, 등, 하지, 머리, 목 등)에서 발생
  유형 : 악성 흑색점 흑색종(Lentigo maligna melanoma), 표재 확산 흑색종(Superficial spreading melanoma), 말단 흑색점 흑색종(Acral lentiginous melanoma), 결절 흑색종(Nodular melanoma)
- 증 상 증상이 없는 경우가 많으며 색소성 병변 부위의 가려움(itching), 궤양(ulcer), 출혈(bleeding) 및 ABCD 특징(비대칭성(Asymmetry), 불규칙 경계(Border irregularity), 다양한 색조(Color variegation), 직경(Diameter) 6mm 이상)
- 원 인 유전적 요인과 자외선 노출과 같은 환경적 요인의 복합적 작용. (위험요인) 백인, 야외활동 등
- 진 단 1. 조직검사 : 전초림프절 조직검사(Sentinel lymph node biopsy)
  2. lactate dehydrogenase(LDH) 측정
  3. 영상의학검사 : 가슴 X-ray, CT, MRI, PET 등
- 치 료 1. 수술치료 : 종양절제, 국소림프절절제(regional lymphadenoectomy)
  2. 화학요법 : DTIC(dacarbazine), cisplatin, vinblastine, BCNU, taxol 등
  3. 방사선요법 : 증상의 경감

## mastitis 유방염

(KCD code :        )

- 용어 분석 mast/o 유방 -itis 염증
- 주 진료과 외과
- 개 요 유선을 비롯한 유방에 생긴 모든 염증으로 18세에서 50세 사이의 여성에서 주로 발생
- 증 상 피부 발적을 동반한 통증(pain with skin redness), 유방농양(breast abscess)이 생긴 경우 종괴(mass) 촉진(palpation), 유두로 고름과 비슷한 양상의 분비물(dyscharge like pus)
- 원 인 유관의 세균 감염, 유관 내용물의 역류가 원인
- 합 병 증 유방농양 형성, 유두 함몰 및 유방의 모양 변형
- 진 단 1. 유방 촬영술(mammography)
  2. 유방 초음파(breast ultrasonography)
  3. 필요시 유관 조영술 및 조직 생검(galactography & biopsy)
- 치 료 1. 소염제, 진통제 또는 항생제
  2. 수술적 치료 : 조직괴사인 경우

## breast cancer 유방암

(KCD code :            )

- 용어 분석
- 주 진료과 외과, 혈액종양내과, 산부인과, 방사선종양학과
- 개 요 유방 조직의 악성 신생물
- 증 상 유방 종괴(breast tumor), 유두 분비(nipple discharge), 유방 통증(breast pain), 피부의 궤양(skin ulcer), 함몰(retraction), 겨드랑이 종괴(axillary tumor) 등
- 원 인 (위험인자) 여성 호르몬(에스트로겐), 연령 및 출산 경험, 수유 요인, 음주, 방사선 노출, 유방암의 가족력 등
- 합 병 증 유방암의 예후를 결정하는 가장 중요한 요소는 암의 병기인데 암 덩어리의 크기, 겨드랑이 림프절로의 전이 여부, 전신 전이 여부에 의해 결정됨. 조기 유방암의 경우 5년 생존율이 90%에 이르는 좋은 치료율을 보이지만 4기 암의 경우 20% 미만임
- 진 단
  1. 유방 촬영술(mammography)
  2. 유방 초음파 검사(breast ultrasonic examination)
  3. 자기공명영상(MRI)
  4. 전산화 단층촬영술(CT)
  5. PET
  6. 뼈 스캔(bone scan)
- 치 료
  1. 외과적 수술 : 유방절제술(mastectomy)
     단순 유방절제술(simple mastectomy)
     덩어리절제술(lumpectomy)
     부분유방절제술(partial mastectomy)
     근치유방절제술(radical mastectomy)
     변형근치유방절제술(modified radical mastectomy)
  2. 항암 화학요법(chemical therapy
  3. 방사선 치료(radiation therapy)
  4. 항호르몬 치료(antihormone therapy)
  5. 분자 표적 치료(molecular-target therapy)

## Page't disease, breast, nipple 유방 파제트암

(KCD code :         )

- 용어 분석
- 주 진료과 외과, 혈액종양내과, 산부인과
- 개 요 상피내암의 일종으로 특징적인 파제트 세포를 보이는 질환이며, 60~70대 여성, 폐경기 여성, 미산부인 경우 호발하며 관상피내암이나 침윤성 유방암을 동반할 수 있음
- 증 상 주로 유두(nipple) 및 유륜(areola)에서 발생하며 유두 피부의 홍반(erythematous), 가벼운 습진성 비늘화(eczematoid scale), 피부미란(skin erosion), 궤양(ulcer) 등이며 유두(nipple)에서 시작하여 유륜(areola)으로 퍼짐
- 진 단 1. 신체검사 ; 촉진(P.Ex : palpitation)
  2. 방사선검사(radiation exam.)
  3. 조직 검사(biopy)
  4. 유방 촬영술(mammography)
- 치 료 1. 변형 근치 유방절제술(modified radical mastectomy)
  2. 유방 보존술(breast-conserving surgery)
  3. 방사선 요법(radiotherapy)

## albinism 백피증(선천성)/백색증

(KCD code :         )

- 용어 분석 albino- 흰 -ism 상태의, 습관의
- 주 진료과 피부과
- 개 요 선천적, 유전적 멜라닌(melanin) 색소의 분포와 합성 대사과정의 결함으로 생기는 희귀 유전질환 (구분) 전신성 백색증, 안성 백색증, 부분성 백색증
- 증 상 창백한 피부(leucopathia), 분홍색 눈(pink eye), 난시(astigmatism), 눈부심(photophobia), 사시(strabismus), 실명(blindness), 안구진탕(nystagmus)
- 원 인 tyrosine이라는 아미노산의 물질대사에 다양한 결함으로 멜라닌(melanin) 색소가 우리 몸에서 생산되지 못해 생겨는 선천성 질환
- 합 병 증 증상이 심하거나 관리가 잘 안되는 경우 피부암(skin cancer)으로 발전가능
- 진 단 1. 신체검사 : 피부, 머리카락, 눈(망막과 시신경의 발달 정도와 시력 측정 등)
  2. 유전학적 검사 : 유전자 돌연변이(chromosome 11q14-q21)
- 치 료 1. 대증요법(Symptomatic treatment)
  2. 지지요법(Supportive therapy)
  3. (예방) 옷과 선글라스 이용하여 빛으로부터 피부나 눈을 보호

## nevus 모반

(KCD code :　　　　)

- 용어 분석
- 주 진료과　소아청소년과, 성형외과, 피부과
- 개　　요　피부에 발생한 검은색 또는 갈색 반점
  1. 화염상 모반(nevus flammeus) 붉은색 모반(모세혈관 기형 동반)
  2. 몽고반점(mongolian spot) 아시아인이 태어날 때 엉덩이 부분에 흔히 나타나는 반점
  3. 청색반점(bule nevus) 진피에 발생하는 모반(악성여부 확인 필요)

  ※ 과오종(hamartoma) : 피부 부속기의 과형성
- 증　　상　반점(spot)
- 원　　인　모름
- 합 병 증　스터지웨버증후군 : 화염상 모반과 함께 눈, 중추신경계의 이상이 동반된 경우로 선천성 녹내장을 동반
- 진　　단　1. 육안 확인
  2. 정확한 진단을 위한 skin punch biopsy
- 치　　료　모반의 종류에 따른 레이져 치료
- 관련용어　모반(birthmark, naevus)

## systemic lupus erythematous(SLE) 전신홍반루푸스

(KCD code :　　　　)

- 용어 분석
- 주 진료과　류마티스내과, 소아청소년과, 피부과
- 개　　요　면역계의 이상으로 온몸에 염증이 생기는 만성 자가면역질환으로 collagen 혈관질환성 염증 반응이 일어나는 질환

  원판상 홍반루푸스(discoid lupus erythemotous, DLE) : 경증 SLE
- 증　　상　나비모양 원판성 홍반(butterfly erythema on check & nose), 광과민성(photosensitivity), 구강 궤양(oral ulcer), 두피 탈모(hair loss), 관절통(arthroalgia), 운동성 장애(손가락 : '자꾸드양 관절증'), 신부전, 신증후군, 우울증, 불안, 정신병, 주의력 결핍, 집중력 저하, 기억력 장애, 두통, 발작 등
- 원　　인　유전자와 호르몬, 환경적 요인이 복합적으로 작용하여 발생하며 자외선 노출, 이산화규소 먼지, 흡연, 약물도 루푸스 발생의 위험도 증가

• 합 병 증 정맥이나 동맥의 혈전증, 관상동맥질환, 협심증, 심근경색
• 진 단 1. 미국 류마티스 학회 기준(4개/11개 중) : ① 뺨의 발진 ② 원판상 발진 ③ 광과민성 ④ 구강 궤양 ⑤ 관절염 ⑥ 장막염 ⑦ 신질환 ⑧ 신경학적 질환 ⑨ 혈액학적 질환 ⑩ 면역학적 질환 ⑪ 항핵항체
2. 혈액검사 : 일반혈액검사 및 자가항체검사
3. 영상학적 검사
• 치 료 증상 억제 치료 : 비스테로이드성 항염제와 항말라리아제, 세포독성 약물(사이클로포스파마이드(cyclophosphamide), 아자치오프린(azathioprine) 등

## Behcet's disease 베체트병

(KCD code :     )

• 용어 분석
• 주 진료과 류마티스내과
• 개 요 베체트병은 반복적으로 입 안에 궤양이 생기고, 성기부에 궤양이 발생하며, 경우에 따라서는 눈 안에 염증이 발생해서 시력을 잃을 수도 있는 만성 염증성 질환
• 증 상 구강 궤양(oral ulcer), 성기부 궤양(genital ulcer), 피부병변(홍반성 결절, erythematous nodule), 모낭염(folliculitis), 여드름성 병변(acne legion), 표재성 정맥염(superficial phlebitis), 눈(포도막염)의 염증(uveitis), 관절염(arthritis)
• 원 인 원인 불명확, 면역이상, 유전적 소인, 감염 등의 복합적 요인
• 합 병 증 눈의 합병증(눈의 포도막염 반복에 따른 시력상실), 뇌졸중(신경베체트증), 혈관파열(혈관베체트증)
• 진 단 1. 신체검사 : 증상과 징후 확인
2. 혈액검사 : 염증 활성도 검사
• 치 료 1. 대증요법(Symptomatic treatment)
2. 지지요법(Supportive therapy)
구강궤양 : 콜히친, 스테로이드제제
관절염 : 비스테로이드성 항염제
위장관 베체트증 : 설파살라진, 스테로이드 등
눈의 포도막염, 신경계 베체트증, 혈관염이 발생한 경우 : 면역억제제

# 8-2 눈

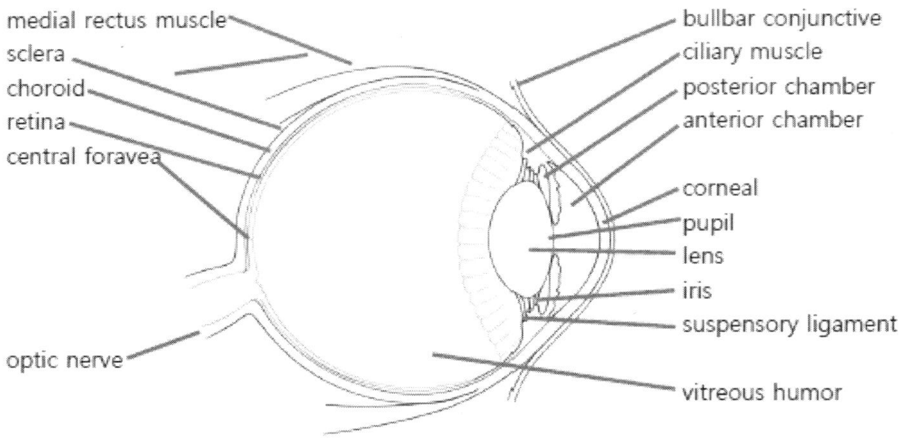


## 1. 전안부(anterior segmant)

- 결막(conjucntiva) – 혈관과 림프절이 분포하는 투명한 점막으로 안검, 안구 일부를 덮고 있음
- 각막(cornea) – 전체 안구의 1/6을 차지하며 굴절기능을 담당함
- 전방(anterior chamber) – 각막과 홍채사이 방수(aqueous humor)를 포함함
- 동공(pupil) – 눈의 홍채(iris)의 중앙 부분
- 수정체(crystalline lens) – 볼록렌즈 모양으로 광선 전달과 수정체의 두께조절을 통해 상의 초점이 망막에 맺히도록 함
- 홍채(iris) – 각막 후방, 수정체 전방에 위치하며 중앙은 동공(pupil)에 의해 관통됨. 눈을 통과하는 빛의 양조절을 담당함
- 모양체(섬모체)(cilliary body) – 수정체 만곡조절 및 방수 분비
- 모양체(섬모체) 돌기(cilliary process)

## 2. 후안부(posterior segment)

- 외직근(lateral rectus muscle)
- 내직근(media rectus muscle)
- 맥락막(choroid) – 공막과 망막사이의 암흑갈색막으로 외부 광선을 차단하는 역할
- 공막(sclera) – 안구 5/6를 싸고 있는 단단한 백색막으로 각막으로 이어짐
- 초자체(vitreous body)
- 망막(retina) – 안구 가장 내부로 상이 맺히는 곳이며 신경세포(막대세포(rods)와 원뿔세포(cones))로 구성
- 황반(macular lutea) – 망막상의 한점으로 물체의 상이 가장 선명하게 보이는 곳
- 중심화(fevea centralis) – 원뿔세포가 다량 분포하며 선명한 시력 부분
- 시신경 유두(optic disk) = 맹점(blind spot)
- 안신경(optic nerve)
- 포도막(uvea) – 맥락막 + 홍채 + 모양체을 일컬으며 눈의 혈관층으로 망막에 혈액을 공급함

## 3. 누선(눈물샘) 구조

- 눈물샘(lacrimal gland) – 안검(눈꺼풀, eyelids)의 외측상방에 위치하며 눈물 분비
- 누낭(눈물주머니)(lacrimal sac) – 안와(orbit) 중간벽에 위치한 눈물낭
- 비루관(코눈물관)(nasolacrimal duct) – 누낭의 배액관 및 아래코 통로로 개수됨
- 관의 개구부(콧속)(opening of duct(in nose))
- 마이봄선(Meibomian gland) – 안검(eyelids)의 중간층인 검판(tarsal plate)에 있는 피지선

## orbital cellulitis 안와연조직염/안와봉와직염

(KCD code :            )

- 용어 분석　orbit- 안와　-al 상태　cellul/o- 세포　-itis 염증
- 주 진료과　안과
- 개　　요　안와(눈꺼풀)에 있는 연조직과 눈꺼풀에 박테리아 감염으로 염증이 생기는 질환
- 증　　상　눈꺼풀 부종, 눈 충혈, 안구 주위 통증, 발열, 눈 주위 부종, 눈 고름(pyo-phtalmia)
- 원　　인　황색 포도상구균, A군 베타 용혈성 연쇄상구균, 폐렴연쇄상 구균, 또는 B형 헤모필러스 인플루엔자균(히브균) 등
- 진　　단　병력, 증상 징후와 진찰소견 종합
  안구 초음파 검사(eye ultrasonography)
  X-선 사진 검사
  그람 염색 현미경 세균검사와 세균배양검사
- 치　　료　항생제 정맥주사로 치료 시작
  안구 주위 연조직의 고름 배농

## ectropion 안검외반/눈꺼풀속말림

(KCD code :          )

- 용어 분석　ec- ~벗어난　-tropia 돌리다, 경향　-ion 명사형 접미사
- 주 진료과　안과
- 개　　요　눈꺼풀의 골격에 해당하는 눈꺼풀 판이 바깥쪽으로 뒤집어진 것으로 원인에 따라 반흔성, 퇴행성, 마비성, 선천성으로 구분
- 증　　상　눈물흘림(illacrimation), 눈곱(eye mucus), 자극감(stimulation), 결막 충혈(conunctiva injection) 등
- 원　　인　퇴행성 : 노화로 인한 눈 주변 근육 약화
  마비성 : 안면신경 마비
- 합 병 증　수술 후 합병증으로 저교정, 재발, 과교정, 흉터, 감염 등
- 진　　단　1. 병력 및 눈 검사(ophthalmoscope)
  2. 시력 검사 및 전안부 검사(visual acuity test)
  3. 세극등 현미경검사(slit lamp biomicroscopy)
- 치　　료　1. 보존적 치료 : 인공눈물, 안연고 자주 투여, 치료용 콘택트렌즈를 착용
  2. 수술적 치료 : 피부 이식술, 수평단축술, 눈썹처짐교정술

## entropion 안검내반/눈꺼풀속말림

(KCD code :         )

- 용어 분석 en-안쪽, -tropia 돌리다, 경향 -ion 명사형 접미사
- 주 진료과 안과
- 개 요 눈꺼풀이 안으로 말리면서 피부나 속눈썹이 눈에 닿아서 눈에 자극감을 주는 질환
- 증 상 눈물(lacrima), 눈곱(eye mucus), 충혈(injection), 심한 경우 궤양(ulcer) 발생
- 원 인 선천성, 노화로 근육 약화와 눈꺼풀 이완으로 생기는 퇴행성, 눈꺼풀 손상과 같은 반흔성, 눈 주변 수술 후 반사적 눈꺼풀 경련의 연축성
- 합 병 증 수술 후 합병증으로 재발, 이차성 안검외반, 토끼눈, 감염, 출혈 및 혈종 등
- 진 단 1. 병력 및 눈검사
  2. 시력 검사 및 전안부 검사
  3. 세극등 현미경검사(slit lamp biomicroscopy)
  4. 눈꺼풀 수평 이완 검사
- 치 료 1. 보존적 치료 : 인공눈물, 항생제 점안액반창고 이용, 치료용 콘택트렌즈 착용
  2. 수술적 치료

## exophthalmos 안구돌출/눈알돌출증

(KCD code :       )

- 용어 분석 ex- 밖으로, -없는, opthalm/o, ocul/o -눈의 -os 상태
- 주 진료과 안과
- 개 요 안구가 돌출된 비정상적인 상태
- 증 상 시력손상, 각막염, 궤양, 염증, 시력소실
- 원 인 갑상선 기능 항진증(hyperthyroidism), 안와정맥류(orbiral varices), 안골손상(orbital bone injury), 두 개내 및 안와내 부종(intracrinial & intraorbital edema), 안와내출혈(intraorbital hemorrhage), 외안근 손상(extraocular muscle injury)이나 마비(paralysis) 등
- 진 단 1. 안구돌출도 측정검사(exophthalmos test=헤르텔법(Hertel Method))
  2. CT
  3. 시야검사(visual field test)
  4. 갑상선 기능검사 등
- 치 료 1. 원인에 따른 치료

## conjunctivitis 결막염

(KCD code :            )

- 용어 분석 conjunctiv/o 결막 -itis 염증
- 주 진료과 안과
- 개 요 결막의 염증
- 증 상 충혈(hyperemia), 결막 부종(chemosis), 유두증식(papillary hyperplasia), 눈꺼풀 부종(edema), 경도의 삼출성(exudative) 분비물에서 다량의 화농성(pyogenic) 분비물/눈곱, 이물감(foreignbody), 가려움증(itching), 작열감(burning sensation), 눈부심(phengophobia) 등
- 원 인 세균성(bacterial infection) : 포도알균, 페렴구균, 인플루엔자 등
  과민성(allergic) : 외부의 먼지, 꽃가루, 약품, 화장품 등
  폴리텐성(phlyctenula) : 결핵질환에 의한 증상
  자가면역질환에 동반된 건성안(dry eye)
- 진 단 1. 문진
  2. 세극등 현미경검사(slit lamp biomicroscopy)
- 치 료 1. 항생제, 항균제(antibacterial agent), 코르티코스테로이드 등
  2. 얼음찜질
  3. 혈관 수축제 점안
  4. 항히스타민제

## pterygium 군날개/익상편

(KCD code :            )

- 용어 분석 pterygoid/o 익상의
- 주 진료과 안과
- 개 요 결막주름이나 섬유혈관성 조직이 날개 모양으로 각막을 덮으며 자라나는 안질환
- 증 상 충혈, 시력 감소, 자극감
- 원 인 원인 불명
  유전적 요인, 환경적 요인(야외 활동), 강한 햇빛(자외선), 먼지, 건조한 공기 등
- 합 병 증 아주 심한 경우 드물게 눈의 바깥쪽 움직임을 제한하여 사시가 발생
- 진 단 1. 외관 검사
  2. 세극등 현미경검사(slit lamp biomicroscopy)
  3. 교정시력 측정
  4. 각막굴절계 및 각막지형도 검사
- 치 료 1. 인공눈물과 같은 윤활제의 점안
  2. 염증조절제 : 혈관수축제, 비스테로이드 항염제, 또는 스테로이드제 등
  3. 수술치료 : 근본 치료

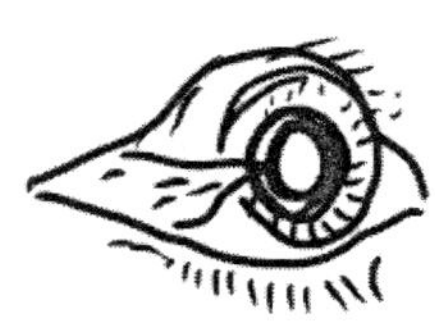

## glaucoma 녹내장

(KCD code :　　　　)

- 용어 분석　glauc/o 회색 –oma 종양
- 주 진료과　안과
- 개　　요　방수의 흐름 차단으로 인해 안구압이 비정상적으로 높은 상태
- 증　　상　일시적 시력 저하(이른 아침/밤늦게)(temporary acuity loss), 두통(headache), 안통(눈통증)(eye pain), 오심(nausea), 구토(vomiting) 등
- 원　　인　안압 상승 및 변동 폭 상승, 시신경 혈액 순환 장애, 유전자 이상
- 진　　단　1. 병력 및 눈검사 : 안압검사(정상 10~21mmHg) tonometry
  2. 전방각경 gonioscopy
  3. 시야(visual field test) 및 시신경검사
  4. 컴퓨터를 이용하여 시신경의 변화 분석
- 치　　료　1. 약물요법
  2. 레이저 섬유주 성형술(laser traceculoplasty)
  3. 고식적인 섬유주절제술(trabeculectomy)
  4. 홍채절제술(iridectomy)
  5. 모양체해리술(cyclodialysis)
  6. 각막천자(corneacentesis)
  7. Ellio't operation 엘리놋 수술

## keritis 각막염

(KCD code :　　　　)

- 용어 분석　kerat/o– 각막의, 뿔의　–itis 염증
- 주 진료과　안과
- 개　　요　각막에 생긴 염증성 질환
  (유형) 자외선(actinic), 단순 포진성(herpes)
- 증　　상　눈 분비물(discharge of eye), 유두상 비대(enlargement of papillary), 충혈(hyperemic), 눈물(lacrima), 시력 감소(acuity loss), 눈의 통증(eye pain), 각막 혼탁(cornea opacity), 눈부심(photophobia)
- 원　　인　감염성 각막염 : 세균(포도상구균(Staphylococcus)과 녹농균(Pseudomonas aeruginosa)), 바이러스(단순포진바이러스(herpes simplex virus)), 진균(곰팡이균, 푸사리움(Fusarium)) 등의 여러 가지 병원균
  비감염성 각막염 : 노출성 각막염, 약제에 의한 독성 각막염, 각막신경의 손상에 의한 신경영양각막염 등

• 합 병 증 시력 감소 초래
• 진 단 1. 세극등 현미경검사(slit lamp biomicroscopy)
2. 균 배양검사 및 균 도말검사
• 치 료 1. 항생제
2. 무방부제 인공눈물
3. 치료용 콘택트렌즈
4. 양막 이식

## cataract 백내장

(KCD code : )

• 용어 분석
• 주 진료과 안과
• 개 요 수정체의 혼탁으로 인해 사물이 뿌옇게 보이게 되는 질환
(종류) 1. 노인성 백내장(senile cataract) 2. 외상성 백내장(traumatic ctaract)
3. 합병성 백내장(complicated cataract) 4. 당뇨병성 백내장(diabetic cataract)
5. 선천성 백내장(congenital cataract) 6. 풍진성 백내장(rubella cataract)
• 증 상 시력 감소(decreased acuity), 단안 복시(monocular diplopia), 근시(myopia), 수정체 혼탁(crystalline lens clouding)
• 원 인 선천성 백내장 : 대부분 원인 불명, 유전성, 태내 감염(자궁 내의 태아에게 발생하는 감염), 대사 이상
후천성 백내장 : 노화현상, 외상이나 전신질환, 포도막염, 당뇨, 전신질환의 합병증 등
• 합 병 증 백내장이 너무 많이 진행된 경우는 수정체가 딱딱해지므로 일반적인 초음파 유화술로 제거하기 어려움
• 진 단 세극등 현미경검사(slit lamp biomicroscopy)
• 치 료 1. 수정체 낭내 적출술(intracapsular cataract extraction ICCE)
2. 수정체 낭외 적출술(extracapsular cataract extraction ECCE)
3. 후방인공 수정체 삽입술(posterior lens implantation)
4. 전방인공 수정체 삽입술(anterior lens implantation)
5. 흡인 및 세정(aspiration and irrigation procedure)
6. 수정체 유화흡입술(phacoemulsification)

## blepharoptosis 안검하수/눈꺼풀처짐증

(KCD code :         )

- 용어 분석 blephar/o 안검 -ptosis 어떤 기관이나 일부의 하수
- 주 진료과 안과, 신경과
- 개 요 위 눈꺼풀을 올리는 근육이 선천적 또는 후천적으로 힘이 약해서 위 눈꺼풀이 아래로 처지는 현상
- 증 상 동공이 안보임, 복시(diplopia), 두통(headache), 정면의 물체를 보기 위해 이마를 위로 들어올리고 턱을 위로 치켜 뜨는 특징적인 자세(선천성 안검하수)
- 원 인 1) 선천성 안검하수 : 선천성 근성 안검하수, Marcus Gun Jaw winking 증후군, 눈꺼풀 틈새 증후군
  2) 후천성 안검하수 : 노화, 외상, 뇌신경 마비, 호너 증후군 종양, 근육약화
- 합 병 증 수술 후 잘 때 눈을 뜨고 자거나, 눈높이 차이, 눈 깜박임에 차이날 수 있음
- 진 단 1. 문진
  2. 눈 검사 : 시력 검사(visual acuity), 사시 검사, 굴절 이상 검사, 안구 건조증 검사, 눈꺼풀올림근 기능 검사, 눈꺼풀 쳐짐의 정도 측정
  3. 전신 검사 및 기타 검사 : 항아세틸콜린수용체 항체 검사, 반복신경자극 근전도 검사, Edrophonium 검사, 뇌 전산화 단층 촬영(CT) 및 MRI 검사
- 치 료 1. 보존적 치료 : 만 3세까지
  2. 수술적 치료 : 눈꺼풀 올림근 절제술, 전두근 걸기법

## retinal detachment 망막박리

(KCD code :         )

- 용어 분석 retin/o 망막 -al 상태
- 주 진료과 안과
- 개 요 눈의 맥락막에서 망막이 분리된 질환
- 증 상 날파리증(비문증), 광시증(커튼, 검은 구름, 또는 그림자 등이 가리는 것으로 표현되는 증상), 시력감퇴
- 원 인 유리체박리, 망막 열공(retinal break), 고도근시, 유전,  망막변성
- 진 단 1. 병력 및 신체검사
  2. 세극등 현미경검사
  3. 안저 검사
  4. 특수검사 : 망막전위도검사, 시유발전위검사(visual evokedpotentials, VEP), 레이저간섭계(laser interferometer), 안와의 전산화 단층촬영, 핵자기공명검사(MRI)
- 치 료 1. 공막돌륭술(scleral buckling)
  2. 유리체 절제술
  3. 기체망막유착술(pneumatic retinopexy)

## retinitis pigmentosa 망막색소변성

(KCD code :            )

- 용어 분석　retin/o 망막의　-itis 염증의　pigment/o 색소
- 주 진료과　안과
- 개　　요　어린 시절에 시작되고 중년이 되면서 시력이 약화되는 망막에 분포하는 광수용체의 기능장애로 발생하는 진행성 망막변성질환
- 증　　상　황반퇴화, 망막색소 형성, 시력 감소, 야맹증, 시야협착, 눈부심 현상, 시력장애, 망막기능의 진행성 소실, 망막위축, 망막혈관 약화, 색소침착, 시야 축소
- 원　　인　유전자 이상
- 합 병 증　실명
- 진　　단　1. 병력 및 안과적 검사
  2. 교정시력 검사
  3. 굴절검사
  4. 안압 측정
  5. 세극등 현미경검사 및 안저 검사
  6. 망막전위도검사
  7. 시야검사 등
- 치　　료　근본적인 치료법 없음

## retinoblastoma 망막모세포종/망막아세포종

(KCD code :            )

- 용어 분석　retin/o 망막 -oma 종양 -blast 발달단계의 배아기
- 주 진료과　안과
- 개　　요　망막모세포종 유전자(retinoblastoma gene)에 변이가 일어나서 세포증식을 억제하는 기능을 상실하게 됨으로써 발생하는 안구 내 종양
- 증　　상　비정상 동공반사, 망막박리, 사시, 시력 손상, 동공의 색이 하얗게 변색
- 원　　인　망막모세포종 유전자(retinoblastoma gene)의 변이
  아버지의 나이가 많은 경우 발생빈도가 높음
- 진　　단　1. 안전검사
  2. 전산화단층촬영(CT)
  3. 자기공명영상(MRI)

4. 초음파검사
5. 골수검사, 뇌척수액 검사, 전신 전산화단층촬영

• 치　　료 1. 냉동응고술
2. 레이저 광응고술
3. 전신적인 화학 약물치료 후 온열요법
4. 시신경제거술
5. 안구제거술
6. 방사선치료

## uveitis 포도막염

(KCD code :　　　)

• 용어 분석 uvea- 포도막 -itis 염증

• 주 진료과 안과

• 개　　요 홍채, 모양체, 맥락막의 염증

• 증　　상 충혈, 시력저하, 안통, 날파리증, 불규칙한 모양의 동공, 각막주위 염증, 유루

• 원　　인 앞포도막염 : 홍채염(세균, 진균, 바이러스감염에 의하여 발생), 헤르페스 바이러스(herpes virus)에 의한 각막 포도막염(각막홍채염)
중간포도막염 : 유리체 및 주변 망막에 발생한 경우
뒤포도막염 : 망막, 맥락막 및 시신경에 염증이 있을 경우

• 합 병 증 홍채유착, 홍채위축, 백내장, 녹내장, 망막박리, 망막 위축, 포도막 위축, 시신경위축, 안내혈관신생, 유리체출혈 등이 올 수 있고, 매우 심한 경우에는 결국 시력상실 발생

• 진　　단 1. 문진
2. 안과검사 : 세극등검사, 안저검사, 형광안저조영검사
3. 전신검사 : 혈액검사, 흉부방사선촬영, 소변검사

• 치　　료 1. 감염성 포도막염 : 항생제, 항진균제, 항바이러스제를 사용
2. 자가면역 포도막염 : 스테로이드 안약
3. 종양성 포도막염 : 항암치료 또는 방사선치료

## macular degeneration 황반퇴행

(KCD code :            )

- 용어 분석　macul/o 황반, 반점 -ar ~의 상태　de- 부정 의미
- 주 진료과　안과, 방사선종양학과
- 개　　요　눈 안쪽 망막 중심부에 위치한 황반부에 변화가 생겨 시력장애가 생기는 질환
- 증　　상　시력감소, 중심암점, 변시증(사물이 찌그러져 보이는 증상, metamorphopsia)
- 원　　인　노화, 가족력, 흡연
- 합 병 증　맥락막하 신생혈관이 생길 경우 색소상피박리, 장액망막박리, 망막하출혈 등이 발생하여 심한 시력장애 발생
- 진　　단　1. 시력 및 안압 검사(vsual acuity & tonometry)
  2. 세극등 현미경검사
  3. 안저검사
  4. 망막검사 : 황반부 변성이 의심되면 형광안저촬영, 빛간섭단층촬영
  5. 플루오레신 혈관조영술 fluorescein angiography
- 치　　료　비삼출성인 황반변성 : 치료가 필요 없음
  삼출성 : 레이저광응고술, 광역학요법, 항체주사, 초자체(유리체)절제술 등 시행

## optic neuritis 시신경염/시각신경염

(KCD code :            )

- 용어 분석　opt/o 눈에 보이는, 시각, 시야 -ic ~의 상태 neuro- 신경 -itis- 염증
- 주 진료과　안과
- 개　　요　시신경에 염증이 생긴 것 뿐만 아니라 시신경의 탈수초성 병변, 혈관성 병변, 시신경의 변성 등에 의한 시신경의 장애도 포함하는 넓은 의미의 시신경염
- 증　　상　시력 저하(aquity loss), 변색(discolaoration), 눈 뒷부분 통증(pain on posterior eye), 중심부 또는 부분적 시야 결손(visual field defect)
- 원　　인　젊은 여성에게 호발, 다른 부위 염증, 탈수초성 질환, 대사장애, 허혈성 시신경증, 중독 등에 의해 유발
- 진　　단　1. 임상 양상 및 증상
  2. 시력 검사
  3. 시야 검사
  4. 색각 검사
  5. 시유발전위 검사
  6. 검안경 소견
  7. CT 혹은 MRI 촬영
- 치　　료　1. 자연적으로 시력 회복
  2. 스테로이드제제 사용

## neonatal retinopathy 신생아 망막병증

(KCD code :　　　)

• 용어 분석 neo/새로운 natal/태어나다 retin/o 망막 -path/병증
• 주 진료과 소아청소년과, 안과
• 개　　요 저체중 출생아에서 발생하는 안과 질환으로 출생 시 망막 혈관 미숙으로 출생 후 비정상적인 섬유혈관이 증식하여 망막이 박리(separation)되는 질환으로 미숙아 망막증(ROP, Retinopathy of prematurity)이라고 함
• 증　　상 특이 증상 없으므로, 고압산소 치료를 받은 신생아는 반드시 검사
• 원　　인 1. 미숙아 : 32주 미만 출생아
2. 저체중아 : 1500g 미만 출생아
3. 고농도 산소 치료를 한 경우
4. 비타민 E 결핍
5. 기타 : 쇼크, 가사, 저체온
• 합 병 증 고도근시(myopia), 녹내장(glaucoma), 실명(blindness) 등
• 진　　단 1. 망막검사 : 출생 후 산소치료를 6시간 이상 받았던 신생아 대상으로 안저검사(fundus examination)
• 치　　료 1. 레이저 광응고술(Laser photocoagulation)
2. 냉동 응고술(Cryotherapy)

## congenital blepharoptosis 선천성 안검하수

(KCD code :　　　)

• 용어 분석 blephar/o 안검, 눈꺼풀 -ptosis/아래로 떨어지다.
• 주 진료과 소아청소년과, 안과
• 개　　요 윗 눈꺼풀에 있는 상안검 거근(윗 눈꺼풀 올림근)이 발생상 이상으로 힘이 약해 져서 윗눈꺼풀이 아래로 처진 상태
• 증　　상 짝눈, 이마 주름, 수정체 혼탁(lens opacity)
• 원　　인 윗 눈꺼풀에 있는 상안검 거근이 발생상 이상
• 합 병 증 근육병(myopathy), 약시(amblyopia), 사시(strabismus)
• 진　　단 1. 육안으로 확인 가능
2. MRD(margin reflex distance) 확인
• 치　　료 외과적 수술 : 윗 눈꺼풀 올림근의 기능이 남아 있는 경우에는 윗 눈꺼풀 올림근 절제술 시행. 안검하수가 심한 경우에는 이마근 걸기수술

## congenital entropion 선천 안검내반

(KCD code :  )

- 용어 분석 entr/o 안으로
- 주 진료과 소아청소년과, 안과
- 개 요 안검내반은 선천적으로 눈꺼풀(안검)이 안쪽으로 말려있는 경우
- 증 상 눈비빔, 시력저하, 눈물흘림, 충혈(hyperemia)
- 원 인 안검(eyelid) 장애
- 합 병 증 결막염(conjunctivitis), 각막염(keratitis), 각막궤양(corneal ulcer)
- 진 단 신체검진
- 치 료 안검내반술(entropion repair)

## congenital ectropion 선천 안검외반

(KCD code :  )

- 용어 분석 ectr/o 밖으로
- 주 진료과 소아청소년과, 안과
- 개 요 안검외반은 눈꺼풀이 바깥쪽으로 말리는 상태로 눈꺼풀의 근육이 약해져서 정상적으로 완전히 감기지 않는 상태
- 증 상 충혈(conjunctival hyperemia), 안구건조(xerophthalmia), 시력저하
- 원 인 안검(eyelid) 장애
- 합 병 증 결막염(conjunctivitis), 수정체 혼탁(lens opacity), 할리퀸 증후군
- 진 단 신체검진
- 치 료 안검외반술(ectropion repair)

## congenital cataract 선천성 백내장

(KCD code :  )

- 용어 분석
- 주 진료과 소아청소년과, 안과
- 개 요 출생 시 부터 수정체(lens)가 혼탁한 경우
- 증 상 수정체 혼탁(lens opacity), 눈부심(photophobia)

• 원 인 1. 유전적인 경우와 대사 이상
2. 태내 감염에 의한 것은 산모가 임신 12주 이내 풍진에 감염되었을 때

• 합 병 증 약시(amblyopia), 사시(strabismus), 망막박리(retinal detachment)

• 진 단 1. 신체검진 및 임상관찰
2. 산동검사

• 치 료 1. 수정체 유화 및 흡인 후 인공 수정체 삽입 수술(Phacoemulsification and aspiration of cataractInsertion of prosthetic lens)
2. 백내장 수술 후 눈가림 및 안경치료 병행

## congenital glaucoma 선천성 녹내장

(KCD code : )

• 용어 분석 glauc/o 회색

• 주 진료과 소아청소년과, 안과

• 개 요 선천적으로 방수유출로가 제대로 만들어지지 않아 안압이 상승하게 되면서 생기는 질환

• 증 상 눈물, 눈 깜빡거림(blink eye), 눈부심

• 원 인 방수가 빠져 나가는 섬유주를 덮고 있던 막이 출생후에도 남아 있어서 방수유출로가 제 기능을 하지 못해 발생

• 합 병 증 시신경 유두 함몰, 근시(Myopia), 전방출혈(Hyphaema), 안구 위축
부정난시(Irregular astigmatism)

• 진 단 1. 안압측정
2. 각막직경 측정
3. 전방각경검사

• 치 료 전방각절개술(goniotomy), 섬유주절개술(trabeculotomy), 홍채절개술(iridotomy)
: 환자 상태에 따라 방수유출로가 기능을 할수 있도록 수술 진행

• 관련용어 소눈(buphthalmos)

# 8-3 귀

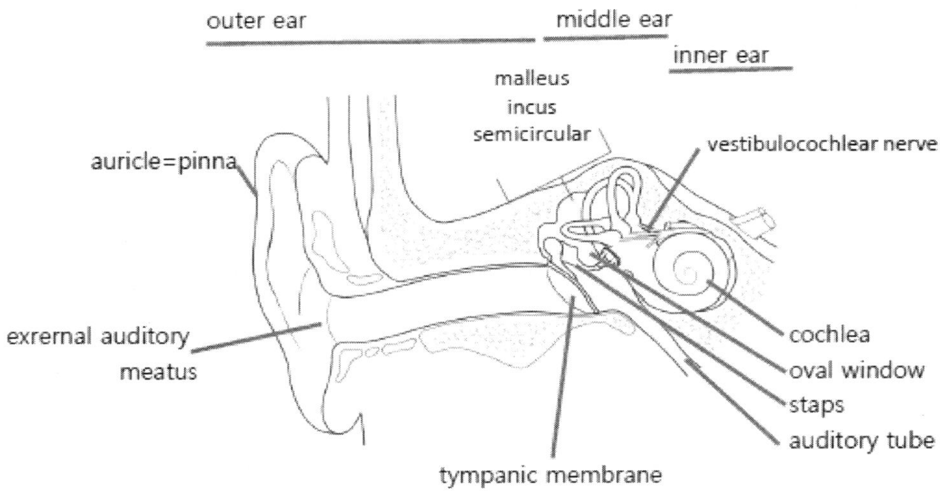


## 1. 외이(outer ear)

- 이개, 귓바퀴(auricle = pinna)
- 외이도, 바깥귀길(external auditory meatus, auditory canal) – 귓바퀴에서 고막에 이르는 통로
- 귀지(cerumen) – 외이에서 분비되은 왁스같은 물질

## 2. 중이(middle ear) = 고막강(tympanic cavity)

바깥귀의 공기의 진동을 기계적 진동으로 바꾸어 속귀로 전달

- 고막(eardrum = tympanic membrane)
- 이소골, 귓속뼈(ossicles) – 관절로 연결된 작은 뼈로 고막에서 진동을 속귀로 전달

  (구성요소) 추골, 망치골(malleus)

  침골, 모루골(incus)

  등골, 등자골(stapes)

- 난원창(oval window) – 중이와 내이 사이의 막
- 이관, 귀인두관(eustachian tube, auditory tube) – 비인두(nasopharynx)와 중이(middle ear) 연결통로로서 유양돌기(mastoid process)와 같이 고막내 압력을 유지하는 기능

## 3. 내이, 속귀(inner ear, labyrinth)

음파 전달, 평형감각 유지 기능

- 와우, 달팽이관(cochlea) – 외림프액과 내림프액으로 채워져 있음
- 코르티기관(organ of corti) – 청각 수용 기관으로 와우관에 있음
- 청신경(auditory nerve)
- 평형기관(organ of equilibrium )
  - 반고리관, 반규관(semicircular canals) – 내이의 통로
  - 구형낭(saccule) – 내이의 기관
  - 타원낭(utricle) – 내이의 낭 같은 구조

## aural atresia 외이로 폐쇄/바깥귓길 폐쇄

(KCD code : )

- **용어 분석** aur/o 귀의 –al ~의 –atresia 비정상적으로 막힌 상태
- **주 진료과** 이비인후과
- **개 요** 소이증(microtia)에서 동반되는 증상
- **증 상** 난청(hearing loss), 이루(otorrhea), 이통(otalgia), 진주종(cholesteatosis)
- **원 인** 임신 초반, 특히 4~8주 내에 발생한 내외적 요인이 귓바퀴(auricle) 형성 영향
  내적 인자 : 유전자 이상, 고령 출산 등
  외적 인자 : 약제, 풍진 같은 바이러스의 감염, 방사선 조사 등
- **진 단** 1. 병력 및 귀검사(Hx & Examination of ears)
  2. 음차검사(turning fork test ; Weber test, Rinne test, Schwabach test, Gellu test)
  3. 뇌간유발반응검사(Brainstem Response Test)
  4. 측두골 단층촬영(Temporal Bone CT)
- **치 료** 1. 외이도 성형술(meatoplasty)

## otomycosis 외이도 곰팡이증/외이도 진균증

(KCD code :        )

- 용어 분석 ot/o 귀  myc/o 진균류 -sis 증
- 주 진료과 이비인후과
- 개　　요 아스페르질루스속의 사상균의 기생에 의해서 생기는 외이도의 염증
- 증　　상 증상으로서는 귀의 소양감, 폐색감 또는 이통, 이루(otorrhea)
  외이도에서 고막에 걸쳐 백색, 황색 또는 흑색의 막과 같은 것이 부착하고 있는 것이 특징
- 원　　인 사상균의 기생
- 진　　단 1. 균배양검사
- 치　　료 1. 페닐초산수은액, 살리실산 알코올을 귀에 점적
  2. 항진균제 점적

## eustachian(tube)salpingitis 인두관염

(KCD code :        )

- 용어 분석 eustachi/o salping/o 귀인두관 -itis 염증
- 주 진료과 이비인후과
- 개　　요 압력 조절과 환기를 담당하는 이관(유스타키오관)의 염증
- 증　　상 귀가 멍멍, 자신이 말한 소리가 귀 속에서 울려서 들리며, 맥박 소리나 음식 먹을 때 나는 소리 등 신체 내에서 나는 소리가 더욱 크게 들리지만 실제로 청력감소는 심하게 일어나지 않음
- 원　　인 바이러스성 질병(감기 등), 등산이나 비행기 여행 등 압력의 변화 등
- 합 병 증 진행하면 중이 안에 환기장애가 생겨 중이 안으로 물이 고이는 삼출성중이염이 발생
- 치　　료 1. 약물 투여
  2. 환기관 삽입

## mastoiditis 유돌염/꼭지돌기염

(KCD code :         )

- 용어 분석 mastoid/o 유양돌기 -itis 염증
- 주 진료과 이비인후과
- 개　　요 대부분 중이염의 합병증으로 유돌돌기 또는 유양도 일부의 감염
- 증　　상 이루 증가, 청력장애 악화, 고열, 편두통, 치통, 불쾌감 등
- 합 병 증 감염으로 인해 잔여 청력소실(hearling loss)
- 치　　료 1. 유양돌기절개술(mastoidotomy)
  2. 항생제(antibiotic agent)

## cholesteatoma 진주종

(KCD code :         )

- 용어 분석
- 주 진료과 이비인후과
- 개　　요 중이강(middle ear cavity)과 유양동(mastoid cavity) 내에 피부세포(cutaneous cyte)와 콜레스테롤(cholesterin)로 이루어진 낭종(Cyst) 모양의 덩어리(mass)로 주위의 뼈(bone)나 연부 조직을 파괴하며 진행하는 병
  (구분) 선천성 진주종(congenital cholesteatoma), 후천성 진주종(acquired cholesteatoma)
- 증　　상 이루(otorrhea), 이명(tinitus), 이통(otalgia), 어지럼증(diziness), 안면 신경마비(facial palsy)
- 원　　인 이관(auditory tube)의 기능장애(dysfunction)로 고막(tympanic membrane)의 일부분이 안쪽으로 당겨지게 되는데, 당겨진 고막은 오래된 피부 세포(각질)나 분비물이 축적되는 주머니(cyst)를 형성
- 합 병 증 중이(middle ear)를 폐쇄할 수 있으며 고실뼈(tympanic bone), 중이뼈(middle ear bone) 파괴로 인해 난청(deafness)을 유발하고, 안면신경관(facial canal), 내이(inner ear), 두 개저(cranial base) 등을 침입하여 안면신경마비(facial palsy), 어지럼증(diziness), 감각신경성난청(Sensori neural deafness), 귀통증(otalgia) 및 두개내 합병증(complication of intracranial)을 초래함

• 진 단 1. 이경(Otoscope)
2. 세균배양과 항생제 감수성검사(antibiotic response assay with culture)
3. 청력검사(Audiometry)
4. 측두골 전산화단층촬영(Temporal Bone CT)

• 치 료 1. 고막절개술(tympanotomy, myringotomy)
2. 고막 뒤 분비물을 주사바늘로 제거

## otitis media (OM) 이염

(KCD code : )

• 용어 분석 ot/o, aur/o 귀 -itis 염증

• 주 진료과 이비인후과

• 개 요 중이의 염증으로 대개 상기도 감염 후에 발생
(구분) 화농성 중이염 suppurative otitis media, 장액성 중이염 serous otitis media, 분비성 중이염 secreatory otitis media

• 증 상 급성 중이염 - 귀가 가득한 느낌, 청력 감소, 동통, 발열(편측성)

• 원 인 급성중이염 - 호혈균성 인플루엔자(Haemophilius influenzae), 폐렴 연쇄상구균(streptococcus pneumoniae)
만성중이염 - proteus, Klebsiella, Pseudomonas(그람음성균)
알레르기

• 합 병 증 반복감염일 경우 진주종이 생기거나 청력손실이 발생할 수 있다

• 치 료 1. 항생제
2. 고막절개술(myringotomy)
3. 고막천자(TM puncture)

## otocslerosis 이경화증/이경화

(KCD code : )

• 용어 분석 ot/o 귀 scler/o 경화 -sis 증

• 주 진료과 이비인후과

• 개 요 원인불명의 유전상태로 중이의 이소골, 특히 등골(staps)에 불규칙한 골화(orsification)가 일어나 청력손실을 초래하는 질환

• 증 상 이명(tinitus), 진행성 난청(progressive hearing loss)

• 원 인 유전, 내분비 장애, 대사장애

• 진　　단 1. 이경검사(otoscopy)
• 치　　료 1. 등골절제술(stapedectomy)
2. 개창술(창냄술)(fenestration)
3. 이소골 부분 대치법
4. 아르곤 레이저를 이용한 수술

## acoustic neuroma 청신경종/청각신경집종

(KCD code :　　　)

• 용어 분석 acous/o-, audi/o, acou/o 청취 neuro/ 신경 - oma 종양
• 주 진료과 이비인후과
• 개　　요 8번째 뇌신경(청각신경(auditory nerve))으로부터 발생하여 내이(inner ear) 안에서 자라며 한쪽 또는 양쪽의 양성종양(benign tumor)
• 증　　상 이명(tinnitus), 안면근육 약화(facial muscles weakness), 현기증(vertigo), 청력 소실(decreased hearing), 두통(headache), 평형 및 보행의 장애(dysequilibrium & gait disturbance), 안면의 지각탈실 또는 동통(numbness or pain of face), 안면마비(facial palsy), 유두종(papilloma)
• 원　　인 원인불명
유전적요인 : 신경섬유종증(neurofibromatosis) 병력
• 진　　단 1. 청력검사(audiometry)
2. 뇌간유발반응검사(auditory brain steim response ABR)
3. 전정기능검사(vestibular function test)
4. MRI
• 치　　료 1. 관찰(observation)
2. 방사선치료(gamma knife radiosurgery 정위방사선치료)
3. 종양제거수술(미세수술기법 microsurgical technuques)

## deafness 난청

(KCD code :　　　)

• 용어 분석 deaf 들을 수 없음 -ness 명사화접미사
• 주 진료과 이비인후과
• 개　　요 청신경(acoustic nerve)의 일부가 역할을 다 하지 못하여 부분적 또는 완전한 청각상실(hearing loss) 상태

(유형) 전음성 난청(conduction deafness), 신경성 난청(nerve deafness), 감각성 난청(sensory deafness), 일시적 난청(transitional deafness), 노년 난청(presbycusis deafness), 선천어농(congenital word deafness)

- 증　　상　이명(tinitus), 이루(otorrhrea), 현기증(diziness), 귀 충만감(aural fullness), 두통(headache), 안면신경 마비(facial palsy)
- 원　　인　전음성(conductive) – 중이(middle ear)의 귀속뼈(endaural bone)와 고막(tympanic membrain)의 장애(dysfunction)
  신경성(neurogenic) – 달팽이관(cochlea)과 청신경(acoustic nerve) 장애
- 진　　단　1. 청각소실(hearing loss)을 진단하기 위해 귀의 배농(Incision and drainage), 딱딱한 외피, 귀지의 축적과 구조장애 검사
  2. 순음청력검사(tuning fork test)
  3. 어음 청력검사(speech hearing test)
  4. 임피던스 청력검사(acoustic impedance)
- 치　　료　1. 보청기(audiphone) 등의 보조 장구착용(감각신경성)
  2. 약물(drug)이나 수술적 방법(전음성)

## labyrinthitis/otitis interna 미로염/내이염

(KCD code :　　　)

- 용어 분석　labyringth/o 미로, 내이　–itis 염증
- 주 진료과　이비인후과
- 개　　요　내이(속귀)에 생기는 염증
- 증　　상　갑작스러운 현기증(sudden dizness), 귀울림(tinitus), 구토(vomiting), 난청(hearing loss) 등의 증상
- 원　　인　대부분 급성중이염이나 만성중이염의 염증이 악화되어 생기며 홍역과 볼거리가 발생할 때 함께 생기기도 한다. 또 세균에 감염되어서도 발생한다.
- 합 병 증　내이염이 진행되면 염증이 뇌로 번져 뇌막염을 일으킴
- 진　　단　1. 전기안진도검사(electrical nystagmograph)
  2. 청력도검사(audiogram)
  3. CT
- 치　　료　1. 유발 질병(중이염, 홍역 등) 선행 치료
  2. 항생제(세균감염시)
  3. 내이의 일부분이나 전체를 적출(염증시 심하여 내이가 괴사된 경우)

## Meniere's disease 메니에르병/알러지성 미로수종

(KCD code :            )

- 용어 분석
- 주 진료과 이비인후과
- 개      요 달팽이관과 세번고리관으로 인체의 청각과 평형을 담당하는 기관에 이상이 생겨 림프액의 과다생성이나 잘 흡수되지 않아 생기는 질병으로 현기증이 재발되는 에피소드가 특징인 내이의 만성질환
- 증      상 현기증(vertigo), 청력저하(decrease of hering), 이명(tinitus), 오심(nausea), 두통(headache), 귀경화증(otosclerosis)
- 원      인 내림프 수종에 의해 증상 유발 : 림프액의 과생성, 외림프액과 내림프액 사이의 기능 장애, 내림프액의 흡수 장애
- 진      단 1. 순음청력검사(audiometry)
  2. 전기안진도 : 온도자극(caloric test)과 회전자극 후 전기안진 기록
  3. 탈수검사 : 탈수제를 투여하여 내이의 부피 측정
  4. 전기와우청력도(Electrocochleography, ECoG)
- 치      료 1. 약물요법 : 수분제한, 이뇨제, 스테로이드, 면역글로불린, 면역활성 억제
  2. 전정기능을 절제하는 수술 : 미로절제술, 전정신경절단술
  3. 청력보존 비전정절제술 : 내림프낭감압술
  4. 청력보존 전정절제술 : 전정신경절제술
  5. 고실내 아미도글라이코사이드 주입
  6. 청력비보존전정절제술 : 미로절제술

## accessory auricle 부이개

(KCD code :            )

- 용어 분석 auri/o 귀
- 주 진료과 소아청소년과, 이비인후과
- 개      요 귓바퀴(auricle) 일부가 다른 위치에 생성
- 증      상 냄새, 연성 섬유종(tag)
- 원      인 유전적인 영향
- 진      단 1. 신체검진
- 치      료 부이개 절제술(excision of accessory auricly)
- 관련용어 부이주(accessory tragus), 다이증(polyotia), 귓바퀴앞 부속물(preauricular appendage or tag), 과잉귀(supernumerary ear), 과잉소엽(supernumerary lobule)

## fistula of branchial cleft 아가미 틈새 누공

(KCD code :          )

- 용어 분석
- 주 진료과 소아청소년과, 이비인후과
- 개　　요 귀 앞쪽의 작은 누공으로 냄새나는 각질 덩어리가 나옴
- 증　　상 냄새, 귀 주변의 작은 구멍, 고름
- 원　　인 태아 때 발생학적 문제
- 진　　단 1. 신체검진
  2. 두경부 초음파
- 치　　료 전이개 누공 절제술(preauricular fistulectomy)
- 관련용어 preauricular fistula(전이개 누공)

## microtia 소이증

(KCD code :          )

- 용어 분석 aurio-/귀
- 주 진료과 소아청소년과, 이비인후과
- 개　　요 귓바퀴에 형성 부전으로 귀의 크기가 작고, 모양이 변형된 상태
- 증　　상 귀 모양 변형, 귀의 통증, 청력장애(hearing disorder)
- 원　　인 유전, 태아때 발생학적 문제
- 진　　단 1. 신생아 신체검진(neonatal physical examination)
  2. 청력검사(audiometry)
  3. temporal bone CT
- 치　　료 1. 귀성형술(otoplasty) : 갈비뼈 연골(costal cartilage)을 이용한 성형술
  2. 골전도성 보청기(BAHA, bone anchored hearing aid)

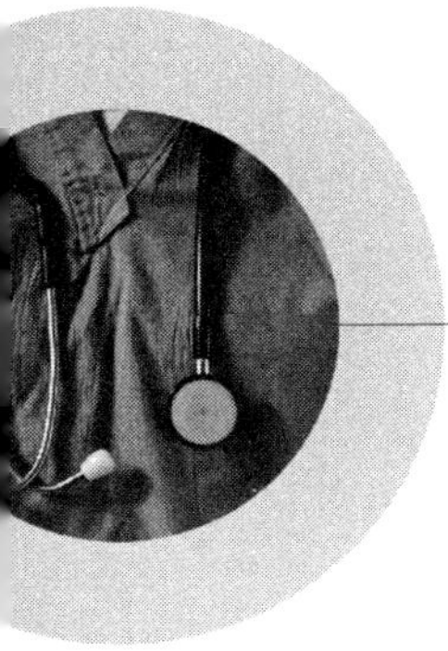

# 제9장

# 내분비계

## Endocrine System

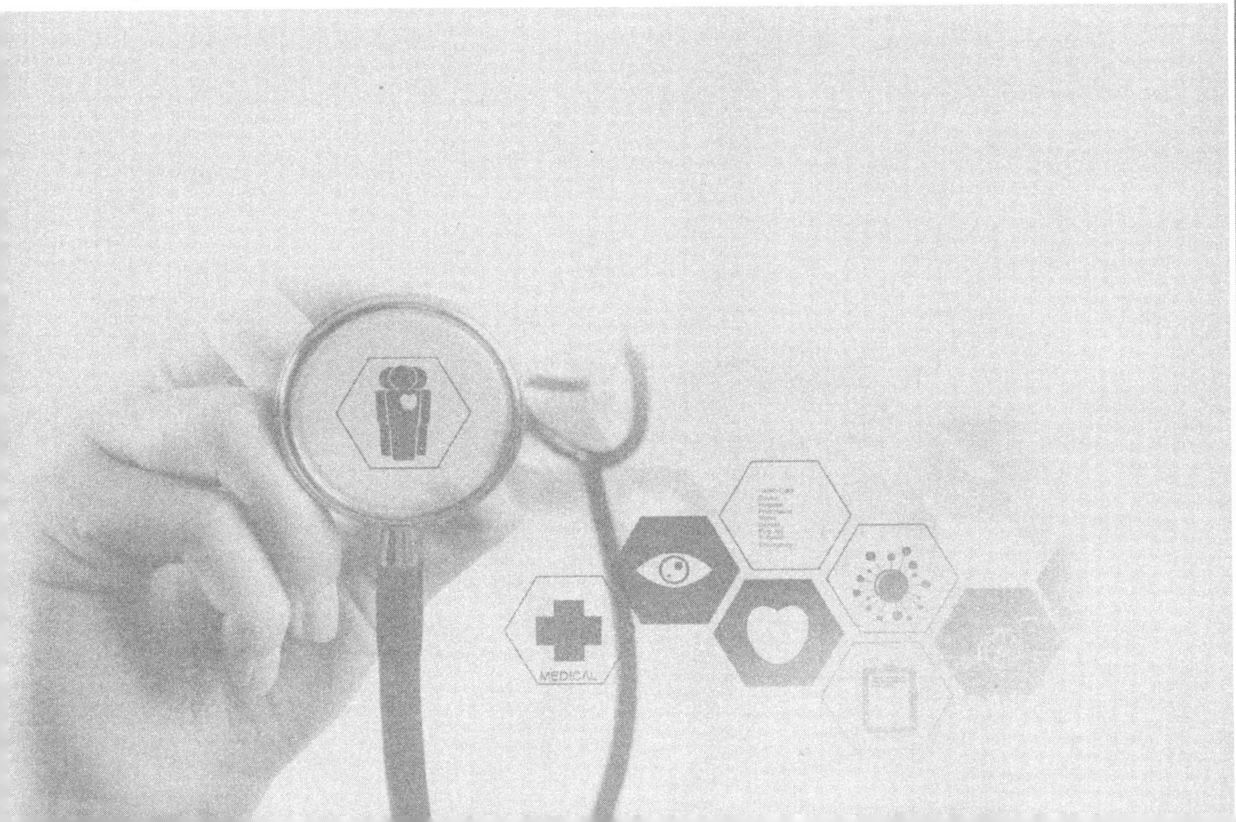

# 제9장 내분비계

## Endocrine System

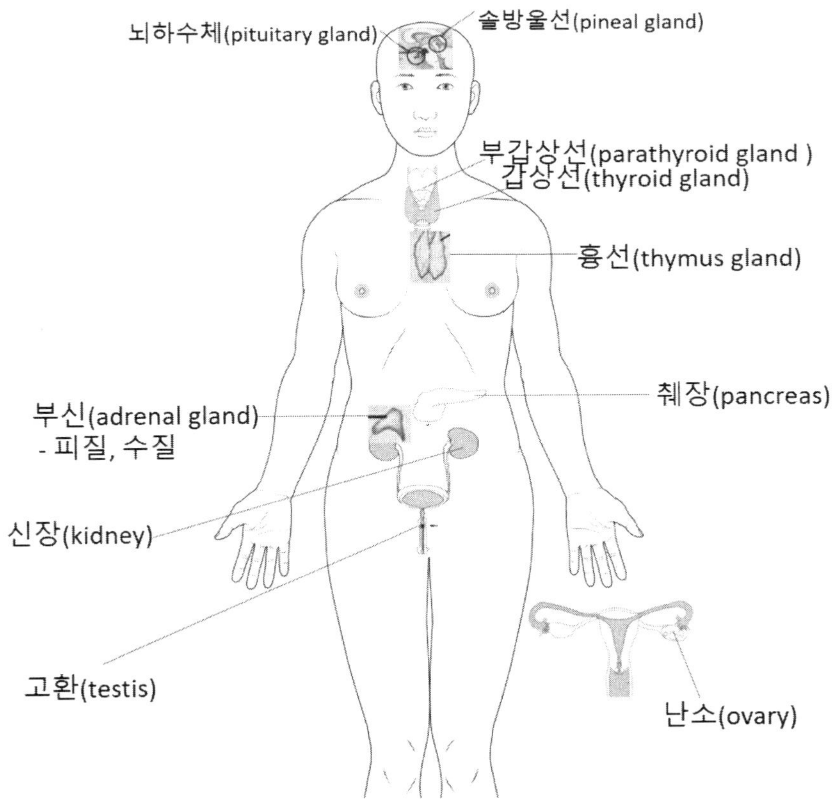

## 1. 내분비계(Endocrine system) / 질병분류 E00~E90

- 혈류 속으로 호르몬을 분비하는 organ(장기)와 gland(선)으로 구성
- 호르몬 생성, 전해질 또는 영양소의 대사조절, 성장 및 발육조절, 임신・분만・수유 등에 중요한 역할을 하고 신체의 전반적인 기능을 통합하고 조절
- 내분비선 : 뇌하수체, 갑상선, 부갑상선, 부신, 솔방울선 등
- 신체 장기 : 신장, 췌장, 고환, 난소 등

① **뇌하수체**(hypophysis) : 뇌저부의 터어키안장에 위치, 전엽・중엽・후엽으로 구성. 다른 내분비선의 활동을 지배하는 호르몬 분비, 생식과 발육에 관계

② **갑상선**(thyroid gland) : 후두의 전면 갑상연골 아래 위치, 갑상선호르몬 저장・분비 및 방출. 티록신을 분비하며, 다량의 요오드 함유

③ **솔방울선**(송과체, pineal body) : 좌우대뇌반구 사이 셋째 뇌실의 뒷부분에 있는 솔방울 모양의 내분비기관. 생식선자극호르몬을 억제하는 멜라토닌 생성

④ **부갑상선**(parathyroid gland) : 갑상샘 좌우양엽 후면 상하에 2쌍의 좁쌀크기의 기관. 혈중 칼슘농도가 일정하게 유지되도록 부갑상선호르몬의 양을 조절, 파라트호르몬 분비

⑤ **부신**(adrenal gland) : 좌우의 신장 위에 위치. 피질과 수질로 구분

- 부신피질 : 스테로이드호르몬인 글루코코르티코이드. 광물코르티코이드, 에스트로겐, 안드로겐, 프로게스틴 등 생성
- 부신수질 : 카테콜아민, 에피네프린, 노르에피네프린 등 생성

[내분비선의 호르몬의 기능]

| 내분비선 (endocrine glands) | | 호르몬 (hormone) | 기능 (function) |
|---|---|---|---|
| 갑상선(thyroid) | | thyroxine, triodothyronine | 신체 세포내의 대사조절 |
| | | calcitonin | 혈중 칼슘량 감소시킴 |
| 부갑상선(parathyroids) | | parathyroid hormone | 혈중 칼슘량 증가시킴 |
| 부신 (adrenal) | 피질(cotex) | aldosterone (mineralocorticoid) | 신체 나트륨의 양 조절 |
| | | cortisol(glucocorticoid) | 항체형성과 스트레스에 반응, 세포내 당, 지방, 단백의 양 조절 |
| | | androgens, estrogens, progestines | 2차 성징의 유지 |
| | 수질(medulla) | epinephrine(adrenaline) | 교감신경흥분제 : 심박수 증가, 혈관확장, 혈당상승 |
| | | norepinephrine (noradrenaline) | 교감신경흥분제 : 혈관수축, 혈압상승 |
| 췌장(pancreas) 섬세포(islet cells) | | insulin | 혈중 포도당을 글루코겐으로 분해, 혈당 저하 |
| | | glucagon | 글루코겐을 포도당으로 전환, 혈당상승 |
| 뇌하수체 (pituitary) | 전엽 (anterior lobe) | 성장호르몬(GH, somatotropin) (growth hormone) | 뼈와 조직 성장을 증가시킴 |
| | | 갑상선자극호르몬(TSH) thyroid-stimulating hormone | 갑상선 자극, 티록신과 요오드티로닌 분비 |
| | | 부신피질자극호르몬(ACTH) adrenocorticotropic hormone | aldosterone과 cortisol 분비 자극 |
| | | 난포자극호르몬(FSH) follicle stimulating hormone | 난자와 정자를 생성 |
| | | 황체호르몬(LH) luteal hormone | 배란촉진, testosteron 분비 |
| | | 젖분비호르몬(PRL) prolactin | 유방조직 성장과 젖분비자극 |
| | | 멜라닌세포자극호르몬(MSH) melanocyte-stimulating hormone | 피부색소의 착색 조절 |
| | 후엽 (posterior lobe) | antidiuretic hormone (ADH, vasopressin) | 신장세관에서 수분재흡수자극 |
| | | oxytocin | 진통과 출산동안에 자궁수축 자극, 젖분비자극 |
| 난소(ovaries) | | estrogens | 여성의 2차 성징 발달, 유지 |
| | | progesterone | 임신 중 자궁의 준비, 유지 |
| 고환(testes) | | testosterone | 남성의 2차 성징 발달과 유지 |

### 1) 뇌하수체 내분비 이상

| 뇌하수체기능항진증(hyperpituitarism) | 뇌하수체기능저하증(hypopituitarism) |
| --- | --- |
| 거인증(giantism)<br>말단비대증(acromegaly) | 왜소증(dwarfism)<br>요붕증(diabetes insipidus)<br>쉬한증후군(Sheehan's syndrome) |

### 2) 갑상선 내분비 이상

| 갑상선기능항진증(hyperthyroidism) | 갑상선기능저하증(hypothyroidism) |
| --- | --- |
| 미만성 독성 갑상선종(diffuse toxic goiter)<br>그레이브병(Graves' disease)<br>= 바세도우병(Basedow's disease)<br>= 안구돌출증(exophthalmos) | 크레티니즘(cretinism)<br>점액부종(myxedema) |

### 3) 부갑상선 내분비 이상

| 부갑상선기능항진증<br>(hyperparathyroidism) | 부갑상선기능저하증<br>(hypoparathyroidism) |
| --- | --- |
| 고칼슘혈증(hypercalcemia) | 저칼슘혈증(hypocalcemia)<br>테타니(강직, tetany) |

### 4) 부신 내분비 이상

| 부신기능항진증(hyperadrenalism) | 부신기능저하증(hypoadrenalism) |
| --- | --- |
| 쿠싱증후군(Cushing syndrome)<br>부신성 남성화(adrenal virilism)<br>크롬친화성세포종(pheochromocytoma) | 에디슨병(Addison disease) |

### 5) 췌장의 내분비 이상

| 과다 분비(항진) | 과소 분비(저하) |
| --- | --- |
| 고인슐린증(hyperinsulinism)<br>저혈당(hypoglycemia) | 당뇨병(diabetes mellitus)<br>고혈당(hyperglycemia) |

## giantism 거인증

(KCD code :　　　　)

- 용어 분석　giantic　거인 같은　-ism 상태
- 주 진료과　내분비내과
- 개　　요　뇌하수체의 성장호르몬을 분비하는 세포에서 종양이 생겼을 때 과도한 성장호르몬의 생성으로 발생되는 질환

  – 분류
    1. 거인증(giantism) : 뼈 끝 융합이 일어나기 전에 종양이 생겼을 때 발생
    2. 말단비대증(acromegaly) : 성장호르몬의 과다분비로 인해 손발·코·턱·입술 등 몸의 말단 부분이 비대칭적으로 커지는 질환
- 증　　상　1. 거인증의 증상
    – 성장발달 : 키, 안면두개 등의 성장발달
    – 정신지체 및 언어표현력 지연 및 행동장애

  2. 말단비대증의 증상
    – 근골격계 손과 발의 말단 비대, 턱이 나옴. 이마 돌출, 근력 약화
    – 피부 주름 증가, 연조직두께 증가, 피부연성섬유종, 다모증, 다한증
    – 구강 부정교합, 혀 및 입술 비대
    – 생식기계 성욕 감퇴, 발기부전, 희발월경, 젖분비 과다
    – 심혈관계 고혈압, 심비대, 심근병증, 부정맥, 수면 무호흡증
    – 갑상선종(goiter), 대장 용종(colon polyp), 서혜부 탈장(inguinal hernia) 등
- 원　　인　NSD1 유전자의 돌연변이
- 합 병 증　Wilms 종양, 뇌량의 발육부전, 거대뇌실, 잦은 상기도 감염, 천식, 변비, 거대결장, 갑상선기능항진증 또는 갑상선기능저하증, 과다발한, 척추측만증(scoliosis)
- 진　　단　1. 임상증상

  2. 뇌파검사
  3. NSD1 유전자에 대한 돌연변이 발견
  4. 호르몬 검사 : 성장호르몬, 소마토메딘, bromergocryptine 부하시험
  5. 영상진단 검사 : CT 검사, X-선 검사
  6. 뇌 MRI 촬영
- 치　　료　1. 뇌하수체의 종양 절제술

  2. 방사선요법

## dwarfism 왜소증

(KCD code :            )

- 용어 분석 dwarf 난장이, 꼬마둥이 -ism 상태, 과정
- 주 진료과 정형외과, 소아청소년과
- 개 요
  - 키 발육이 부족하여 표준보다 훨씬 작은 사람
  - 판단기준 : 같은 인종, 같은 연령의 평균 키에 대한 표준편차의 3~4배가 작을 경우, 성인의 경우 1m 미만인 경우
  - 분류
    1. 원발성 왜소증 : 지능 및 생식기의 발육장애가 없고 뼈의 연령이 일치되지 않는 경우
    2. 하수체성 왜소증 : 뇌하수체의 이상으로 성장호르몬의 분비 저하
- 증 상 두개골은 체격에 비해 크게 성장하고, 팔은 신장에 비해 짧음. 휜 다리와 뒤뚱거리는 듯한 걸음으로 상대적으로 짧아 보임. 하악이 제대로 발달하지 않기 때문에 어릴 때 입을 벌리고 혀를 내미는 경우가 많음
- 원 인
  1. 가족성 왜소증, 성장호르몬 분비 이상
  2. 선천적 이상 왜소증
     - 자궁내 성장 발육지연(원시왜소증)
     - 터너증후군(Turner's Syndrome, 유전적 왜소증)
     - 골격 형성의 이상
- 합 병 증 연골무형성증(achondroplasia)
- 진 단
  1. 갑상선 검사
  2. 성장호르몬 검사
  3. 성장판과 뇌하수체
  4. 유전체 검사
- 치 료
  1. 성장호르몬 투여
  2. 적당한 운동과 충분한 영양이 필요
- 동 의 어 소인증

## Simmonds disease 시몬즈병

(KCD code :            )

- 용어 분석
- 주 진료과 내분비내과
- 개 요 뇌하수체가 정상적으로 작용하지 못해 일어나는 전신적인 쇠약, 일반적으로 출산 후에 발생

• 증　　상　무력증, 체중과 체모의 손실, 동맥의 저혈압, 갑상선・부신・생식선의 기능 저하
• 원　　인　뇌하수체 전엽의 손상 : 결핵・종양에 의한 뇌하수체의 기능장애, 과다출혈, 출산 중 저혈압 시기에 빈혈
• 합 병 증　1. 뇌하수체 전엽에서 조절하는 내분비선의 기능저하
　　- 쉽게 피로해지고 체중감소, 원인이 없이 이가 빠짐, 체온과 혈압이 저하, 신진대사가 느려지고 피부가 창백해짐
　2. 혼수(coma)
• 진　　단　1. 혈액검사
　2. 소변검사
• 치　　료　약물요법
• 동 의 어　뇌하수체 악액질(panhypopituitarism)
• 유사 질환　쉬한증후군(Sheehan Syndrome)

## Sheehan's syndrome 쉬한증후군

(KCD code : 　　　　)

• 용어 분석
• 주 진료과　내분비내과
• 개　　요　임신시 생리적으로 커진 뇌하수체가 분만 시 발생한 심한 압이나 쇼크에 의해 괴사되어 산후 뇌하수체 기능하증이 발생
• 증　　상　전신쇠약감, 피로감(fatigue), 빈혈(anemia), 혼수 또는 사망
• 원　　인　분만 중의 쇼크 및 대량의 자궁출혈, 뇌하수체 엽으로 가는 혈류 차단에 의해 경색이 발생
• 합 병 증　뇌하수체엽의 괴사, 요붕증(diabetes insipidus)
• 진　　단　1. 뇌 CT 검사
　2. 뇌 MRI 검사
　3. 혈액검사
　　- 뇌하수체 호르몬의 수치 저하
　　- 티록신, 에스트라디올, 코르티솔 수치저하
　　- 황체형성호르몬, 부신피질자극호르몬, 난포자극호르몬, 갑상선자극호르몬의 수치저하
• 치　　료　호르몬대체요법 : 히드로코티손, 프레드니손

## goiter 고이터

(KCD code :              )

- 용어 분석
- 주 진료과 내분비내과
- 개 요 갑상선이 커지는 질환. 갑상선 조직의 증식·비대 및 그 일부분의 퇴행변성. 여성에게 호발, 유전적 경향이 있음. 갑상선 기능항진증 이후 발생. 갑상선비대를 일으키고 점진적으로 갑상선기능 저하상태에 이름
  1. 풍토병갑상선종 : 알프스산간지방, 히말라야 등의 지방에 사는 사람들에게서 집단적으로 생기는 갑상선종
  2. 선종성갑상선종 : 갑상선에 위치한 갑상선호르몬을 분비하는 세포에서 생긴 종양으로 인해서 갑상선이 커진 경우
- 원 인 요오드 결핍, Graves' disease, 유전자 이상, 손상, 감염, 종양
- 합 병 증 갑상선종의 크기가 커져서 기도를 누르거나 연하곤란증 발생
- 진 단 1. 혈액검사
  2. 갑상선 스캔 및 갑상선 초음파검사
  3. 미세침흡인세포검사(FNAC)
     - FNAC : fine-needle aspiratory cytology
- 치 료 1. 식이요법 : 요오드 섭취량 증가
  2. 약물요법 : 갑상선호르몬 복용
- 동 의 어 갑상선종
- 유사 질환 하시모토갑상선염

## Hashimoto's disease 하시모토병

(KCD code :              )

- 용어 분석
- 주 진료과 내분비내과
- 개 요 면역체계 이상 때문에 갑상선에 만성 염증이 생기는 질환. 여성 30명 중 1명의 비율로 발병. 여성 환자가 압도적으로 많음. 일본의 외과의사 하시모토 히카루의 이름을 따서 명명
- 증 상 부종(edema), 피부건조, 식욕부진이지만 체중은 증가, 느린 맥박, 무기력, 월경, 임신 이상
- 원 인 자가면역성 요인, 유전적 요인
- 진 단 1. 갑상선 기능검사(TFT, thyroid function test)
  2. 갑상선 항체 검사
  3. 조직검사
- 치 료 약물요법 : 갑상선 호르몬제 복용
- 동 의 어 만성림프구성 갑상선염

## hyperthyroidism 갑상선기능항진증

(KCD code : )

- 용어 분석 hyper- 정상이상, 초과 thyr/o 갑상선 -ism 상태, 과정
- 주 진료과 내분비내과
- 개 요 갑상선의 기능이 병적으로 증가하여 호르몬이 과다하게 분비되는 질환. 혈액 중의 갑상선호르몬 농도가 상승함에 따라 특유의 임상 증상이나 생화학적인 변화를 나타내는 것. 20~50대의 여성에게 호발
- 증 상 식욕과 무관하게 체중감소, 손발 떨림, 피로감, 근육마비, 과다 발한(열 발생이 많아져 더위를 참기 어려움), 심계항진, 신경과민 및 불안감, 설사
  1. 여성 : 생리 불순 또는 불임
  2. 안구 돌출 : 그레이브스 병일 경우 발생
  3. 안구 건조증, 각막염(keratitis), 복시(diplopia)
- 원 인 자가면역질환, 독성 다결절 갑상선종(toxic multinodular goiter) 및 갑상선 결절, 갑상선염(thyroiditis), 그레이브스병

  ※ Graves' disease : 미만성 독성 고이터(diffuse toxic goiter)
  갑상선기능이 과다하여 갑상선이 커지는 것이 특징
- 합 병 증 피부소양증(pruritus cutaneus), 안구돌출, 체중증가 등 뚜렷한 외모변화, 수전증(tremor)
- 진 단
  1. 빈맥 100~120/bpm
  2. 혈액검사 : 혈청 $T_3$, 및 $T_4$ 증가, 혈청 콜레스테롤 감소
  3. 갑상선스캔(Tc-99m Scan), 갑상선 미세침흡인검사(FNA)
     - FNA : fine-needle aspiratory
  4. EKG : 심방세동, P파 및 T파 변화
- 치 료
  1. 항갑상선 약물 : Propylthiouracil(PTU), Methimazole, Thioureas
     갑상선호르몬의 합성 차단
  2. 교감신경차단 약물 : Propranolol, Reserpine
     교감신경계 과잉활동 조절, $T_4$에서 $T_3$로 전환 억제작용
  3. 방사성요오드(Iodine) : SSKI, Lugol's solution
  4. 방사선치료 : $I_{131}$으로 갑상선세포 파괴
  5. 눈의 보호 : 안구돌출증(exophthalmos)
  6. 갑상선절제술(thyroidectomy)

## hypothyroidism 갑상선기능저하증

(KCD code :  )

- 용어 분석 hypo- 정상이하, 부족한 thyr/o 갑상선 -ism 상태, 과정
- 주 진료과 내분비내과
- 개 요 갑상선 기능저하로 갑상선 호르몬이 감소되는 질환, 갑상선호르몬 생산 부족 → 갑상선 비대 → 갑상선종(goiter) 발생
  1. 선천성 : 크레틴병(cretinism)
  2. 성인성 : 점액부종(myxedema)
  3. 연소성 : 점액부종(myxedema)
- 증 상 – 증상은 구별하기 어려울 만큼 서서히 발생
  1. 멍청한 얼굴 표정, 쉰 목소리, 느린 말투, 얼굴부종 및 눈 주위 부종으로 추위를 못 견디며, 눈꺼풀이 처짐, 건조한 머리카락, 거친 피부, 비늘과 함께 혀가 두꺼워짐
  2. 손발의 말초감각 이상 : 단백질성 물질이 손목과 발목 주위의 인대에 침착하여 신경을 압박함으로써 생기는 손목 – 발목 터널증후군에 의함
- 원 인 1. 원발성 : 선천적 갑상선호몬 부족(크레틴병), 호르몬 합성의 결함, 요오드 결핍(출산 직후), 항갑상선 약물, 갑상선 기능항진증에 대한 수술 및 방사선 치료 후
  2. 속발성 : 뇌하수체 종양, 산후 뇌하수체의 파괴로 갑상선자극호르몬의 결핍
- 진 단 혈액검사
- 치 료 1. 약물 요법 : 갑상선호르몬제 복용
  2. 요오드 다량 함유 식품 섭취 : 해산물(새우, 굴, 꽃게 등), 달걀, 육가공품(햄, 베이컨 등), 해조류(다시마, 김, 미역, 파래 등), 가공치즈, 천일염

## Graves' disease 그레이브스병

(KCD code :  )

- 용어 분석
- 주 진료과 내분비내과
- 개 요 갑상선 호르몬이 과잉 분비되는 질환, 즉 갑상선 기능항진증의 대표적 질환. 자가면역질환. 여성에게 많고 20~40대의 연령에서 많이 발생
- 증 상 안구돌출, 갑상선 비대, 가슴두근거림, 체중감소, 발한, 식욕항진, 미열, 설사, 손가락 떨림 등

• 원　　인　갑상선호르몬의 과잉분비
• 합 병 증　혈액의 과잉분비
• 진　　단　혈액검사 : 단백질 결합요오드 정량검사
• 치　　료　1. 약물요법
　　　　　　2. 방사성요오드 요법
　　　　　　3. 수술요법 : 갑상선절제술(thyroidectomy)
• 동 의 어　Basedow's disease(바세도우병)

## myxedema 점액부종

(KCD code : 　　　　)

• 용어 분석　myx- 점액　-edema 부종
• 주 진료과　내분비내과
• 개　　요　후천적으로 어른에서 발생할 때 나타나는 갑상선기능저하질환
• 증　　상　땀의 분비감소 및 한랭에 대해 민감, 안와 주위의 부종에 의해 특유의 얼굴 모양, 피부 건조, 무감각 및 부종, 심장이 비대해지고 기초 대사율이 저하, 탈모, 무월경 또는 월경 과다 증상
• 원　　인　갑상선의 위축과 이에 따른 갑상선호르몬의 감소에 의함
• 합 병 증　신경증(neurosis), 혼수(coma)
• 치　　료　약물요법
• 동 의 어　점액수종

## cretinism 크레틴병

(KCD code : 　　　　)

• 용어 분석　cretin 크레틴병 환자, 바보　-ism 상태, 과정
• 주 진료과　내분비내과
• 개　　요　태아기나 출생 후 갑상선의 형성 부전이나 갑상선 호르몬의 합성 장애 등으로 인해 갑상선 호르몬 부족으로 나타나는 갑상선 기능저하 상태
• 증　　상　뼈나 기타 조직의 발달 장애로 인해 성장 발달 지연, 신경조직의 발달이 지체되어 정신지능저하
• 원　　인　갑상선 형성이상, 갑상선 호르몬 합성장애
• 합 병 증　생후 1개월 이내에 치료를 시작하면 예후가 좋으나, 치료가 늦어질수록 지능저하가 심해지고 전신 발육이 지연되는 등의 장애 발생

• 진　　단　1. 신생아 선별 검사
2. 갑상선 호르몬 검사 : 출생 직후 발뒤꿈치의 모세혈관에서 혈액을 채취하여 검사 시행
3. 갑상선호르몬 검사
4. 갑상선 스캔

• 치　　료　갑상선 호르몬 보충요법

## thyroid cancer 갑상선암

(KCD code :　　　　)

• 용어 분석　thyr/o 갑상선

• 주 진료과　내분비내과

• 개　　요　갑상선의 악성종양, 여성>남성
1. 유두성 암 : 40대에 빈발, 갑상선암의 60% 차지
2. 소포성 암 : 50대에 빈발, 갑상선암의 15% 차지
3. 수질암 : 갑상선암의 5~10% 차지
4. 퇴화성 암 : 60~70대에 빈발, 갑상선암의 15% 차지

• 증　　상　갑상선의 크기 증가, 촉진 가능한 결절, 쉰 목소리, 성대마비, 호흡곤란

• 원　　인　1. 갑상선자극호르몬(TSH)이 갑상선을 과도하게 자극
2. 방사선 노출, 갑상선결절 발생
3. 유전적 요인, 가족력

• 합 병 증　인접한 림프계, 폐, 뼈 등의 전이

• 진　　단　1. 초음파검사
2. 갑상선 스캔
3. 세침흡인생검(FNAC, fine-needle aspiratory biopsy)
4. 방사성 요오드 흡수검사(RAIU, radioactive iodine uptake)

• 치　　료　1. 수술요법 : 갑상선 절제술(total thyroidectomy)
2. 방사선요법 : 방사선 동위원소 투여
3. 화학요법
4. 식이요법

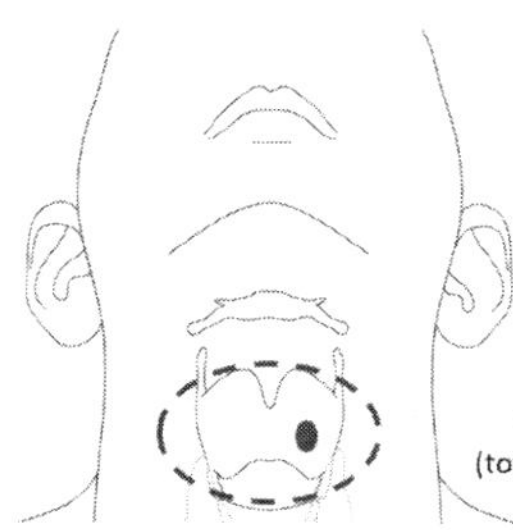

갑상선절제술
(total thyroidectomy)

## hyperparathyroidism 부갑상선기능항진증

(KCD code :                )

- 용어 분석 hyper– 정상이상, 초과한 parathyroid/o– 부갑상선 –ism 상태, 과정
- 주 진료과 내분비내과
- 개 요 부갑상선 호르몬의 과잉분비로 순환혈청 내의 칼슘농도 증가, 인의 농도 감소, 여성(2배) > 남성, 40세 이상에서 빈발
  ※ 부갑상선 호르몬 : 혈중에 칼슘의 농도를 높이는 역할
- 증 상 1. 대부분 무증상, 무력감, 피로 등
  2. 중증일 경우 : 복통, 입 마름, 식욕부진, 피로감, 관절통증, 피부가려움
- 원 인 1. 원발성 : 단독 양성선종(90%), 부갑상선의 비후, 악성종양
  2. 속발성 : 만성 신부전
- 합 병 증 고칼슘혈증(hypercalcemia), 신장결석(renal calculus) 및 신장석회화증, 근력약화, 골다공증(osteoporosis), 골섬유종성육종(fibromatous epulis), 췌장염(pancreatitis) 및 소화성 궤양(peptic ulcer)
- 진 단 1. 혈액검사
  2. 요검사
  3. 신장초음파검사
  4. 근전도검사(EMG, electromyography)
- 치 료 1. 약물치료 : 칼슘배설촉진(Bisphosphonate, Phosphorus, Calcitonin)
  2. 식이조절
  3. 골절예방
  4. 수술 : 부갑상선 절제술(parathyroidectomy)

## hypercalcemia 고칼슘혈증

(KCD code :                )

- 용어 분석 hyper– 정상이상, 초과한 calc– 칼슘 –emia 혈액의 상태
- 주 진료과 내분비내과
- 개 요 혈중 칼슘농도가 정상보다 증가된 상태, 악성종양과 같은 심각한 질환의 징후, 채혈과정 중 부주의하여 혈액농축이 일어나거나 알부민과 같은 혈청 단백질 농도가 증가했을 때 발생
- 증 상 식욕부진, 오심, 구토, 복통, 우울감, 허약감, 피로감 등

• 원 인 부갑상선기능항진증(hyperparathyroidism), 악성 종양(특히 유방암, 폐암)
• 합 병 증 신장결석 및 신석회화증, 골다공증(osteoporosis)
• 진 단 1. 혈액검사
2. 동위원소촬영
3. 초음파검사
4. MRI 검사
• 치 료 부갑상선절제술(parathyroidectomy)

## hypoparathyroidism 부갑상선기능저하증

(KCD code : )

• 용어 분석 hypo- 정상이하, 부족한 parathyroid/o 부갑상선 -ism 상태, 과정
• 주 진료과 내분비내과
• 개 요 부갑상선호르몬의 분비감소 및 갑상선수술 중 제거에 의해 생기는 질환
※ 부갑상선호르몬 : 혈중에 칼슘의 농도를 높이는 역할
• 증 상 1. 신경근육계 : 후두청명, 성대마비, 호흡곤란, 두통, 유두부종
2. 정서 및 정신 : 우울, 불안, 불안정, 기억력 손상, 혼돈
3. 심혈관계 : 부정맥, 심박출량 감소, 저혈압, 심부전증
4. 수정체 칼슘화 : 수명, 복시, 흐린 시야, 백내장, 시력상실
5. 치아 : 치아의 에나멜 손상, 치아가 늦게 나거나 나지 않음
6. 피부 : 부서지기 쉬운 손톱, 가는 모발, 건조한 피부, 피부감염
7. 위장관계 : 오심, 구토, 설사, 변비, 복부경련, 지방변, 흡수불량
• 원 인 갑상선 수술 중 제거, 혈액공급 저하, 수술 후 반흔조직, 유전적 요인, 자가면역장애
• 합 병 증 저칼슘혈증(hypocalcemia), 저칼슘성 테타니(tetany), 우울증(depressive disorder)
• 진 단 1. 혈액검사
2. 두부 X선 검사, CT
3. 안저 검사
• 치 료 1. 약물치료 : Calcium gluconate 투여, 경구용 칼슘제 및 마그네슘보충, 비타민 D, 부갑상선호르몬 투여,
2. 식이요법 : 고칼슘, 고비타민, 저인산식이 제공, 인이 다량 함유된 식품의 제한(어육류, 난류, 우유 및 유제품, 곡류 가공식품, 탄산음료 등)
3. 테타니(tetany) 치료 : 기도 유지, 기관내 삽관, 기관절개술
Calcium gluconate, Calcium chloride 정맥투여

## hirsutism 남성형 다모증

(KCD code :          )

- 용어 분석 hirsute 털 많은, 덥수룩한 털 -ism 상태, 과정
- 주 진료과 산부인과, 내분비내과
- 개 요 비정상적으로 많은 털. 특히 여성에서 남자형 털의 분포, 솜털이 나야 할 곳에 거센 털이 많이 나는 질환
  1. 선천적 : 유전에 의하며, 전신성 및 국한성(등, 팔꿈치, 귀 등)
  2. 후천적 : 내분비계 이상에 의해 성장한 후 털이 과다함
- 증 상 주로 입술 위나 턱, 가슴, 복부, 등 및 사지에 지나친 털이 성장, 여드름, 생리 불순
- 원 인 – 안드로겐의 증가에 의한 모낭의 자극
  – 선천적 : 유전적, 임신 중에 산모가 항경련제 등의 약 복용 또는 음주
  – 후천적인 다모증
    1. 약물 복용 : 항경련제(페니토인, Phenytoin), 면역억제제(사이클로스포린 에이, Cyclosporine A), 혈압약(미노시딜, Minoxidil)
    2. 당뇨병(diabetes mellitus)이나 대사성 질환
    3. 다낭성 난소 증후군(polycystic ovary syndrome)
    4. 난소나 부신, 뇌하수체 종양에 의해서도 발생
- 진 단 1. 눈으로 병변을 확인하여 진단 가능
  2. 혈액검사
- 치 료 호르몬요법
- 동 의 어 조모증
- 관련질환 난소암(ovarian cancer),
  다낭성난소증후군(polycystic ovary syndrome),
  선천성 부신과형성증(congenital adrenal hyperplasia)

## tetany 테타니

(KCD code :          )

- 용어 분석
- 주 진료과 내분비내과
- 개 요 혈액 속의 칼슘의 저하로 말초신경과 근육 접합부의 흥분성이 높아져 가벼운 자극으로 손·발, 안면 근육이 수축 또는 경련을 일으키는 상태

- 증 상 손발과 입술의 저림증, 두 팔을 중심으로 경련(엄지손가락이 안으로 굽어 무명지 쪽을 향하며, 다른 손가락은 늘어진 채로 경직), 손목·팔꿈치 등도 약간 굽은 상태로 뻣뻣해지며 통증 동반, 권태감
- 원 인 부갑상선기능저하증(hypoparathyroidism), 비타민 D부족, 칼슘흡수장애
- 치 료 1. 발작 시 칼슘의 정맥주사
  2. 식이요법 : 비타민 D나 우유 등 칼슘 식품을 섭취
- 동 의 어 상피소체 기능 감퇴증

## diabetes mellitus(DM) 당뇨병

(KCD code : )

- 용어 분석
- 주 진료과 내분비내과
- 개 요 췌장에서의 인슐린 분비 부족 또는 조직세포에 대한 인슐린의 생물학적 효과의 감소에 의해 발생되는 고혈당 상태 및 이에 수반되는 대사장애가 장기간 지속되는 상태

  ※ 라틴어에서 유래
  - diabetes : '강(river)의 흐름' 즉, 소변의 양이 많아짐
  - mellitus : '달다.'는 의미로 단 소변(sweet urine)이 많이 나오는 병

  1. 인슐린 의존형 당뇨병(insulin-dependent diabetes, IDDM)
     - 소아형 당뇨병
     - 치료시 규칙적인 인슐린 투여가 필요한 당뇨병
     - 췌장의 β-세포의 파괴로 인슐린을 생성하지 못하는 당뇨병
  2. 인슐린 비의존성 당뇨병(non insulin-dependent diabetes, NIDDM)
     - 치료에 인슐린이 필요하지 않은 당뇨병
     - 중년 이후에 주로 발생하므로 성인당뇨병이라고 지칭
     - 췌장의 β-세포에서 인슐린분비장애 및 수용체의 인슐린 저항에 의함
  3. 2차성 당뇨병 : 다른 질환에 의한 당뇨병 발생

  ※ 인슐린(insulin) : 하루 40~50단위 분비, 탄수화물, 지방, 단백질 대사에 관여
- 증 상 다뇨(polyuria), 다음(polydipsia), 다식(polyphagia), 쇠약감, 공복감, 체중감소, 피로감 및 전신 소양감, 탈수, 갈증, 근무력, 상처치유 장애, 피부감염 및 질염, 반복되는 종기

• 원　　인 1. 인슐린 의존형 당뇨병(insulin-dependent diabetes, IDDM)
　　- 유전, 면역, 환경요인(virus 또는 독소)
　2. 인슐린 비의존성 당뇨병(non insulin-dependent diabetes, NIDDM)
　　- 유전, 비만, 노령, 가족력, 고혈압, 고지혈증
　3. 2차성 당뇨병(Type Ⅱ) : 췌장질환, 호르몬, 약물, 인슐린수용체 이상, 특정 유전질환 등

• 합 병 증 1. 급성 : 당뇨병성 케톤산증, 고삼투압성 비케톤성 혼수, 요산혈증
　2. 말초혈관 합병증 : 망막병증, 신장병증, 신경병증, 당뇨병성 족부병변
　3. 대혈관 합병증 : 관상동맥질환, 심근병증, 말초혈관질환, 뇌혈관질환
　4. 기타 : 감염, 피부병변, 치료와 관련된 합병증

• 진　　단 1. 공복 시 혈당검사(FBS) : 140mg/dℓ 이상
　2. 식후 2시간 혈당검사 : 200mg/dℓ 이상

　　- 당뇨병 진단기준

| 판 정 | 채혈시간 | 포도당 농도(mg/dℓ) | | |
|---|---|---|---|---|
| | | 정맥혈장 | 정맥전혈 | 모세관전혈 |
| 정상형 | 공복시 | <110 | <100 | <100 |
| | 식후 2시간 | <120 | <140 | <120 |
| | 식후 14시간 | <160 | <110 | <160 |
| 당뇨병형 | 공복시 | ≥140 | ≥120 | ≥120 |
| | 식후 2시간 | ≤200 | ≤180 | ≤200 |

　3. 당화혈색소(HbA1c)검사
　4. 당부하검사(GTT)

| 구 분 | | 포도당 농도(mg/dℓ, mmol/ℓ) | | | |
|---|---|---|---|---|---|
| | | 혈장 | | 전혈 | |
| 당뇨병 | 공복시 | ≥140 | ≥140 | ≥120 | ≥120 |
| | 당부하 2시간 후 | ≥200 | ≥220 | ≥180 | ≥200 |
| 내당능 장애 | 공복시 | <140 | <140 | <120 | <120 |
| | 당부하 2시간 후 | 140~200 | 160~220 | 120~180 | 140~200 |

　5. C-펩타이드 검사

• 치　　료 1. 식이요법
　2. 운동요법
　3. 약물요법 : 경구용 혈당강하제, Insulin

## aldosteronism 알도스테론증

(KCD code :　　　　　)

- 용어 분석　-ism 상태, 과정
- 주 진료과　내분비내과
- 개　　요　부신피질에서 생성되는 알도스테론의 과잉 분비에 의해 전해질대사에 이상이 생긴 상태
  1. 일차성 알도스테론증(Conn증후군) : 부신의 증식증이나 종양에 의해 다량의 알도스테론이 분비
  2. 이차성 알도스테론증 : 다른 질환에 의해 다량의 알도스테론이 분비되는 상태

  ※ 알도스테론
  - 신장을 통해 나트륨과 수분 흡수, 칼륨을 배출하여 혈압과 체내 수분량을 조절하는 호르몬, 과잉 분비시 고혈압과 낮은 혈중 칼륨치 증상 발생
- 증　　상　고혈압, 허약감 또는 일시적인 마비(근육연축), 오심, 변비(constipation), 빈뇨
- 원　　인　1. 일차성 알도스테론증 : 부신질환, 부신선종 등
  2. 이차성 알도스테론증 : 울혈성 심부전(congestive heart failure, CHF), 간부전, 신장질환, 탈수상태, 이뇨제나 스테로이드제를 포함한 특정 약제의 복용 등
- 합 병 증　뇌졸중(cerebrovascular accident, CVA), 부정맥(arrhythmia), 고혈압 및 저칼륨혈증(hypokalemia)으로 인한 심혈관계 손상
- 진　　단　1. 혈액검사
  2. 요검사
  3. 혈압측정
  4. CT 또는 MRI 촬영
- 치　　료　1. 약물요법
  2. 수술요법 : 부신절제술(adrenalectomy)

## Cushing's syndrome 쿠싱증후군

(KCD code : )

- 용어 분석
- 주 진료과 내분비내과
- 개 요 – 부신피질 기능항진으로 Glucocorticoids 과잉분비, 만성적으로 혈중 코티솔 농도가 과다해지는 내분비 장애
  – 병태생리 : 뇌하수체종양, 이소성 ACTH 생성종양 → 부신피질자극호르몬(ACTH) 과잉분비 → 부신피질증식 → 과도한 Cortisol 분비 → 프로락틴, 갑상선자극호르몬, 생식선자극호르몬 분비감소, 수면장애 발생

| ACTH 의존성 쿠싱증후군 | ACTH 비의존성 쿠싱증후군 |
|---|---|
| 뇌하수체 의존성 쿠싱 증후군, 쿠싱병(빈도 68%) | 부신 결절 비대증(빈도 2%) |
| 이소성 ACTH 증후군(빈도 12%) | 부신 종양(빈도 15~20%) |
| 이소성 CRH 증후군(빈도 1% 미만) | |

- 증 상 1. 보름달모양 얼굴(moon face)과 안면피부의 다혈증, 고혈압, 피로감과 전신 쇠약감, 무월경(amenorrhea), 남성화(virilism) 등
  2. 중심성 비만증 : 얼굴, 목, 몸통에는 살이 찌는 반면 팔다리는 가늘어짐
- 원 인 1. 원발성 : 부신종양
  2. 속발성 : 뇌하수체 선종, ACTH 분비 종양(기관지암)
  3. 의원성 : 합성 Glucocorticoids 과량 투여로 "원인불명 쿠싱증후군"
- 진 단 1. Dexamethasone 억제검사, 24시간 소변유리 Cortisol 농도
  2. 혈중 ACTH, 혈당, 전해질검사 등
     – 부신피질자극호르몬(ACTH, adrenocorticotrophic hormone)
  3. 복부 CT 촬영
  4. 뇌하수체 MRI 촬영
- 치 료 1. 약물요법
     – 부신피질 종양이 원인인 경우 : 하이드로코르티손 사용
     – 뇌하수체 종양이 원인인 경우 : ACTH 및 부신호르몬합성 억제제(Cyproheptadine, Bromocriptine)
  2. 방사선치료 : 뇌하수체 및 이소성 ACTH 분비선종 치료
  3. 외과적 치료 : 부신절제술(adrenalectomy), 뇌하수체 절제술(hypophysectomy)

## Addison's disease 애디슨병

(KCD code :          )

- 용어 분석
- 주 진료과 내분비내과
- 개 요 부신피질 기능의 부분적 또는 전체적 부족에 기인하는 생명을 위협하는 상태, 부신피질의 글루코코르티코이드, 광물 코르티코이드, 안드로겐 등 일반적 기능이 모두 상실
- 증 상 오심, 구토, 발열, 복통, 설사, 식욕 저하, 저혈당증, 저혈압, 주근깨, 주름이 생기며 점막이 약해짐, 탈수, 피로감
- 원 인 1. 원발성 : 자가면역과정, AIDS, 결핵, 전이성 암, 출혈, 부신절제술
  2. 속발성 : 뇌하수체 및 시상하부 종양, 뇌하수체 기능저하증, 외인성 steroid 장기투여
- 진 단 1. 혈액검사 : Cortisol 및 ACTH 농도, 전해질, 혈당
  2. 소변검사
  3. 방사선검사 : X-선, CT, MRI 등
- 치 료 호르몬 대체요법 : Glucocorticoids, Mineralcortcoids
  HYdrocortisone, Prednisone, Methylprednisone, Dexamethasone
- 동 의 어 만성 부신피질기능저하증(hypoadrenocorticism)

## pheochromocytoma 크롬친화세포종

(KCD code :          )

- 용어 분석 chrom/o 색 -oma 종양
- 주 진료과 내분비내과
- 개 요 카테콜아민을 분비하는 부신수질의 종양, 부신수질이나 교감신경방절의 크롬친화성 세포로 구성된 피막이 잘 발달되고 엽상으로 된 혈관성 종양, 일측성 부신 양성종양이 대부분으로 40~60대에서 호발
- 증 상 고혈압, 심한 두통, 빈맥 동반, 심한 발한, 복통, 흉통, 심혈관계 손상, 뇌출혈, 교감신경계 과다활동, 발한, 불안, 심계항진, 오심, 구토
  - 카테콜아민이 인슐린 억제 → 혈당상승
- 원 인 가족유전성, 임신, 수술 등의 스트레스가 증상을 촉진, 악화 가능
- 합 병 증 심장발작, 뇌졸중(cerebrovascular accident, CVA)

• 진　　단 1. 혈압측정
2. 혈액검사 : 아드레날린, 노르아드레날린 등
3. 소변검사
4. CT 촬영, MRI 검사, 핵의학검사
5. 안과 검사 : 고혈압으로 인한 안저 변화와 안저 혈관의 이상 검사
6. 요로조영술
7. 혈관조영검사

• 치　　료 1. 외과적 요법 : 부신절제술
2. 화학요법 : 항암제
3. 방사성 동위원소 치료 : 종양세포를 파괴

• 동 의 어 갈색세포종(pheochromocytoma)

• 유사 질환 부신수질 기능항진증(hyperadrenalism)

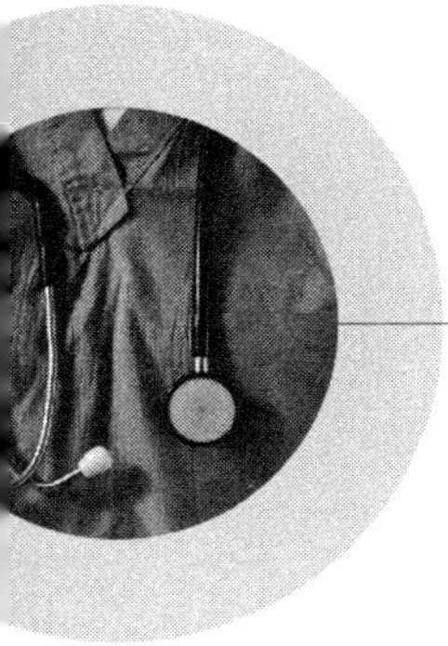

# 제10장

# 신경계

## Nervous System

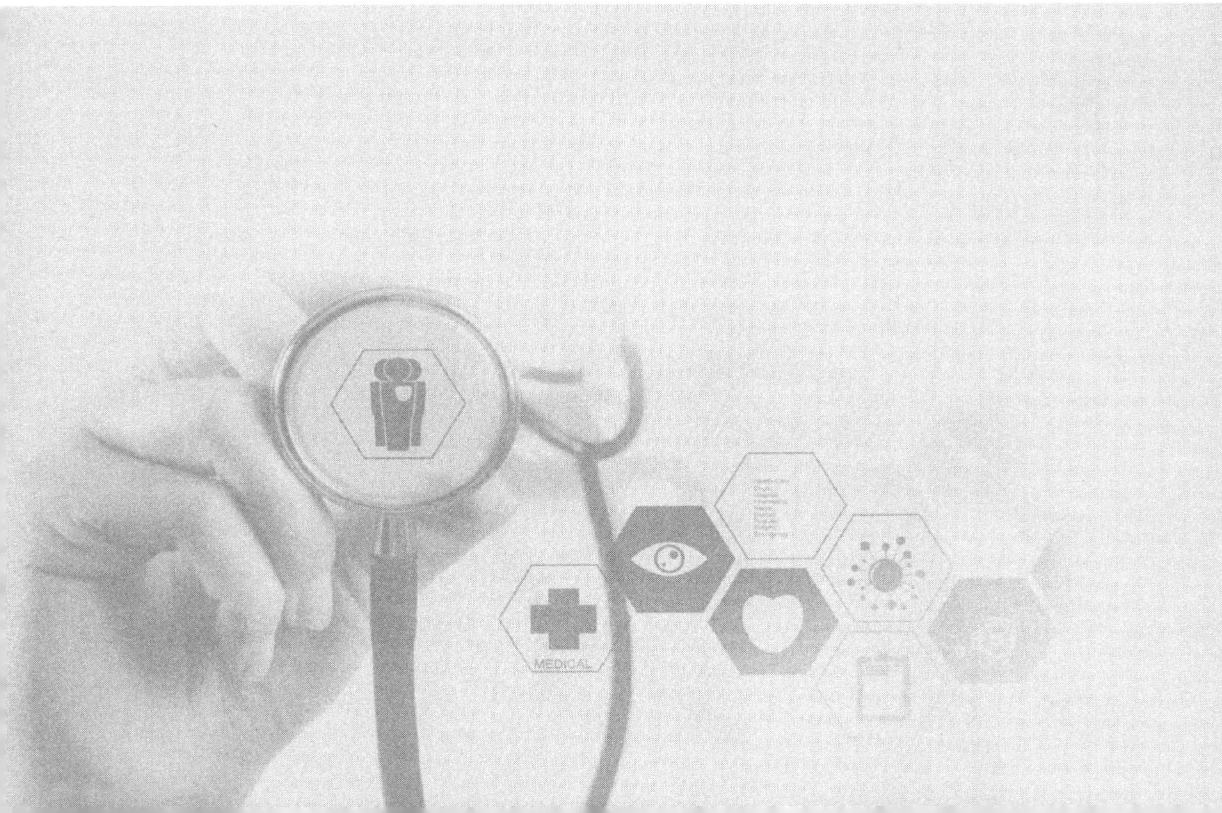

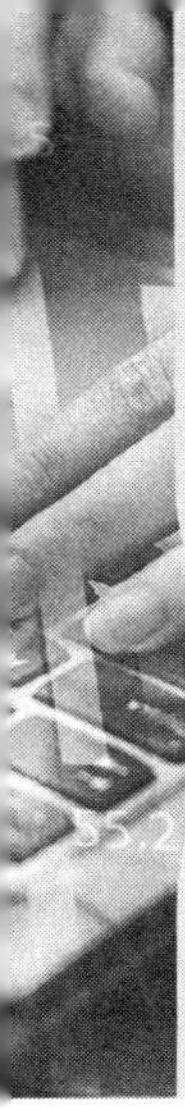

# 제10장 신경계

## Nervous System

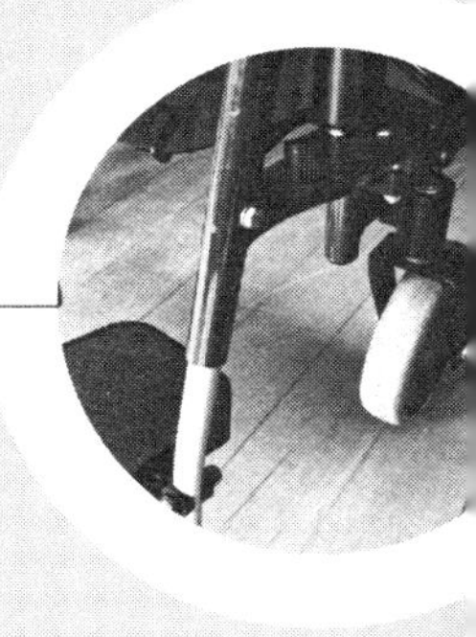

### 1. 신경(nerve) = 신경세포(neuron) + 신경로(tract)

(1) 신경세포, 뉴런(neuron) – 신경계의 구조적, 기능적 기본 단위

① 가시돌기, 수상돌기(dentrite)

② 세포체(cell body)

③ 축삭(axon)

④ 말이집 수초, 미엘린 초(myelin sheath)

⑤ 니슬소체(nissle body)

⑥ 시냅스, 연접(synapse) – 화학적(신경전달물질), 전기적(전류) 전달

(2) 신경아교, 신경교(neuroglia) – 신경세포의 세포

① 별아교세포(astrocyte)

② 희소돌기아교세포, 핍지교(oligodendrocyte)

③ 미세아교세포, 소교세포(microgliacyte)

④ 뇌실막세포(ependymal cell)

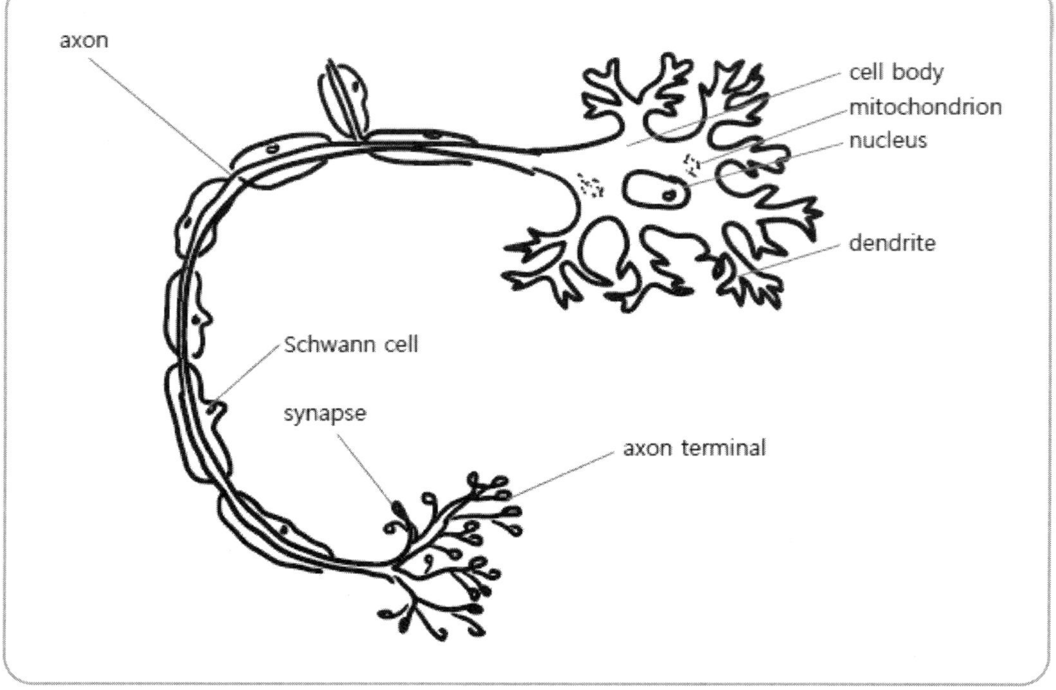


## 2. 신경계통(nervous system)

(1) **중추신경계(central nervous system)** = 뇌(brain) + 척수(spinal cord)

① 뇌척수막, 수막(meninges)
- 경막(dura mater)
- 거미막, 지주막(arachnoid membrane)
- 연막(pia mater)

② 뇌의 구조

㉠ 대뇌(cerebrum) – 추리, 판단, 기억, 감각, 운동 관장, 학습, 감정, 사고

ⓐ 대뇌반구

- 대뇌속질(cerebral cortex)

이마엽, 전두엽(frontal lobe)

마루엽, 두정엽(parietal lobe)

관자엽, 측두엽(temporal lobe)

뒤통수엽, 후두엽(occipital lobe)

뇌섬엽(insula lobe)

– 대뇌속질(cerebral)

– 바닥핵(basal ganglia)

꼬리핵, 미상핵(caudate nucleus)

렌즈핵(lenticular nucleus)

창백핵, 담창구(globus pallidus)

조가비핵, 피각(putamen)

– 후각뇌(rhinoencephalon)

ⓑ 사이뇌, 간뇌

– 시상(thalamus) – 감각, 충동, 흥분을 대뇌로 전달(후각 제외)

– 시상하부(hypothalamus) – 체온 및 전해질 조절, 수면 등 물질대사 등을 통한 생체내 환경 조절

– 뇌하수체(pituitary gland) – 호르몬 분비

– 솔방울샘

ⓛ 소뇌(cerebellum) – 평형 운동

ⓒ 뇌줄기 – 뇌와 척수연결

ⓐ 중뇌(midbrain)

ⓑ 교뇌, 다리뇌(pons)

ⓒ 숨뇌, 연수(medulla oblongata) – 호흡, 심장, 혈관 조절

ⓡ 뇌실(ventricles) – 뇌척수액이 있는 공간으로 외부 충격흡수 및 뇌와 척수 보호기능

### (2) 말초신경계(peripheral nervous system)

① 뇌신경(12쌍)(cranial nerve)

Ⅰ. 후각신경(olfactory nerve)

Ⅱ. 시각신경(optic nerve)

Ⅲ. 눈돌림신경(occulomotor nerve)

Ⅳ. 도르래(활차)신경(trochlear)

Ⅴ. 삼차신경(trigeminal nerve) – 눈(ophthalmic), 위턱(maxillary), 아래턱(mandibular)

Ⅵ. 가돌림(외전) 신경(abducers nerve)

Ⅶ. 얼굴신경(facial nerve)

Ⅷ. 안뜰달팽이(속귀)신경(vestibulocochlear nerve)

Ⅹ. 혀인두(설인) 신경(glossopharyngeal)

Ⅺ. 미주신경(vagus nerve)

Ⅻ. 혀밑(설하)신경(hypoglossal nerve)

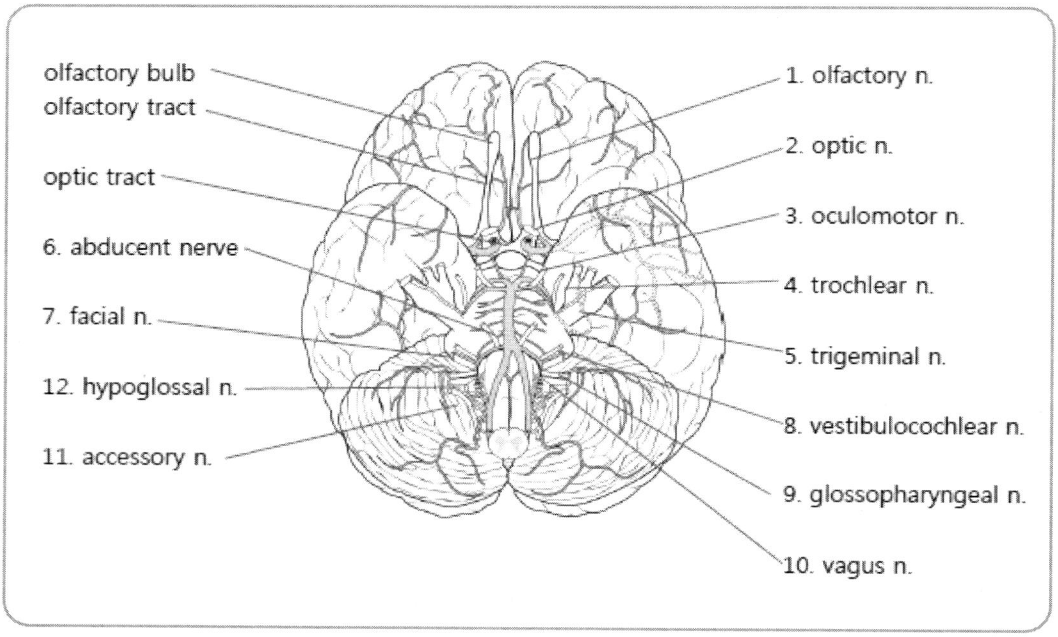


② 척수신경(31쌍)(spinal nerve)

- 목신경, 경신경(8쌍)(cevical nerves)
- 가슴신경, 흉신경(12쌍)(thoracic nerves)
- 허리신경, 요신경(5쌍)(lumbar nerves)
- 엉치신경, 천골신경(5쌍)(sacral nerve)
- 꼬리신경, 미골신경(1쌍)(coccygeal nerve)

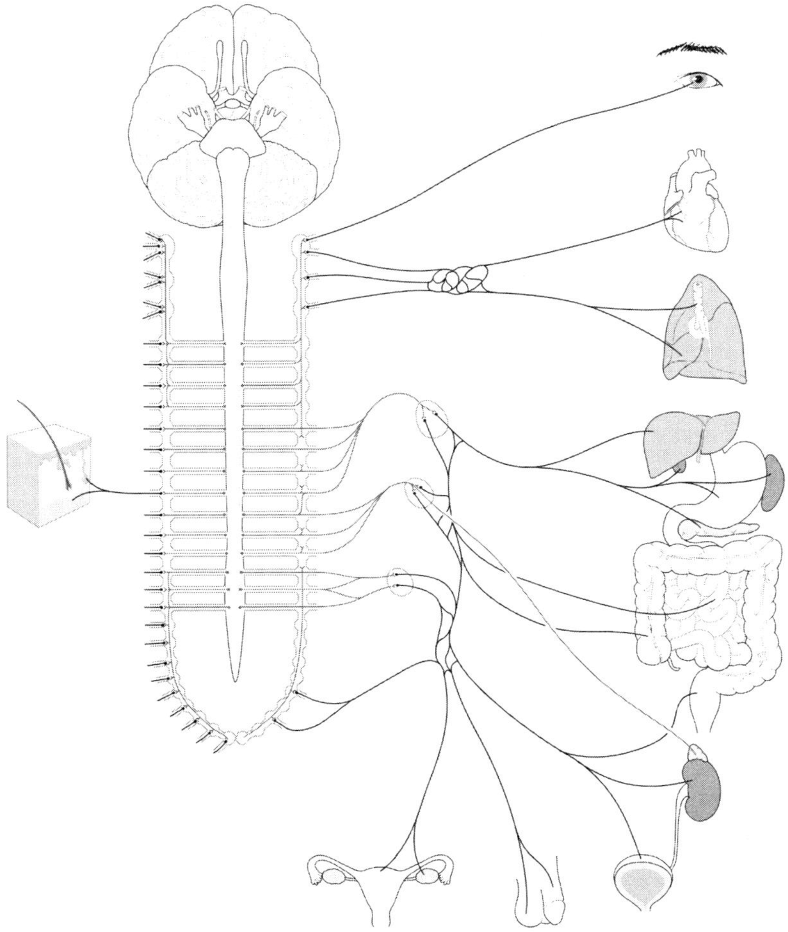

## cerebral concussion 뇌진탕

(KCD code :  )

- 용어 분석 cerebr/o 뇌 concustere- 폭력적으로 흔들다
- 주 진료과 신경과, 신경외과, 재활의학과
- 개 요 외상에 의해 발생한 일시적인 의식 소실
- 증 상 의식 소실, 일시적인 기억력 상실, 지남력 소실(disoreintation), 착란 상태 등
- 원 인 머리 부분의 외상에 의해 발생
- 합 병 증 뇌진탕 이후 두통, 어지럼증, 소화불량, 기억력 감퇴, 호흡반사, 동공확장 등
- 진 단 1. 외상과 연관된 병력과 의식 소실
  2. 전산화 단층촬영(CT)
  3. 자기공명영상(MRI) 결과
- 치 료 1. 경과 관찰
  2. 증상 및 외상 정도에 따라서 통원 관찰을 하거나 필요 시 입원 관찰

## cerebral contusion 뇌타박상/뇌좌상

(KCD code :  )

- 용어 분석 cerebr/o 뇌 -al 의 contundere- 멍들다
- 주 진료과 신경과, 신경외과, 재활의학과
- 개 요 외상이나 충격에 의해 뇌 실질에 출혈이 발생한 경우
- 증 상 두통, 혼수, 후각소실, 경미한 또는 심한 마비, 언어 장애, 혼수 상태까지 다양
- 원 인 머리의 충격 손상에 의한 두개골 골절과 동반된 뇌 실질의 좌상이나 열상, 관통상
- 합 병 증 방치할 경우 혈종이 커지거나 뇌 부종에 의하여 심하면 사망률이 35~75% 정도에 이를 정도로 예후가 불량
- 진 단 1. 뇌 전산화 단층촬영(brain CT)
  2. 뇌 자기공명영상(brain MRI)
- 치 료 1. 항 경련제를 투여
  2. 개두술(craniotomy) 및 혈종 제거술 : 뇌부종 증가시
  3. 수술 시 뇌를 일부 절제
  4. 수술 후 뇌가 안정될 때까지 두개골을 뗀 상태로 치료하기도 함

## encephalitis 뇌염

(KCD code :          )

• 용어 분석 encephal/o –뇌 –itis 염증

• 주 진료과 신경과

• 개 요 뇌 실질의 염증성 질환
(분류) 원인에 따라 감염성, 혈관염성, 종양성, 화학성, 특발성 등으로 분류

• 증 상 두통(headache), 경부통증, 구토, 발열, 의식장애, 오한, 의식 저하, 혼미, 외안구근 마비, 시력 저하, 경련 발작 등

• 원 인 바이러스 뇌염 : 단순 포진 바이러스, 아르보바이러스(arbovirus), 수두 대상포진 바이러스, 엡스타인바 바이러스(Epstein–Barr virus), 거세포 바이러스, 일본 뇌염 바이러스 등
박테리아성 뇌염 : 헤모필루스 인플루엔자, 네이세리아 뇌염균, 폐렴구균
혈관 염증성에 의한 사코이도시스(sarcoidosis) 뇌염
루프스성 뇌염
베게너 육아종증 뇌염
베체트병(Behcet disease)과 관련된 뇌염
종양성, 화학성 뇌염 등

• 합 병 증 기억력 장애, 기타 신경학적 장애 및 경련성 발작 등의 후유증

• 진 단
1. 병력 청취
2. 이학적 검사
3. 신경학적 검사
4. 흉부 촬영이나 혈액검사(염증 확인)
5. 뇌 영상과 뇌척수액 검사

• 치 료
1. 감염성 뇌염 : 항생제, 항바이러스제, 항결핵제 등 사용
2. 뇌 농양 : 수술적 치료
3. 혈관염에 의한 뇌염 : 스테로이드 등 면역억제제

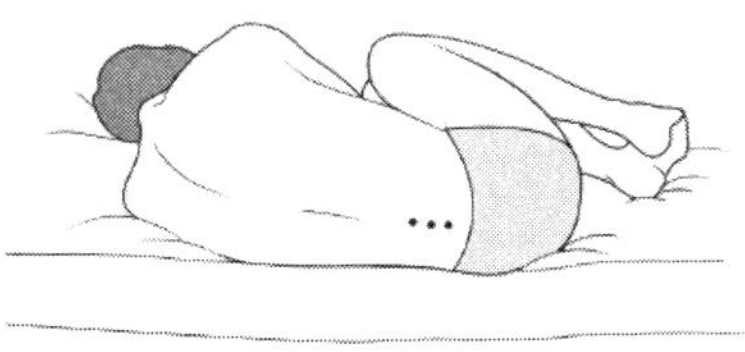

## meningitis 수막염/뇌막염

(KCD code :       )

- 용어 분석　mening/o 수막/뇌막 -itis 염증
- 주 진료과　소아청소년과, 신경과, 신경외과
- 개　　요　거미막(arachnoid)과 연질막(pia meatter) 사이에 존재하는 거미막밑공간(sub narachnoid space)에 염증이 발생하는 다양한 질환
  (구분) 화농성 수막염, 결핵성 수막염, 진균성 수막염
- 증　　상　진찰상 수막자극징후(meningeal irritation sign) : 두통(headache), 눈부심(photophobia), 경부경직(neck stiffness)), 안절부절, 구역, 구토, 고열(high fever), 섬망, 지남력 상실
- 원　　인　급성 무균성 수막염 : 화학적 자극원, 신생물, 바이러스(echovirus, coxsackie virus, rubeola virus, mycoplasma, Rickettsia) 등
  세균성 수막염 : 폐렴연쇄구균(Streptococcus pneumoniae), 인플루엔자간균(Hemophilus influenzae), 수막구균(Neisseria meningitides) 등
- 진　　단　1. 뇌척수액 검사(CSF test)
  2. 세균배양검사(CSF culture)
  3. 컴퓨터단층 촬영(CT)
  4. 자기공명영상 촬영(MRI)
- 치　　료　1. 증상 완화 요법
  2. 항생제(antibiotics세균성 수막염 의심시)

## cerebrovascular accident (CVA) 뇌혈관사고, 뇌졸중/중풍

(KCD code :       )

- 용어 분석　cerebr/o 뇌 vascul/o 혈관 -ar ~의 상태
- 주 진료과　신경과, 신경외과, 재활의학과
- 개　　요　뇌의 혈액순환장애(혈전, 색전, 뇌혈관출혈)에 의하여 일어나는 뇌혈관의 허혈로 인한 급격한 의식장애와 운동마비를 수반하는 증후군으로 뇌졸중(apoplexy), 중풍(stroke)이라고도 함
  (구분)
  1. 허혈성뇌졸중(뇌경색) : 일과성허혈발작(transient ischemic attack), 대혈관 질환 뇌경색(cerebral infarction in large vessel disease), 심장질환 심인성 뇌경색(cerebral infarction in cardiogenic embolism), 소혈관 질환(small vessel disease) 또는 열공뇌경색(lacunar infarction)

2. 출혈성뇌졸중 : 뇌(두개)내출혈(intracerebral hemorrhage), 뇌실내출혈(intraventricular hemorrhage), 거미막밑출혈(subarachnoid hemorrhage), 경막외출혈(epidural hemorrhage), 경막하출혈(subdural hemorrhage)

• 증　　상 (전조증상) 정신혼돈, 기면, 현기증, 두통
(전형적 증상) 두통, 구토, 경련, 혼수, 강직, 기억력상실, 정신변화, 근쇠약, 감각상실, 언어장애 등

• 원　　인 뇌의 순환장애(죽상경화증)에 의한 출혈과 핍혈
색적증 유발인자 : 종양, 지방, 세균, 공기
뇌졸중 유발인자 : 고혈압, 당뇨, 심질환

## cerebrovascular disease (CVD) 뇌혈관질환

(KCD code : 　　　　)

• 용어 분석 cerebr/o 뇌의, vascul/o 혈관의 −ar ~상태

• 주 진료과 신경외과

• 개　　요 대뇌 조직에 혈액을 공급하는 뇌혈관이 막히거나 터지면서 국소적으로 기능을 잃게 되어 신체부위에 장애를 일으키는 현상

• 증　　상 갑자기 말이 둔해지고 팔다리에 마비(hemiparesis)가 오거나 격심한 두통, 구토, 일시적 의식장애, 현기증, 시야 흐려짐 등이 발생

• 원　　인 고혈압과 당뇨이며 고지혈증, 흡연, 비만, 스트레스 등

• 합 병 증 치료하지 않을 경우 뇌혈전증(cereral thrombosis)과 뇌색적증(cerebral embolism)으로 진행하며 졸증(stroke), 중풍(apoplexy)으로 발전하여 심하면 뇌경색(cerebral infarction)으로 악화

• 진　　단 1. CT
2. MRI 검사
3. 뇌혈관 촬영(MRA)

• 치　　료 1. 혈전을 녹이는 약물을 투여
2. 수술적 치료
3. GDC 색전 등의 시술
4. 언어치료
5. 재활치료

## cerebral infarction 뇌경색

(KCD code :　　　　)

- **용어 분석** cerebr/o 뇌의 -al ~의 상태 infarct- 경색 -ion 명사형 접미사
- **주 진료과** 신경과
- **개　　요** 뇌혈류의 차단에 의해 2차적으로 괴사가 생긴 부위의 신경학적인 장애가 나타나는 것
- **증　　상** 신경학적인 증상들이 순간 갑작스럽게 나타나는 것이 특징이며 팔다리의 마비, 감각이상, 언어장애(실어증, 구음장애), 의식의 변화, 실신, 경련, 보행장애, 배뇨장애, 두통, 시력장애, 안면신경 마비, 연하곤란, 치매, 구토, 어지러움, 운동실조 등
- **원　　인** 동맥경화나 심장병, 뇌혈관 기형, 혈관박리 등
  위험인자 : 60세 이상 고령, 당뇨병, 고혈압, 고지혈증(콜레스테롤이 높은 환자), 흡연, 음주, 비만 등
- **합 병 증** 뇌경색이 지속되면 뇌조직이 괴사되고 뇌연화가 되어 편마비나 언어장애가 생김
- **진　　단** 1. 뇌전산화단층촬영
  2. 뇌 자기공명영상 : 병변의 성격과 위치 및 크기를 판단
- **치　　료** 1. 혈전제 투여 : 증상 발생 후 6시간 이내

## carotid artery stenosis 경동맥협착

(KCD code :　　　　)

- **용어 분석** sten/o 좁은, 수축된 -sis 증(상태)
- **주 진료과** 신경외과
- **개　　요** 경동맥의 혈관벽 내에 지방이 축적되고 근육세포들이 증식하면서 혈관 내경이 좁아지는 상태
- **증　　상** 무증상에서부터 가볍게는 어지러움, 시력 증상, 심하게는 사지 마비, 안면 마비, 연하 장애, 이상 감각, 인지 기능 장애, 비뇨기계 또는 소화기계 장애, 그리고 신경정신과적인 증상,
- **원　　인** 고지혈증, 흡연, 당뇨, 외상 등
- **진　　단** 1. 비침습적인 방법 : 경동맥 초음파, 뇌 컴퓨터 단층 촬영(CT), 뇌 자기 공명영상(MRI)
  2. 침습적인 방법 : 뇌혈관 조영술
- **치　　료** 1. 약물치료 : 항혈소판제(아스피린(aspirin)이나 클로피도그렐(clopidogrel)), 항응고제(헤파린(heparin)이나 와파린(warfarin))
  2. 외과적 치료 : 혈관 내 스텐트 삽입술, 경동맥 내막 제거술

## cerebral aneurysm 뇌동맥류/ 뇌동맥꽈리

(KCD code :          )

- 용어 분석  cerebr/o 뇌 aneurysma- 넓어짐 -al ~의(형용사형 어미)
- 주 진료과  신경외과
- 개 요  뇌혈관 벽에 미세한 균열이 생기고 비정상적으로 부풀어 오른 혈관 질환으로 주로 40대에서 60대 사이에 흔히 발생하며 약 20%에서는 다발성 동맥류가 발견
- 증 상  두통, 구역, 구토, 혼수(coma)
- 원 인  정확한 원인은 모르나 혈관벽의 약화, 아급성 세균성 심내막염, 선천성, 동맥경화증, 세균감염, 매독 등에 의해 발생
- 진 단  1. 뇌 컴퓨터 단층촬영(CT)
  2. 뇌 자기공명영상(MRI)
  3. 뇌혈관 조영술
- 치 료  1. 개두술(craniotomy)
  2. 뇌동맥류 결찰술(aneurysm of clipping)
  3. 혈관 내 코일 색전술(endovascular embolization)

## cerebral hemorrhage 뇌출혈

(KCD code :          )

- 용어 분석  cerebr/o 뇌 -al ~의 상태 hem/o 피, -rrhage 흐르다
- 주 진료과  신경외과
- 개 요  두개 내에 출혈이 있어 생기는 모든 변화를 말하는 것
  외상에 의한 출혈 : 급성 경막하 출혈, 만성 경막하 출혈, 경막외 출혈 등 두부 외상과 직간접적으로 연관이 있는 출혈
  자발성 뇌출혈 : 고혈압성 뇌출혈, 뇌동맥류, 뇌동정맥 기형, 모야모야병, 뇌종양 출혈, 전신 질환 가운데 출혈성 경향이 있는 경우
- 증 상  갑작스런 의식장애, 이완성 편마비, 극심한 두통
  (전조증상 aura) 기분 나쁜 정도의 경도 두통(warning headache)
- 원 인  고혈압, 혈액질환(백혈병, 재생불량성 빈혈 등)
- 합 병 증  실어증, 정신기능 감소, 편마바, 감각기능 장애
- 진 단  1. 요추천자 - 뇌척수액 출혈 확인
  2. CT - 병변위치, 색전, 혈전 확인
  3. 대뇌혈관촬영술(cerebral angiography)
- 치 료  1. 뇌압 강하를 위한 삼투압이뇨제
  2. 혈종제거술
  3. 회복시 물리치료와 언어치료

## intracranial hematoma/hematoma, intracerebral 뇌조직내혈종

(KCD code :         )

- 용어 분석 intra- ~안의 crani/o 머리 hema/o 혈액, -oma 종양
- 주 진료과 신경외과
- 개 요 뇌가 충격을 받아 뇌속 혈관이 터져 새어나온 혈액이 한 곳에 고인 것
  (구분) 경막하혈종(subdural hematoma), 경막외혈종(epidural hematoma), 뇌내혈종(intracerebral hematoma)
- 증 상 두통, 메스꺼움, 구토, 졸림, 의식상실(unconsciousness)
- 원 인 교통사고 같은 외상으로 인해 발생
- 진 단 X선 촬영
  CT
- 치 료 1. 뇌압강화를 위한 삼투이뇨제
  2. 혈종제거술→머리뼈절개술(craniotomy) & 흡입 및 세척(suction & irrigation)

## epilepsy 뇌전증

(KCD code :         )

- 용어 분석
- 주 진료과 소아청소년과, 신경과, 신경외과
- 개 요 경련성 발작, 감각장애, 비정상적인 행위, 의식소실 또는 이 모든 것이 반복적으로 나타나는 신경학적 장애
- 증 상 근육간대경련(myoclonic seizure), 근육긴장이상, 얼굴떨림, 혼수, 아린감, 청색증
  (발작 분류)
  1. 부분 발작 :
     ① 단순부분발작(simple partial seizure)
     ② 복합부분발작(complex partial seizure)
     ③ 부분발작에서 기인하는 이차성 전신발작(partial seizure with secondary generalization)
  2. 전신발작 :
     ① 소발작(결신발작 ; absence seizure, petit mal)

② 전신강직간대발작(대발작 ; generalized tonic-clonic seizure, grand mal)
③ 근육간대경련발작(myoclonic seizure)
④ 무긴장발작
3. 잭슨씨 발작(Jacksoian epilepsy)

• 원　　인 뇌졸중, 선천기형, 두부외상, 뇌염, 뇌종양, 퇴행성뇌병증, 유전, 미숙아, 분만 전후의 손상 등을 들 수 있다.

• 진　　단 1. 병력 청취
2. 뇌파검사
3. 뇌 자기공명영상 촬영(뇌 MRI)

• 치　　료 1. 항경련제(anticonvulsant)
2. 뇌전증 수술 : 국소 절제술

## neuritis 신경염

(KCD code : 　　　)

• 용어 분석 neur/o 신경 -itis 염증

• 주 진료과 신경과

• 개　　요 신경섬유 또는 그 조직의 염증. 침범 범위에 따라 단발성 신경염, 다발성 신경염으로 구분

• 증　　상 신경통이나 저림(numbness), 운동마비, 지각저하, 반사의 장애 등

• 원　　인 단발성 : 타박, 압박, 신전, 창상 등의 외상, 인접조직의 염증, 종양 등 국한성 변화
다발성 : 바이러스나 세균감염, 중독, 물질대사이상, 비타민결핍증, 유전 등에 의한 전신적 변화

• 진　　단 1. 혈액검사
2. 요의 생화화적 면역학적 검사
3. 말초신경전도검사

• 치　　료 1. 스테로이드, 비타민, 항염증제, 진통제, 말초혈행 개선제 등의 투여
2. 이학요법 : 전기요법

## myelitis 척수염/골수염

(KCD code :     )

- 용어 분석 myel/o 척수, 골수 -itis 염증
- 주 진료과 신경과
- 개 요 운동이나 감각의 기능장애를 동반한 척수의 백색질 또는 회색질에 발생한 염증 (분류) 회색질척수염(poliomyelitis), 백색질척수염(leukomyelitis), 횡단척수염(transverse myelitis), 수막척수염(meningomyelitis)
- 증 상 초기에는 발열(fever), 사지통(acroalgia), 이완성 마비가 나타나고 진행되면 배꼽아래 감각저하, 가슴아래 통증, 운동 배설장애가 나타나며, 병소가 경추(목뼈) 등 좀더 높은 부위에 위치할 경우 고개를 숙일 때 찌릿하다고 느끼는 러미트 징후(Lermitte sign)를 호소
- 원 인 사람면역결핍바이러스, 사람T세포림프친화바이러스 유형1과 유형2, 매독, 결핵균을 비롯한 바이러스, 세균, 곰팡이, 기생충 등
- 진 단 1. 신경학적 검사
  2. 자기공명영상(MRI)
  3. 뇌척수액검사(crerebrospinal fluid exam.)
  4. 유발전위검사(evoke potential test)
- 치 료 1. 스테로이드 투여
  2. 혈장분리교환술
  3. 뇌척수액 여과

## multiple sclerosis (MS) 다발성경화증

(KCD code :     )

- 용어 분석 multi- 여러개 scler/o 단단한, -sis 상태
- 주 진료과 신경과, 소아청소년과, 재활의학과
- 개 요 20~40세에 가장 많이 발생하며, 재발과 완화를 반복하는 중추신경계에 발생하는 뇌와 척수의 작은 수초(myelin sheath) 탈락성 질환
- 증 상 이상감각 증상 : 무감각, 얼얼한 느낌, 화끈거림(국소적으로 나타남)
  운동장애 : 편마비 또는사지 마비, 언어장애, 의식장애, 척추굳음증(spondylosis)
  시각신경염 : 통증이 동반된 시력 저하, 시야 흐림
- 원 인 유전적 요인이 있는 환자에게서 주위 환경에 의해 일어나는 자가면역반응
  slow-virus 감염

• 진 단 1. 신경학적 진찰
2. 뇌 자기공명영상촬영(뇌 MRI)
3. 뇌척수액검사 – 단백질 증가
4. 유발전위검사
5. 감별진단을 위한 혈액검사

• 치 료 1. 급성기 : 고용량 스테로이드 정맥주사 요법(corticosteroids)
2. 질병완화 치료 : 인터페론(beta-interferon)과 글라티라머 아세테이트(glatiramer acetate) 투약
3. 증상완화 치료

## myasthenia gravis 중증 근무력증

(KCD code : )

• 용어 분석 my/o 근육 asthen/o 힘이 없는, 쇠약

• 주 진료과 소아청소년과, 신경과

• 개 요 일시적인 얼굴, 목의 근력 약화와 만성적 피로를 특징으로 하는 신경근육접합질환(neuromuscular junction disease)으로 대표적인 항체매개자가면역질환

• 증 상 복시(diplopia), 안검하수증(blepharoptosis), 안면근육 약화, 흡인성 폐렴(inspiration pneumonia), 삼킴곤란(dysphagia), 호흡장애(dyspnea), 근력 약화(muscle weekness)

• 원 인 자가항원에 의하여 형성된 자가항체에 의하여 증상이 나타나는 대표적인 항체매개자가면역질환

• 진 단 1. 특수 생화학/면역학 검사
2. 항체검사 : 항콜린에스터레이스 검사
2. 전기진단검사 : 반복신경자극검사(repetitive nerve stimulation test)와
3. 단일 섬유 근전도(single fiber EMG ; Jolly test)검사
흉부 컴퓨터단층촬영(가슴CT) : 가슴샘
4. 약물반응검사
5. 도말/배양검사

• 치 료 1. 항콜린에스터레이스 투여
2. 가슴샘절제술
3. 면역요법 : 스테로이드(steroids), 아자치오프린(azathioprine) 및 면역억제제
4. 혈장분리교환술
5. 면역글로부린

## rabies 광견병

(KCD code :　　　)

- 용어 분석
- 주 진료과　감염내과, 신경과
- 개　　요　광견병 바이러스를 가지고 있는 동물(여우, 너구리, 박쥐, 코요테, 흰족제비, 원숭이 등)에 사람이 물렸을 때 발생하는 급성 뇌척수염
- 증　　상　발열(fever), 두통(headache), 무기력(weekness), 식욕 저하(anorexia), 구역(nausea), 구토(vomiting), 마른 기침(dry cough), 흥분 및 우울 증상(anxiety and depression), 물공포증(hydrophobia), 침을 흘리는 증상(sialorrhea)
- 원　　인　리사 바이러스(Lyssa virus)속에 속하는 광견병 바이러스(rabies virus)
- 합 병 증　병이 진행되면서 경련, 마비, 혼수상태에 이르게 되고 호흡근마비로 사망
- 진　　단　1. 광견병 바이러스 특이항체검사
  2. 머리털 부분의 피부조직검사
  3. 침에서 광견병 바이러스의 핵산검출검사 등
- 치　　료　1. 상처소독
  2. 광견병 면역혈청주사

## radiculopathy 신경뿌리병증/신경근병증

(KCD code :　　　)

- 용어 분석　radicul/o 근성의, 박리의 -pathy 병증
- 주 진료과　신경과, 소아청소년과
- 개　　요　척수에서 갈라져 나온 감각 및 운동신경 뿌리에서 발생하는 신경계 손상
- 증　　상　목이나 허리에서 시작하여 팔이나 다리 끝으로 뻗치는 듯한 무감각증, 근육통증
- 원　　인　척추굳음증(spondylosis)과 척추앞전위증(spondylolithesis)과 같은 퇴행성 척추변형, 라임병(lyme disease), 대상포진, 결핵 등에 의한 거미막염(arachno-iditis)으로 인한 다발성 신경근병증
- 진　　단　1. 척추 X-선 검사
  2. 자기공명영상촬영(MRI)
  3. 신경전도검사상(정상으로 해석)
  4. 침근전도검사상(분절 근육의 이상 징후)
- 치　　료　1. 보존치료 : 진통제, 찜질, 견인치료 혹은 국소적인 주사치료
  2. 수술적 치료 : 운동마비나 배뇨장애와 같은 신경계 징후가 뚜렷한 경우

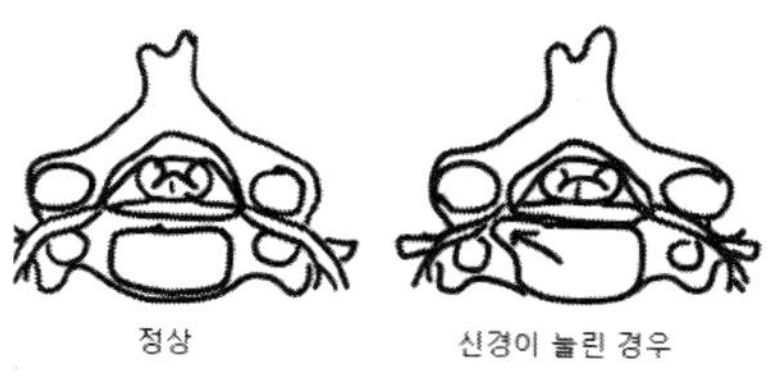

## spinal stenosis 척추협착

(KCD code :        )

- 용어 분석 spin/o 척수 -al -의, sten/o 좁은, 단축된
- 주 진료과 정형외과, 신경외과, 재활의학과
- 개　　요 선천적, 후천적으로 척추관이 좁아지는 것
- 증　　상 허리 통증과 뻣뻣함, 습하고 찬 기후와 활동은 악화요인, 따뜻한 기후와 휴식은 호전요인
- 원　　인 선천성, 발육성 척추관 협착증 : 특발성, 연골 무형성증
  후천성 척추관 협착증 : 퇴행성, 혼합형(선천성, 퇴행성, 또는 추간판 탈출증의 혼합)
  척추 분리형 척추 전방 전위증, 의인성 : 추궁판 절제술 후, 척추 고정술 후, 외상성, Paget씨 병, 불소 침착증
- 진　　단 1. 신체 검진 : 하지 감각, 근력, 반사 신경의 이상 등의 신경 기능 확인
  2. 방사선학적 검사 : 단순 방사선 검사(x-ray), 척수강 조영술, 전산화 단층촬영(CT), 자기 공명 영상(MRI)
- 치　　료 1. 보존적 치료 : 일상활동의 변화, 적절한 운동, 물리치료, 요추 보조기, 비스테로이드성 소염 진통제, 항우울제, 비강 분무 칼시토닌 등 다양한 약물 치료, 유발점 주사, 경막 내 스테로이드 주사, 도수치료, 침, 초음파, 전기자극 치료, 열 치료 등
  2. 추궁판 절제술(laminectomy)

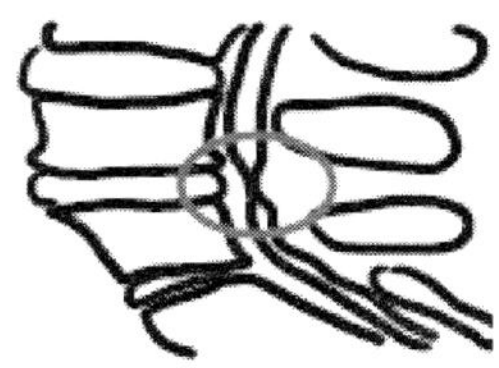

## sciatica/sciatic neuritis 좌골신경통/궁둥신경통

(KCD code :        )

- 용어 분석 sciatic/o 좌골의, 궁둥뼈의
- 주 진료과 마취통증의학과, 정형외과, 신경외과
- 개　　요 대퇴와 다리를 지나는 신경로를 따라서 나타나는 동통과 압통이 특징인 좌골신경염
- 증　　상 엉덩이나 허벅지 바깥쪽에서 시작해서 종아리 바깥쪽과 뒤쪽으로 띠모양으로 내려오는 통증
- 원　　인 허리 추간판 탈출증으로 인한 신경 압박, 허리척추협착증, 궁둥구멍근증후군(piriformis syndrome) 등
- 진　　단 1. 뻗은발올림검사(하지직거상검사 SLR, straight leg raising test)
  2. X선 검사

3. 허리의 전산화단층촬영(CT)
4. 자기공명영상(MRI) 등

- 치　　료　1. 약물치료 : 약제 복용, 경막외 스테로이드 주사 등
  2. 보존치료 : 신경뿌리의 압박을 경감시키기 위한 침상 안정, 견인치료, 코르셋 착용
  3. 수술적 치료 : 척추후궁절제술, 척추유합술 등

## tabes dorsalis 척수매독

(KCD code :　　　)

- 용어 분석　tabe/o 소모, 쇠약, 위축, dorsum- 등 -is ~의
- 주 진료과　신경과
- 개　　요　척수후주(posterior column)와 말초감각신경의 변성이 일어나는 질병으로 변성매독(제4기 매독)을 말하는데, 감염 뒤 10~15년의 잠복기가 경과하면서부터 뇌와 척수 등에 매독성 병변을 일으키는 질환
- 증　　상　하지의 전격적인 통증, 광범위한 운동실조(ataxia), 동공반사 이상, 요실금(urinary continence), 발기부전, 복부와 사지의 통증 등
- 원　　인　매독균(Treponema pallidum)
- 치　　료　1. 페니실린 요법
  2. 통증이 심한 경우가 진통제가 함께 사용

## tetanus 파상풍

(KCD code :　　　)

- 용어 분석
- 주 진료과　감염내과, 소아청소년과
- 개　　요　상처 부위의 파상풍균(Clostridium tetani) 균 감염으로 인한 신경 독소의 신경세포 침범에 의한 근육 경련성 마비와 동통을 동반한 근육수축을 일으키는 감염성 질환
- 증　　상　목과 턱 근육의 통증성 경련, 개구불능(lock jaw), 발열과 오한이 동반된 근육 강직성 경련
- 원　　인　파상풍균(Clostridium tetani)
- 진　　단　1. 균 배양 검사
  2. 근전도 검사 : 근육 수축 기능 확인
- 치　　료　1. 약물치료 : 면역글로불린, 항독소 주사, 항생제(페니실린(penicillin), 세팔로스포린(cephalosporin), 메트로니다졸(metronidazole) 등), 근육 이완제 투여
  2. 호흡 관리 등

## facial paralysis 안면마비/ 얼굴마비

(KCD code :          )

- 용어 분석 face- 얼굴 para- 주위의 -lysis 파괴, 박리
- 주 진료과 신경과
- 개 요 안면 근육을 지배하는 신경 마비
  (분류) 1. 중추성 안면마비 2. 말초성 안면마비(Bell's parlsy)
- 증 상 얼굴 근무력(facial amyotonia), 무감각, 발음부전, 얼굴 및 귀의 통증, 미각 이상, 눈물흘림, 청각과민, 타액분비감소
  (구분) 중추성 – 얼굴하반부 마비, 말초성 – 얼굴전체 마비
- 원 인 중추성 – 자가면역 과정에 의한 신경염 또는 뇌혈관장애
  말초성 – 바이러스감염(헤르페스 등), 한랭노출
- 진 단 1. 임상증상
  2. 근전도 검사
- 치 료 경과 관찰
  약물치료 : 스테로이드제나 항바이러스제 등

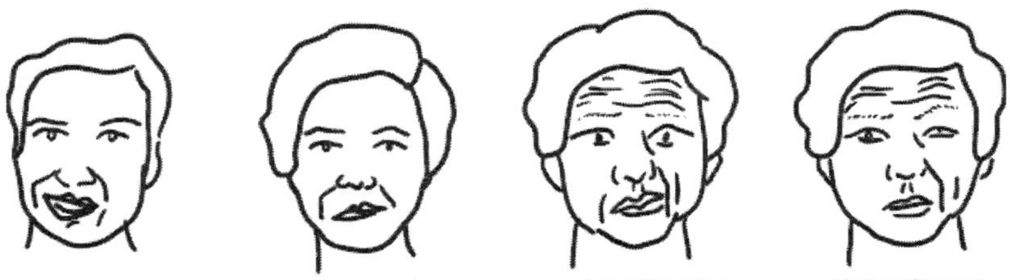


## Guillain-Barre' syndrom 길랑-바레증후군

(KCD code :          )

- 용어 분석
- 주 진료과 신경과
- 개 요 바이러스 감염 등에 의한 말초의 특발성 다발성 신경염으로 근육이 약해지며 종종 프랭크 마비(frank paralysis)로 진행되며, 급성 염증성 탈수초성 다발 신경병증(Acute inflammatory demyelinating polyneuropathy : AIDP)이라고도 부름

• 증　　상　안면 근육 쇠약 및 마비, 운동 신경에 염증, 위로 올라가는 마비(ascending paralysis), 감각 이상('무감각, 저림, 찌르는 것 같은 느낌', '피부 밑으로 벌레가 기어 다니는 듯 한 느낌(formication)')

• 원　　인　감기와 같은 호흡기 질환 또는 가벼운 위장 질환 후, 예방 접종, 외상, 수술이 후에 발병

• 진　　단　1. 뇌척수액 검사
2. 신경전도 검사
3. 근전도
4. 혈청학적 검사

• 치　　료　1. 증상의 완화가 치료의 목표
2. 혈장분리반출술 : 항체를 제거
3. 면역글로불린
4. 염증완화 스테로이드제

## myofascial pain-dysfunction syndrome
## 근막통증증후군/근막통증기능장애증후군

(KCD code :　　　)

• 용어 분석　my/o 근육 fasci/o 섬유성조직다발 dys- 부정 접두사

• 주 진료과　재활의학과, 마취통증의학과, 가정의학과, 신경과, 소아청소년과

• 개　　요　근육에 존재하는 단단한 통증 유발점(trigger point)의 활동에 의해 생기는 통증 및 자율신경 증상으로 전신의 근육(주로 목, 어깨, 위팔, 허벅지 등)에 생기는 질환

• 증　　상　근육통(myalgia), 귓바퀴 앞부분의 통증(anterior auricle pain), 턱관절의 펑하는 소음(crackling jaw), 턱관절 운동 제한(temporomandibular joint movement limite)

• 원　　인　갑작스러운 근육 스트레스, 과도한 근육 긴장, 조직의 손상과 근육세포 내의 칼슘 농도 조절 이상

• 진　　단　1. 특징적인 증상 확인 및 신체 검진(압박 시 동통 발생)

• 치　　료　1. 경과 관찰 : 휴식, 마사지, 온열치료
2. 진통제
3. 활동성 근막 유발점에 바늘을 삽입하여 이를 파괴하는 시술

## trigeminal neuralgia 삼차신경통/삼차신경병증

(KCD code :  )

- 용어 분석 tri- 3 gemin/o 이중의, 두배의, -al ~의, neur/o 신경 -algia 통증
- 주 진료과 신경과, 신경외과
- 개 요 삼차신경에 병적인 변화가 생겨 얼굴의 감각이상과 함께 씹기 근육의 근력 약화, 갑작스런 발작성 찌르는듯한 동통을 보이는 질환
- 증 상 얼굴 감각 저하, 씹기 근육 약화, 날카로운 송곳이나 칼로 찌르는 듯한 심한 통증
- 원 인 외상, 대상포진, 중이염, 바위뼈 꼭지 감염(petrous bone apex infection), 뇌저종양, 동맥류, 부비강염, 충치, 인플루엔자 등 바이러스 감염, 대사이상 등
- 진 단 1. 임상적인 검진 : 전형적인 임상 양상, 유발부위, 신경학적 검사상 국소 장애가 없는 점 등으로 진단
  2. 자기공명영상검사(MRI)
- 치 료 1. 원인 질환에 준하여 치료
  2. 약물 치료 : 항경련제(카바마제핀(carbamazepine) 등)

## amyotrophic lateral sclerosis (ALS) 근위축 측삭경화증/근육위축가쪽경화증

(KCD code :  )

- 용어 분석 a- 부정 my/o 근육 troph/o 위축 -ic ~의 scler/o 경화 -sis 증
- 주 진료과 신경과, 신경외과, 재활의학과
- 개 요 뇌의 신경세포, 특히 운동 신경원의 퇴행이 진행되어 뇌의 신경이 완전히 파괴되는 질환으로 일명 Lou Gerhrig's disease라고 함
- 증 상 뇌의 신경세포 특히 운동 신경원의 퇴행, 손발의 마비에 의한 운동장애, 근육 쇠약, 호흡부전, 연하곤란(Dysphagia), 구음장애, 근위축은 손가락부터 시작하여 전신으로 확산됨
- 원 인 가족 내 유전성을 보이고, 대부분의 경우에서는 특별한 원인 없이 산발성으로 발병
- 합 병 증 대부분 5년내 사망
- 진 단 1. 병력 및 신경학적 검사(신경 전도 속도 검사 NCV-nerve conduction velocity)
  2. 근조직생검
  3. 혈액검사 및 소변검사
  4. 뇌척수액 검사
  5. 경부 척추 X-선 및 자기공명영상(MRI) 검사
  6. 근전도 검사(EMG) 등

• 치　　료 1. 보조기 착용
2. 운동요법
3. 식이요법 : 유동식, 소량, 자주
4. 약물요법 : 리루졸(Riluzole) 등
5. 호흡기
6. 의사소통기구 : 말하는 칠판(Talking Board)

## Alzhemer's disease 알츠하이머병

(KCD code :　　　)

• 용어 분석

• 주 진료과 정신과, 신경과, 신경외과

• 개　　요 치매를 일으키는 가장 흔한 퇴행성 뇌질환으로 서서히 발병하여 기억력을 포함한 인지기능의 악화가 점진적으로 진행되는 병

• 증　　상 기억장애, 실행증, 요실금, 불안, 피해망상, 자세 불안정, 경직, 언어능력 저하, 지남력의 저하, 판단력 및 일상생활수행능력의 저하, 정신행동증상(성격변화, 초조행동, 우울증, 망상, 환각, 공격성 증가, 수면장애, 무감동 및 무관심, 일몰증후군(sundowning) 등), 신체 증상(대소변 실금, 몸 경직, 보행장애) 등

• 원　　인 발병 기전과 원인은 모르나, 유전적인 요인, 고령, 여성, 낮은 학력, 우울증 병력이나 두부 손상의 과거력 등이 병의 위험도를 높이는 요인으로 알려짐

• 진　　단 1. 진단기준 : 기억력, 언어사용, 시공간능력, 성격, 계산능력 중 3개 이상 결함
2. 신체검사와 신경학적 검사
3. 정신상태 검사
4. 일상생활동작 검사(ADL)
5. 혈액검사 등의 실험실 검사 : 빈혈검사, 간기능검사, 신기능검사, 당뇨검사, 비타민검사, 갑상선기능검사, 지질검사, 흉부 X레이, 심전도, 소변검사 등
6. 뇌 영상검사 : 구조적 : 자기공명영상(MRI), 컴퓨터단층촬영(CT), 기능적 : 자방출단층촬영(PET), 단일광자방출촬영(SPECT)
7. 신경심리검사

• 치　　료 1. 비약물치료 : 기억력 훈련, 인지재활치료, 현실 지남력 훈련 등
2. 약물치료 : 아세틸콜린 분해효소 억제제, NMDA 수용체 길항제(중기)

## dementia 치매

(KCD code :  )

- 용어 분석 de- 역, 분리, 탈, 격리 ment/o 마음
- 주 진료과 정신과, 신경과, 신경외과
- 개 요 여러 가지 원인에 의한 뇌손상에 의해 기억력을 위시한 지능・의지 등 정신적인 능력이 현저하게 감퇴한 것으로 예전 수준의 일상생활을 유지할 수 없는 상태를 의미하는 포괄적인 용어
- 증 상 지속적으로 악화되는 지능, 의지, 기억력 등 장애
- 원 인 3대 원인 질환은 '알츠하이머병', '혈관성 치매', 그리고 '루이체 치매'이며 이외 약물중독, 갑상선기능항진증, 재생불량성빈혈, 경막하혈종 등
- 진 단 DSM-IV 검사

## Parkinson's disease 파킨슨병, 진전마비

(KCD code :  )

- 용어 분석
- 주 진료과 신경과, 신경외과, 재활의학과
- 개 요 도파민 신경세포의 소실로 인해 발생하는 신경계의 만성 진행성 퇴행성 질환
- 증 상 대표 증상 : 휴식시 떨림(palalysis agitans, shaking palsy, tremor), 근육경직(rigidity), 느린 운동(bradykinesia) 및 질질끄는 보행(shuffling gait, festination gait), 앞으로 구부러진 자세(spooped position),
  기타 증상 : 위장관 장애, 침 흘림, 삼킴곤란, 변비, 기립저혈압, 다한증, 배뇨장애, 성기능장애 및 안구 건조증, 신경정신과적 증상, 인지기능장애, 수면장애, 통증, 피로, 후각장애 등
- 원 인 원인 불명이며 나이가 증가할수록 높은 발생 빈도
- 합 병 증 만성 진행성 질환이므로 서서히 악화되고 10년 정도 지나면 다양한 합병증으로 인하여 사망하게 됨
- 진 단
  1. 임상 증상
  2. 신경학적 검사
  3. 도파민-단일광자방출단층촬영
  4. (감별검사) 뇌 자기공명영상촬영(뇌 MRI), 단일혈류광자방출단층촬영(SPECT), 양전자방출단층촬영(PET), 혈액화학검사, 갑상선기능검사, 자율신경계검사 등을 시행
- 치 료
  1. 증상완화 : levodopa(도파민 전구물질) 투여
  2. 수술 : 전기지짐법(시상과 바닥신경절), 초음파 동결병변, 이식(태아뇌조직)

## Huntington chorea/chronic progressive chorea
## 헌팅톤무도병/만성진행성무도병

(KCD code : )

- 용어 분석
- 주 진료과 신경과
- 개 요 근육간 조정능력 상실과 인지능력 저하 및 정신적인 문제가 동반되는 진행성의 신경계 퇴행성 질환
- 증 상 손・발・얼굴・몸통에 있는 불수의근의 점진적인 변화(무도병 : chorea), 무의식적으로 몸을 비트는 듯한 비교적 느린 움직임(무정위운동 : athetosis), 인지능력과 기억능력의 점진적인 감퇴, 신경학적 운동이상
- 원 인 4번 염색체의 짧은 팔(4p16.3)에 위치한 "헌팅틴(Huntingtin)"으로 알려진 유전자의 돌연변이에 의해 발병하며 상염색체 우성으로 유전되는 질환
- 합 병 증 약 10-25년 또는 그 이상의 경과를 밟으며, 폐렴이나 기타 감염, 낙상으로 인한 손상 등 생명을 위협하는 합병증이 동반됨
- 진 단 1. 병력 및 임상적 평가
  2. 전산화단층촬영(CT)
  3. 자기공명영상(MRI)
  4. 뇌파(EEG)
- 치 료 1. 대증요법(symptomatic treatment)- 약물요법으로 증상완화
  2. 각종 부작용과 합병증을 조절하고 완화시키기 위한 지지요법(supportive therapy)을 시도함

## muscular dystrophy 근디스트로피/근이영양증

(KCD code : )

- 용어 분석 muscul/o 근육 -ar 상태 dys- 부정 접두사 trophe- 영양
- 주 진료과 신경과, 소아청소년과
- 개 요 유전적인 요인으로 진행성 근력 저하 및 위축을 보이고, 병리학적으로 근육섬유의 괴사 및 재생을 특징으로 하는 퇴행성 근육병증
- 증 상 근력 약화, 가워(Gower) 징후(쪼그리고 앉았다 일어날 때 땅바닥을 집거나 넓적다리를 집고 일어나게 되는 증상), 관절 구축, 척추측만증 등의 골격 변형
- 원 인 디스트로핀-당단백질 복합체를 형성하게 하는 여러 유전적인 결함

• 합 병 증 질병의 악화가 진행되면 보행 곤란, 척추후만곡증, 호흡 곤란, 심근 침범시 와병상태로 인한 폐렴이나 패혈증 동반으로 사망 가능

• 진 단 1. 이학적(혈청 크레아틴 포스포키나아제 상승)
2. 신경학적 검진
3. 근전도 검사(EMG)
3. 근육 생검 혹은 유전자 분석

• 치 료 1. 지지요법
2. 물리치료 – 정형외과적 기형 최소화 방법

## brain tumor 뇌종양

(KCD code :                )

• 용어 분석

• 주 진료과 신경외과

• 개 요 중추신경계의 두개 내의 침습적 종양
(분류) 1. 신경교종(neurological cell glioma(성상세포종 astrocytoma, 핍지교종 oligodendroglioma, 성의세포종 ependymoma)) 2. 수막종(meingoma) 3. 뇌수막종(medulloblastoma) 4. 유두종(papilloma) 5. 신경종(neuroma)

• 증 상 두통(headache), 구토(vomiting), 뇌압상승, 시야장애, 기억력장애, 의식장애, 성격변화, 언어장애, 경련, 안면마비, 운동실조증, 청력감퇴, 쉰 목소리(choarseness), 삼키는 능력 저하 등으로 증상

• 원 인 유전적 변이, 화학적 발암물질, 방사선, 바이러스 등

• 합 병 증 수술 후 언어장애, 의지결여, 침흘리기, 연하장애, 운동실조 및 부전마비, 시력장애 발생

• 진 단 1. 병력 및 신경학적 검사
2. 검사 : CT, MRI, PET, 뇌지도검사 MEG, 조직검사(뇌정위적방법), 뇌혈관촬영술, 시진 및 안저검사, 뇌척수액검사

• 치 료 1. brain mapping awak surgery
2. 감마선 방사선수술(gamma knife radio surgery)
3. 방사선 치료(radiotherapy)
4. 화학치료(chemotherapy)

## cerebral palsy 뇌성마비

(KCD code :            )

- 용어 분석 cerebro- 뇌 para- 옆의, 나란히 -lysis 헐거워지다, 풀다
- 주 진료과 신경과, 재활의학과, 소아청소년과
- 개　　요 출생전, 출생시, 출산 후 뇌 손상으로 자세와 운동의 이상(scissord gait)이 생기는 질환으로 영구적이며 비진행성 운동신경 및 정신장애를 일으키는 질환으로 지적장애, 운동장애 및 경련, 시각장애, 청각장애, 언어장애, 정신장애 등이 동반됨
- 증　　상 가위모양 걸음, 경련성 편마비 및 양측성 마비(spasticity paralysis), 무정위 운동증(athetosis), 운동실조증(ataxia), 발작 등
- 원　　인 임신 중, 분만 전후 산소 결핍, 뇌출혈
  임신 중 어머니의 알코올 또는 약물 섭취
  분만손상, 낙상, 교통사고 등에 의한 외상성 뇌손상
  심한 황달, 혈중 포도당 농도가 매우 낮을 경우
  기타 대사성 질환 및 뇌염, 뇌수막염 등의 신경계 감염
- 진　　단
  1. 기본검사 : 발달지연, 근긴장도 이상, 비정상 운동 패턴, 영아반사의 지속 등
  2. 조기 진단 검사법 : 보이타자세반사, 알버타영아운동척도, 영아운동능력평가, 전체운동평가 등 사용
  3. 뇌자기공명영상검사
  4. 컴퓨터단층촬영검사
  5. 동반장애에 대한 평가
- 치　　료
  1. 운동치료
  2. 보조기
  3. 석고고정
  4. 항경련, 근육이완제약물, 보튤리늄 독소 주사 및 신경차단술
  5. 수술적 치료 : 선택적 척수후 근절제술

## megalencephaly 거대뇌증

(KCD code :            )

- 용어 분석 megal/o 거대한 cephal/o 뇌
- 주 진료과 소아청소년과, 신경외과, 신경과
- 개　　요 뇌의 무게와 크기가 정상보다 무겁고 큰 경우

• 증　　상 경련(seizures), 시야장애(visual field defect), 척수 기능 장애

• 원　　인 원인 불명

• 합 병 증 신경 세포 증식(신경세포종)

• 진　　단 1. 세포/분자 유전학적 진단
2. brain MRI
3. brain CT

• 치　　료 1. 신생아중환자실(NICU, neonatal intensive care unit)
2. 완화치료

• 관련용어 대두증(macrocephaly)

## microcephaly 소두증

(KCD code : )

• 용어 분석 micr/o- 작은 cephal/o 뇌

• 주 진료과 소아청소년과, 신경외과, 신경과

• 개　　요 평균 머리둘레 보다 5cm 이상 작은 경우로 뇌가 성장하지 않거나 두개골이 조기 유합되어 뇌가 성장할 수 없는 상태

• 증　　상 경련(seizures), 시야장애, 안구진탕(nystagmus), 두피정맥 팽창, 발달지연, 뇌성마비(cerebral palsy)

• 원　　인 1. 산모의 바이러스 감염 : 산모가 임신상태에서 풍진(rubella), 거대세포 바이러스(cytomegalovirus), 수두(Varicella, Chickenpox), 지카바이러스(Zika virus) 등에 감염된 경우
2. 유전자 이상 : 다운증후군 등 염색제 이상에 의한 질환

• 합 병 증 수두증(hydrocephalus), 뇌성마비(cerebral palsy), 뇌전증(epilepsy), 다운증후군, 메켈 그루버 증후군

• 진　　단 1. 초음파 검사
2. 신생아 신체검진(neonatal physical examination) : 머리둘레 측정에서 표준 머리둘레에서 3백위수 미만인 경우
3. brain MRI
4. brain CT

• 치　　료 1. 신생아중환자실(NICU, neonatal intensive care unit)
2. 완화치료

## hydrocephalus 수두증

(KCD code :          )

- **용어 분석** hydr/o 물. cephal/o 뇌 –us 단수성 접미사
- **주 진료과** 신경외과
- **개　　요** 뇌실(ventricle)과 지주막하 공간(subarachnoid)에 뇌척수액(CSF)의 생산과 흡수기전의 불균형으로 비정상적으로 축적된 상태의 선천성 기형
- **증　　상** 두통(headache), 구역(nausea), 구토(vomiting))
  (2세 이하) 머리둘레의 비정상적 증가, 볼록하게 튀어나온 대천문(fontanelle), 짜증 증가, 구토(vomiting), 비정상적 수면 증가, 눈모양 이상
  (소아) 두통(아침에 심함), 빈번한 구토, 졸린 모습
  (뇌출혈(cerebral hemorrhage)/악성 뇌종양(brain tumot)) 심한 두통(severe headache), 구토(vomiting), 의식저하(decrease consciousness), 팔다리 강직(stiffness of extremities), 강직성 발작(hydrocephalic fit)
  경련(seizures), 시야장애, 뇌성마비(cerebral palsy)
- **원　　인** 뇌척수액(CSF)의 분비증가, 뇌실계(ventricle)의 폐쇄(비교통성 수두증), 대뇌 지주막하(subarachnoid)에서 불환전 흡수(교통성 수두증)
- **합 병 증** 지속적인 뇌 손상이 발생
  모야모야병(moyamoya disease), 뇌종양(brain tumor), 뇌혈관 기형
- **진　　단** 1. 병력 및 신체검사 : 머리둘레 측정, 대천문의 압력, 안구운동의 검진
  2. 안저 검사 : 시신경유두부종(papilledema) 유무 및 인지기능과 발달상태 평가
  3. 두개강 초음파/ 뇌 전산화 단층촬영(CT)으로 뇌실의 확장 확인
  4. 뇌 자기공명영상(MRI)
  5. 동영상 자기공명영상(cine-MRI) : 뇌척수액의 흐름을 평가하기 위한
  6. 요추 천자(lumbar puncture) : 뇌압 측정

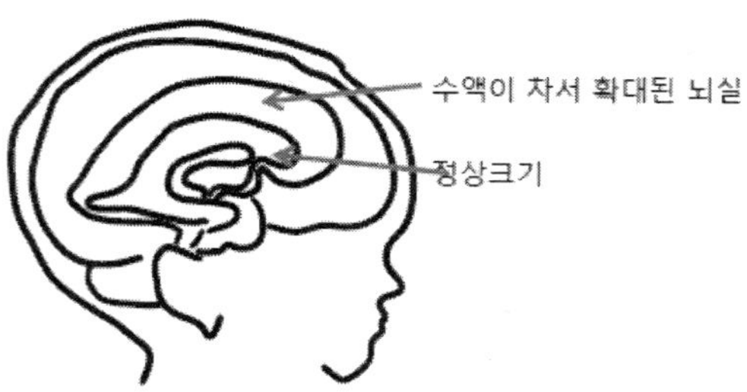


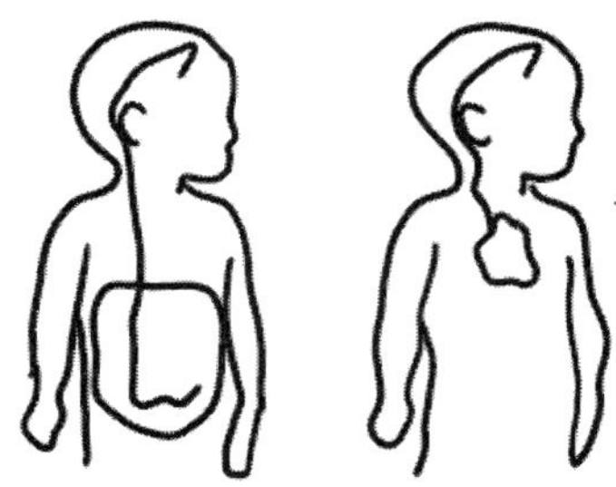

뇌실-복강 단락
(V-P 션트)

뇌실-동맥 단락
(V-A 션트)

• 치　　료　1. 요추 천자나 뇌실 천자로 뇌척수액 배액
2. 단락술(shunt operation) : 뇌척수액을 뇌실에서 복강 등의 공간으로 배액하여 흡수되도록 우회로를 만드는 수술
  - 뇌실복강단락(V-P Shunt, ventricular peritoneal shunt)
    뇌실동맥단락(V-A Shunt, ventriculoatrial shunt
3. 내시경 제3뇌실 천공술(endoscopic 3rd ventriculostomy)

## spina bifida/rachischisis 이분척추/척추갈림증

(KCD code :　　　)

• 용어 분석　spin/o 척수
• 주 진료과　신경외과, 정형외과
• 개　　요　주로 엉치(sacral), 가슴(thoracic), 경추(cervical)에 생기는 신경 발생과정에서 후방 척추궁이 완전히 닫히지 못하여 생기는 선형적 기형
(구분) 잠재성 이분척추(spina bifida occulta), 수막류 동반 이분척추(spina bifida with meingocele), 수막척수류 동반 이분척추(spina bifida with meingomyelocele)
• 증　　상　무증상도 있으며, 하지마비(paraplegia), 보행장애(gait disturbance), 배뇨 및 배변장애, 수두증 등
• 원　　인　배란 25-48일 사이에 태아에서 일어나는 신경 발생 장애의 일부
• 진　　단　X-ray
• 치　　료　수술 : herniated tissue 제거술

## neurofibromatosis 신경섬유종증

(KCD code :　　　)

• 용어 분석　neur/o 신경　fibr/o 섬유　-oma / 종양　-tosis 질병상태
• 주 진료과　소아청소년과, 신경외과, 성형외과
• 개　　요　신경계 종양성 질환으로 골조직, 연부조직, 신경조직, 피부 등에 나타날 수 있음
• 증　　상　커피색 반점(cafe-au-lait-spot), 겨드랑이 부위의 주근깨 양상(axillary freckling), 홍채의 Lisch 결절
• 원　　인　유전 (상염색체 우성)
• 합 병 증　로우 증후군(Lowe Syndrome), 레트 증후군(Rett Syndrome), 결절성 경화증(Tuberous Sclerosis), 시신경교종(optic nerve glioma)
• 진　　단　증상 및 가족력 확인 후 유전자검사
• 치　　료　근본적인 치료방법은 없으며, 증상에 따른 보완적 치료

## hydrops fetalis 태아수종

(KCD code :        )

- 용어 분석 hydr/o 물  fetal/신생아
- 주 진료과 소아청소년과
- 개　　요 태아기에 피부, 배 안, 가슴 안, 심낭 안, 태반, 양막강 중 두 곳 이상에 장액성 액체가 비정상적으로 축적되는 질환
- 증　　상 전신부종(edema), 복수(ascites), 흉수(pleural effusion), 용혈성 빈혈(hemolytic anemia), 호흡곤란(dyspnea), 심부전(heart failure)
- 원　　인 1. 면역성 원인 : 산모와 태아의 Rh 및 ABO 혈액형 부적합
  2. 비 면역성 원인 : 선천성 심장기형, 염색체 이상, 쌍둥이 수혈 증후군 등
- 합 병 증 용혈성 빈혈(hemolytic anemia), 심장비대(cardiomegaly), 좌심실비대(left ventricular hypertrophy), 터너증후군 (Turmer's syndrome)
- 진　　단 1. 출생 전 진단방법 : 산전 초음파, 양수천자(amniocentesis)
  2. 출생 후 진단방법 : 심장 초음파(echocardiogram), 혈액검사(blood analysis)
- 치　　료 1. 출생 전 치료방법 : 태아수혈(fetal blood transfusion), 양수배액
  2. 출생 후 치료방법 : 교환수혈(exchange transfusion), 흉강천자(thoracentesis), 복수천자(paracentesis)

## anencephaly 무뇌증

(KCD code :        )

- 용어 분석 an- 없는  encephal/o 뇌
- 주 진료과 소아청소년과, 신경외과, 신경과
- 개　　요 뇌의 일부가 없는 상태로 뇌간(brainstem)은 존재 함
- 증　　상 발달장애, 두개골 함몰(skull dent) 등
- 원　　인 태아 발생 기전에 신경관 결손에 의해 발생
- 합 병 증 심각한 발달장애
- 진　　단 1. 초음파 검사
  2. 양수검사(amniocentesis) : 알파태아단백검사(AFP, α-fetoprotein)
- 치　　료 1. 신생아중환자실 (NICU, neonatal intensive care unit)
  2. 완화치료
- 관련용어 무두증(acephaly), 무두개증(acrania), 무척수뇌증(amyelencephaly)

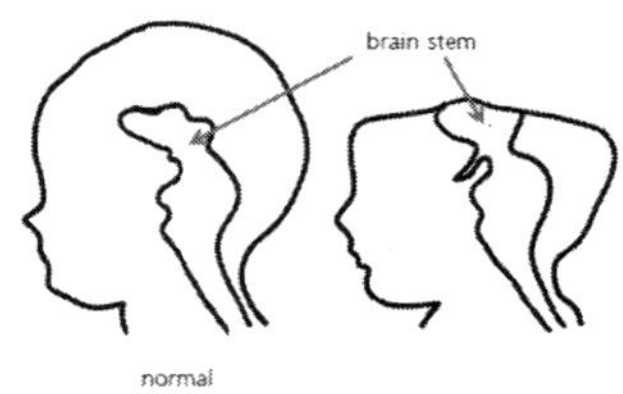

## encephlocele 뇌류

(KCD code : )

- 용어 분석 encephal/o 뇌 -cele / 흐르다.
- 주 진료과 소아청소년과, 신경외과, 신경과
- 개 요 1. 두개골의 틈 사이로 뇌실질의 일부가 흘러내려 돌출된 상태
  2. 발생 부위에 따라 전두형, 후두혈, 기저형으로 분류
- 증 상 발달장애(developmental disorder), 안면기형(facial deformation), 수두증(hydrocephalus), 시각장애(visual disturbance) 등
- 원 인 두개골의 결함
- 합 병 증 수두증(hydrocephalus), 뇌성마비(cerebral palsy), 소두증(microcephaly), 뇌전증(epilepsy)
- 진 단 1. 초음파 검사
  2. 신생아 신체검진(neonatal physical examination)
  3. brain MRI
  4. brain CT
- 치 료 1. 신생아중환자실(NICU, neonatal intensive care unit)
  2. 뇌류의 종류와 상태에 따라 외과적 수술 : 두개골 결손을 재건
  3. 완화치료
- 관련용어 뇌척수류(encephalomyelocele), 수막뇌류(meningoencephalocele)

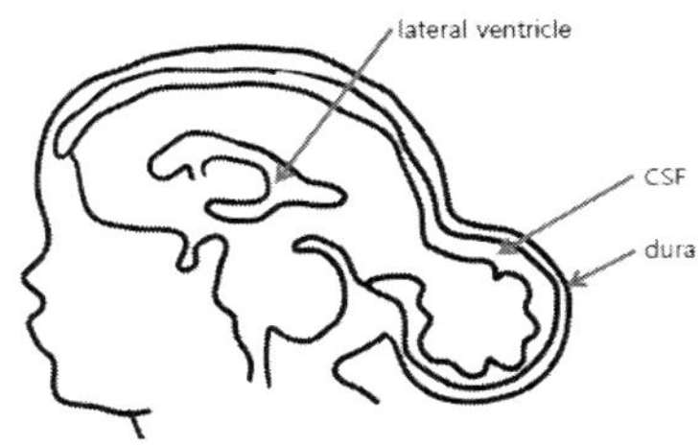


## meningocele 수막류

(KCD code : )

- 용어 분석 mening/o 수막 -cele/아래로 흐르다
- 주 진료과 소아청소년과, 신경외과
- 개 요 척추뼈와 경막 사이에 선천적 결손으로 척추강 내에 척추액, 신경 등이 밖으로 나와 있는 경우
- 증 상 신경장애(neurological disorder), 등쪽의 혹, 배변(dyschezia), 배뇨장애(dysuria)
- 원 인 임신 2~4주 사이에 신경관을 만드는 과정에서의 결손
- 합 병 증 지방종(lipoma)류, 잠재적 이분 척추(spina bifida occulta), 뇌류(encephalocele), 무뇌증(anencephaly), 피부동(dermal sinus), 수두증(hydrocephalus)

• 진　　단　1. 초음파 검사
　　　　　　2. 신생아 신체검진(neonatal physical examination)
　　　　　　3. MRI, CT
• 치　　료　1. 외과적 수술 : 노출된 신경 조직의 재건
　　　　　　2. 신생아중환자실(NICU, neonatal intensive care unit)
• 관련용어　이분척추(spina bifida), 척수수막류(meningomyelocele)

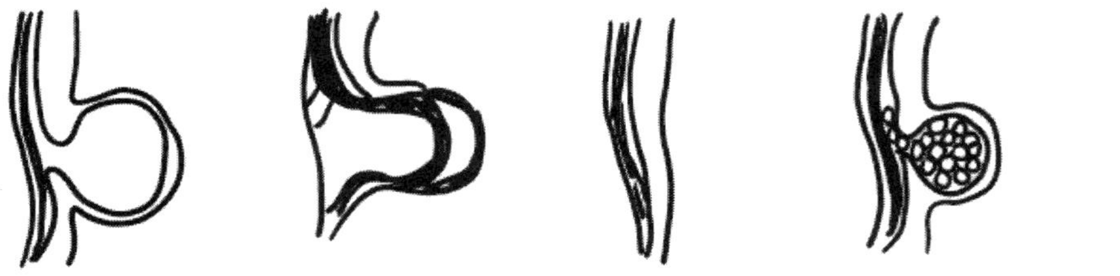

meningocele　meningomyelocele　spina bifida occulta　meningocele with lipoma

## arteriovenous malformation of cerebral vessels
## 대뇌혈관 동정맥기형

(KCD code :　　　)

• 용어 분석　arter/o 동맥　ven/o 정맥　mal- 비정상　-forme 형태, 모양　cerebr/o 뇌
• 주 진료과　소아청소년과, 신경외과
• 개　　요　대뇌의 동맥과 정맥이 모세혈관을 연결되지 않은 상태로 엉켜 있는 선천성 대뇌혈관 기형으로 무증상으로 성인이 된 이후 발견되는 경우도 많음
• 증　　상　경련(convulsive), 발작(seizure), 두통(headache), 마비(palsy), 지주막하 출혈(subarachnoid haemorrhage)
• 원　　인　염색체 이상
• 합 병 증　혈관종(angioma), 뇌출혈, 스터지 웨버 증후군(혈관종이 뇌막, 안면신경을 침범하는 질환)
• 진　　단　1. brain CT
　　　　　　2. brain MRI
• 치　　료　1. 결찰(clipping)
　　　　　　2. 코일 색전술(coil embolization)
• 관련용어　동정맥 기형(arteriovenous malformation, AVM) : 보통 뇌혈관 기형을 의미
　　　　　　※ 말초 혈관 동정맥 기형 peripheral arteriovenous malformation

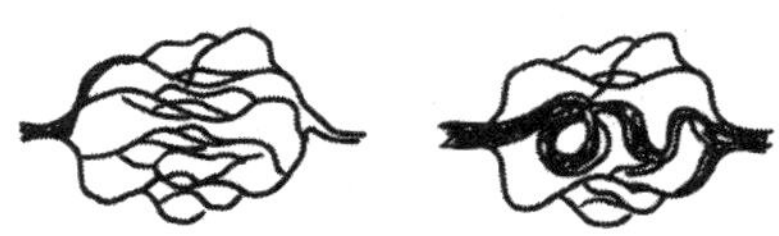

정상혈관　동정맥기형

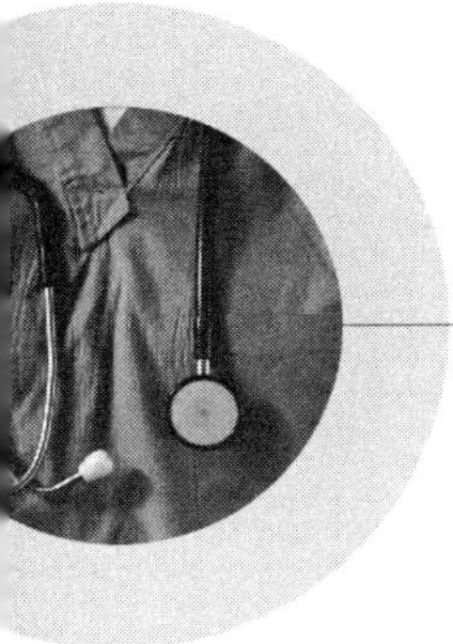

# 제11장

# 정신의학
## Psychiatry

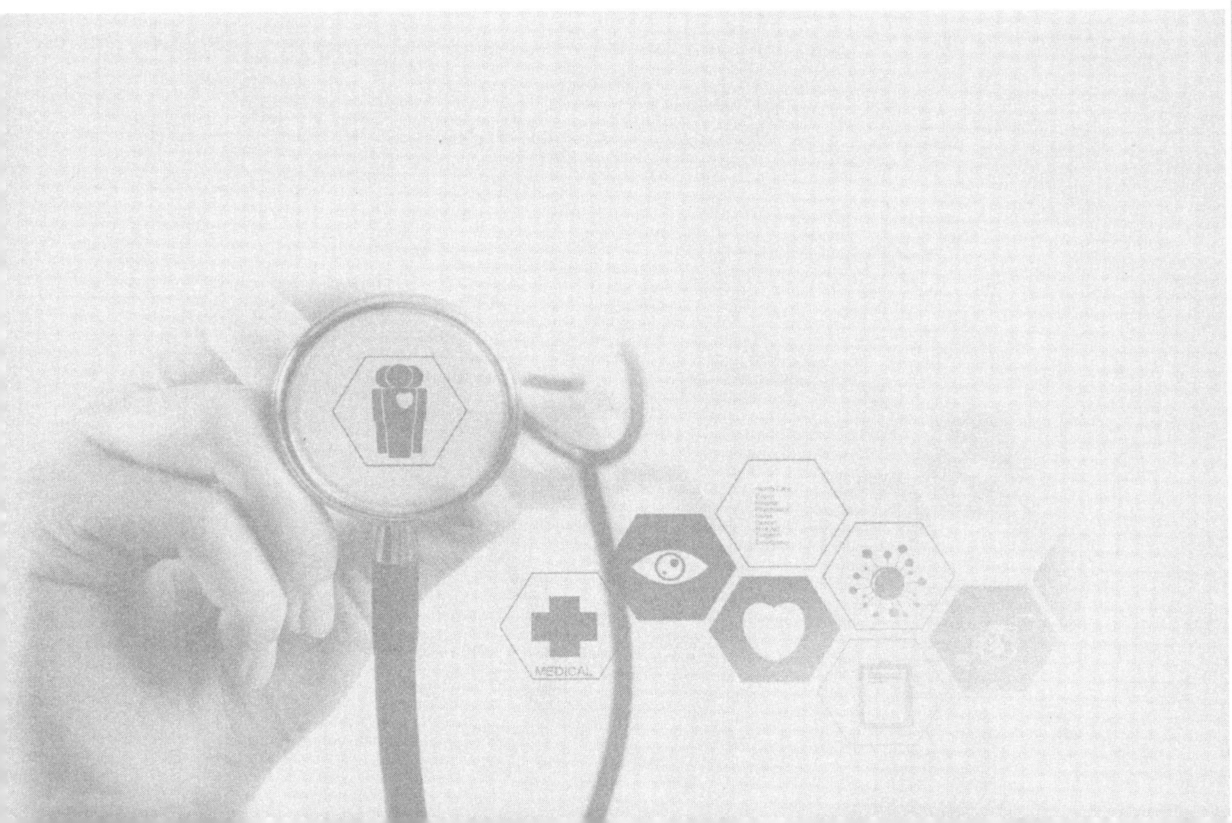

# 제11장 정신의학
Psychiatry

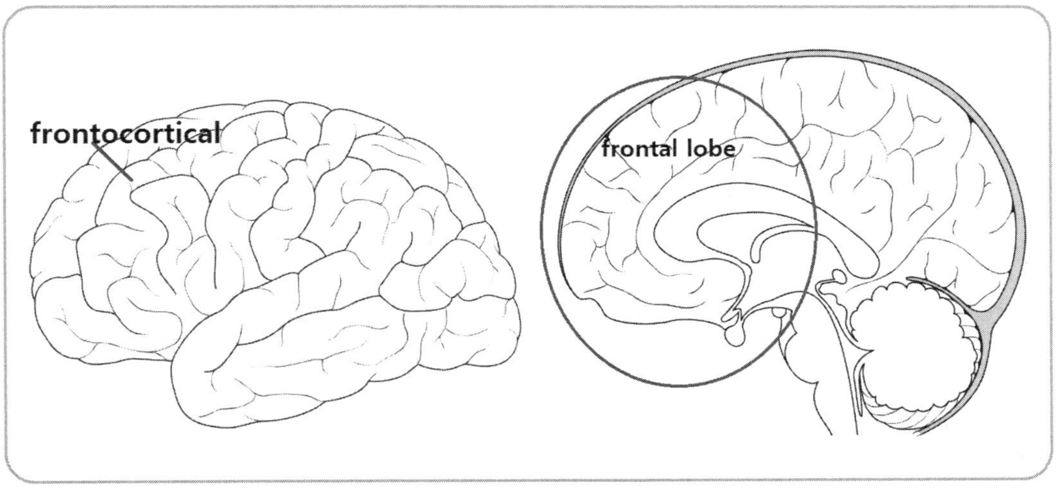


## 1. frontal lobe (전두엽, 이마엽)

- 대뇌의 앞쪽 부분
- 기억력, 사고력 주관
- 고등정신작용 관장 : 기억력, 사고력, 추리, 계획, 운동, 감정, 문제해결 등
- 연합영역에서 들어오는 정보를 조정
- 행동을 조절

① **전전두피질** : 감정 관장, 도파민 시스템 영역

– 자신 인식, 행동 계획, 불필요한 행동 억제, 문제해결 위한 전략, 의사결정 기능

② **배외측 전전두피질** : 작업기억, 주의집중

– 목표지향적 행동

– 정보에 의해 논리적 판단

③ **복내측 전전두피질** : 감정적인 정보 판단 역할

– 손상 되면 냉혹한 판단(도덕적 문제)

④ **안와전두피질** : 욕구, 동기 관련 정보 처리

– 사회적 적절한 행동 수행 기능

※ 'psychiatry'는 '정신'(mind) · '치유'(healing)를 뜻함

정신치료는 영적치료법에서 시작되어 정신분석(내면적)과 약물요법(향정신성)을 병행함. 현대에는 임상심리학자와 사회사업가도 함께 활동

※ 출처 : 다음백과 정신의학

다음백과 서울아산병원에서 제공하는 부위별 인체정보

[네이버 지식백과] 이마엽 [frontal lobe] (서울대학교병원 신체기관정보)

## amnesia 기억상실, 건망증

(KCD code : )

- **용어 분석** a 없다 mnesia 기억
- **주 진료과** 정신건강의학과
- **개 요** 과거의 일을 기억 못하고 기억을 잃어버리는 것
- **증 상** 완전기억 상실, 장단기 부분 기억 상실, 무감동, 불안, 흥분, 작화증
- **원 인** 스트레스, 충격적 사건, 저산소증, 저혈당, 외상, 뇌종양, 약물
- **진 단** 1. 신경인지 검사(기억력 검사)
  2. 영상의학 검사
  – CT, MRI(뇌변화 동반 여부)
- **치 료** 1. 정서적 지지
  2. 재활치료
  3. 생활습관 개선
  4. 기억력 훈련 방법

## dependance of alcohol 알코올 의존증

(KCD code :             )

- 용어 분석 dependance 의존성
- 주 진료과 정신건강의학과
- 개 요 알코올과 연관된 문제 행동과 알코올에 대한 내성과 금단 증상
- 증 상 사회적 기능 저하, 법적 문제, 가족과 마찰, 폭음, 매일 알코올 섭취, 사고
- 원 인 심리적 요인, 사회적 요인, 유전적 요인, 행동적 요인
- 합 병 증 간성 뇌병증, 알코올성 소뇌변성증, 알코올성 말초신경병증, 빈맥, 발한, 수전증, 발작, 환각, 정신병, 작화증
- 진 단 1. 알코올에 대한 내성
  2. 금단현상
  3. 생각보다 많이, 긴 시간 술 섭취
  4. 금주 실패
  5. 사회적, 직업적 문제
  6. 알코올 관련 병
  7. 알코올 섭취와 깨는데 많은 시간 소모
- 치 료 1. 해독, 식사, 다량의 비타민, 대치요법
  2. 알코올성 증상과 내과 질환의 치료
  3. 인지치료와 정신과적 치료
  4. 약물치료
     – 날트렉손, 아캄프로세이트
  5. 가족치료
  6. 입원치료
  7. 재활프로그램
- 관련질환 알코올성 간질환, 태아알코올증후군
- 동 의 어 알코올 중독, 알콜홀릭

## withdrawal phenomenon 금단현상

(KCD code :            )

- 용어 분석　withdrawal 금단　phenomenon 현상
- 주 진료과　정신건강의학과
- 개　　요　아편 제제, 알코올, 니코틴, 본드, 도박, 운동, 게임 쇼핑 등을 습관적, 충동적으로 하며 행동 중단시의 증상
- 증　　상　자율신경 항진, 손떨림, 구역, 불안, 망상, 환각, 환청, 수면장애, 경련, 초조, 불면증, 피로감, 긴장, 신경과민
- 원　　인　약물 의존, 약물 남용
- 합 병 증　뇌세포 성분 DHA 감소, 알코올성 치매
- 진　　단　1. 환자 병력 청취
  2. 검진실시
- 치　　료　1. 입원치료 : 약물과의 격리
  2. 진정제, 강심제
  3. 수면요법
  4. 전기쇼크
- 관련질환　알코올 의존성, 행동 및 충동 장애, 인터넷중독

## intoxication due to use of sedatives or hypnotics 진정제 또는 수면제 사용에 의한 급성 중독

(KCD code :            )

- 용어 분석　intoxication 중독　sedatives 진정제　hypnotics 수면제
- 주 진료과　응급의학과
- 개　　요　과량의 진정제 및 수면제를 고의 혹은 실수로 복용 후 독성 중독 상태
- 증　　상　기면, 혼수, 의식 저하, 혈압 저하, 호흡 억제
- 원　　인　벤조다이아제핀, 약물의 과량 복용
- 진　　단　약물 노출 확인
- 치　　료　1. 정신과 상담
  2. 기도확보(Airway), 호흡(Breathing), 순환(Circulation) 유지
  3. 활성탄 투여 – 1~2시간 이내
  4. 위세척

## schizophrenia 조현병(정신분열병)

(KCD code :  )

- 용어 분석 schizo 분열, 쪼개짐 phreno 정신
- 주 진료과 정신건강의학과
- 개 요 망상, 환청, 언어이상, 행동 이상, 정서 둔감, 사회 기능에 장애 발생
- 증 상 망상, 환각, 무의욕증, 자살시도, 공격적 행동, 충동조절 장애
- 원 인 유전적 요인, 환경적 요인, 뇌의 생화학적 이상
- 합 병 증 우울증
- 진 단 1. 환자와 가족 면담 – 정신과 전문의
  2. 혈액검사
  3. 뇌컴퓨터단층촬영(CT)
  4. 뇌자기공명영상(MRI)
  5. 단일광자방출단층촬영(SPECT)
  6. 뇌파검사
  7. 심리검사
- 치 료 1. 약물치료
  2. 개인정신치료
  3. 가족치료
  4. 집단정신치료
  5. 지역사회 정신재활프로그램
  6. 입원치료

## psychosis 정신병, 정신증

(KCD code :  )

- 용어 분석 psycho– 정신 –osis 증세
- 주 진료과 정신건강의학과
- 개 요 정신기능 이상 상태를 일으키는 뇌질환
- 증 상 망상, 환각, 피해망상, 이상한 말과 행동
- 원 인 유전적 요인, 뇌 생화학적 이상, 정신심리적인 요인, 심인적 원인
- 진 단 1. 정신의학 평가
  – 행동 관찰(정신과 전문의)
  – 경험과 질문 등
  2. X선 검사 및 의학 검사
- 치 료 1. 약물요법 – 향정신약물
  2. 생활요법

## mania 조증

(KCD code :          )

- 용어 분석 mani- 격렬하게, 광적인 정도로
- 주 진료과 정신건강의학과
- 개 요 활동적, 다혈질적 행동. 우울증과 번갈아 발생
- 증 상 흥분 상태, 열정적 상태, 과대망상증, 피해망상증, 과한 몸치장, 적개심, 폭식과 거식, 자기도취, 자기확신, 자기만족, 허세, 낭비벽
- 원 인 심리적 요인, 유전적 요인, 신경생화학적물질 이상, 내분비대사 이상, 신경생리학적 이상
- 진 단 1. 과장된 자신감
  2. 수면 욕구 저하
  3. 수다스러움
  4. 비약적 사고
  5. 주의 산만
  6. 목표 가진 활동 증가
  7. 쾌락적 활동에 몰두
     - 물건사기, 성행위, 사업투자
- 치 료 1. 신체치료
  2. 약물치료
  3. 정신치료
  4. 재활치료
  4. 입원치료

## bipolar affective disorder 양극성 정동장애

(KCD code :          )

- 용어 분석 bi- 두 개의 polar 극성 affective 정서적인
- 주 진료과 정신건강의학과
- 개 요 조증(기분 들뜸)이 나타나다가 우울증(기분 가라앉음)이 나타나는 기분 장애 질환
- 증 상 높은 자존심, 수다스러움, 망상, 우울, 비약적 사고
- 원 인 심리적 요인, 유전적 요인, 신경생화학적물질 이상, 내분비대사 이상, 신경생리학적 이상

• 진　　단 1. 기분 정서 이상
- 비정상적 기분 들뜸, 과대 과민한 기분 지속, 우울증상
2. 행동 이상
- 과대평가, 과대망상, 수다스러움, 사고 비약, 산만

• 치　　료 1. 약물치료
- 기분 조절제
- 항정신병 약물
- 항우울제
2. 정신 치료
- 입원, 외래치료

• 관련질환 우울증, 기분부전증

• 동 의 어 조울병, 조울증

## depressive disorder 우울증

(KCD code :　　　)

• 용어 분석 depress- 내리 누리다　disorder 장애

• 주 진료과 정신건강의학과

• 개　　요 기분이 저하된 상태와 생각, 사고과정, 동기, 신체활동 등의 정신 기능이 저하된 상태

• 증　　상 우울 증상 2주 이상 지속, 식욕과 수면 문제, 사회 직업적 활동에 지장, 환각, 망상, 자살

• 원　　인 1. 생화학적 요인 : 신경전달물질 이상, 호르몬 이상, 생체 리듬 변화
2. 유전적 요인 : 쌍둥이 우울증 50%
3. 환경적 요인 : 이별, 경제 문제, 스트레스

• 진　　단 1. 병력 청취(정신과 전문의)
2. 혈액학적 검사
3. 뇌영상 검사

• 치　　료 1. 약물치료 - 항우울제
2. 정신치료 - 심리요법
3. 전기경련요법(Electroconvulsive therapy)
4. 반복적 경두개 자기자극법(Repetitive transcranial magnetic stimulation ; rTMS)

## dysthymia 기분이상, 기분부전

(KCD code :            )

- 용어 분석 dys- 이상, 장애 -thymia 기분
- 주 진료과 정신건강의학과
- 개 요 증상이 주요우울장애과 비슷하지만, 정도가 경미하고 2년 이상 지속되는 증상
- 증 상 기분 저하, 짜증, 관심 결여, 피로, 우유부단, 비관적, 낮은 자존감
- 원 인 생물학적 원인
  - 수면 변화, 부신 호르몬 이상, 갑상선 호르몬 이상

  심리 사회적 원인
  - 이별, 우울, 자신감 결여, 무력감
- 진 단 1. 병력 청취(정신과 전문의 진단)
  - 환자의 증상과 경과

  2. 우울증상이 2년 이상
- 치 료 1. 약물치료
  - 항우울제(선택적 세로토닌 재흡수 억제제계열 약물)

  2. 정신요법
- 관련질환 우울증
- 동 의 어 기분부전장애, 만성우울증

## agoraphobia 광장공포증

(KCD code :            )

- 용어 분석 agora 열린 공간에 대한 병적인 두려움 phobia 공포증
- 주 진료과 정신건강의학과
- 개 요 공공장소, 광장, 공황을 겪었던 장소에 혼자 있게 되는 것에 대한 공포
- 증 상 1. 밀폐 공간(터널, 엘리베이터), 운송 수단(지하철, 버스, 기차), 거리 상점을 피함

  2. 혼자 있는 것을 두려워 함

  3. 누군가와 동행하려 함
- 원 인 유전적인 요인, 심리적인 요인, 생화학적 원인(신경전달 물질 GABA, 노르에피네프린, 세로토닌)

• 진　　단 1. 병력 청취(의사 상담)
2. 임상심리검사
3. 신체검사
　- 신체질환 감별
• 치　　료 1. 인지행동 치료
2. 약물치료
　- 반드시 정신과 전문의의 처방과 지시
• 관련장애 불안장애, 공황장애

## sociophobia 사회공포증

(KCD code :　　　　)

• 용어 분석 socio- 사회　phobia 공포증
• 주 진료과 정신건강의학과
• 개　　요 어떤 사회적 상황, 활동, 낯선 사람과 대화, 연설에 대한 두려움과 불안으로 피하려 함
• 증　　상 공포(대중 연설, 처음 만남, 대화), 불안정, 목소리 떨림, 땀, 얼굴 경직
• 원　　인 유전적 요인, 생화학적 요인
• 합 병 증 학업, 직장생활, 개인생활 등에 어려움
• 진　　단 1. 지속적 두려움
2. 불안, 공황 발작
3. 심한 공포 반응
4. 상황 회피
5. 일상생활, 직업(학업), 사회적 활동 어려움
• 치　　료 1. 인지행동 치료
　- 인지교정 치료
　- 노출 치료
2. 약물치료
　- 세로토닌 재흡수 억제제
　- 항불안제
• 관련질환 불안장애, 광장공포증
• 동 의 어 대인공포증, 대인기피증

## acrophobia 고소공포증

(KCD code :  )

- 용어 분석 acro 말단 phobia 공포증
- 주 진료과 정신건강의학과
- 개 요 높은 장소에서 느끼는 불안, 공포. 추락과 뛰어내릴 것 같은 느낌
- 증 상 높은 장소에서 심한 두려움, 공포반응, 공황발작
- 원 인 유전적 요인, 신경회로 이상
- 합 병 증 완치 후 절반 정도 재 증상
- 진 단 1. 심한 공포반응(높은 장소)
  2. 불안, 공황발작
  3. 고통의 원인 확인
- 치 료 1. 행동치료 기법 : 노출 요법
  2. 홍수법 : 매우 강한 자극
  3. 최면치료
  4. 약물치료 : 항불안제 등
- 관련질환 공황장애, 불안장애, 우울장애
- 동 의 어 높은곳공포증

## claustrophobia 폐소공포증, 밀폐공포증

(KCD code :  )

- 용어 분석 claustro 좁은 공간 폐쇄되는 병적인 두려움 phobia 공포증
- 주 진료과 정신건강의학과
- 개 요 좁은 공간, 폐쇄된 장소에서 극도의 공포와 불안감을 호소하는 것
  엘리베이터, 터널, 비행기 등의 장소
- 증 상 불안한 생각, 가슴 답답, 진땀, 빠른 심장박동, 숨가쁨, 손떨림, 몸의 경직, 발작, 패닉 상태
- 원 인 어릴적 심하게 놀라거나 끔찍한 경험 관련 공포 느낌
- 진 단 1. 증상과 병력 문진
  2. 심리 검사
- 치 료 인지행동치료
  1. 노출요법
  2. 홍수요법
- 관련질환 불안장애, 광장공포증, 사회공포증

## panic disorder 공황장애

(KCD code :          )

- 용어 분석 panic 공황, 공포
- 주 진료과 정신건강의학과
- 개 요 극도의 두려움과 불안을 이유없이 갑자기 느끼는 것
- 증 상 빈맥, 심계항진, 호흡곤란, 흉통, 발한, 실신, 절박한 느낌(죽음)
- 원 인 생물학적 요인, 개인적 경험, 스트레스, 유전적 요인, 인지적인 요인
- 합 병 증 광장공포증, 우울증
- 진 단 1. 병력, 정신상태 검사 : 정신과 전문의
  2. 심리검사
  3. 신체 질환 검사
     - 관상 동맥 질환, 갑상선 이상, 부갑상선 이상, 간질 등
  4. 뇌 검사
  5. 혈액검사
  6. 심전도 검사
  7. 소변 검사
- 치 료 1. 약물치료
     - 항우울제와 항불안제
  2. 인지행동 요법
     - 생각과 행동 교정
- 관련질환 부정맥, 심계항진, 불안장애
- 동 의 어 공황발작, 우발적 발작성불안

## anxiety disorder 불안장애

(KCD code :          )

- 용어 분석 anxiety 불안  disorder 장애
- 주 진료과 정신건강의학과
- 개 요 비정상적 불안과 공포로 인해 일상 생활에 장애를 일으키는 것
- 증 상 불면증, 근육경직, 긴장, 예민, 놀람, 염려, 초조, 벼랑에 선 느낌, 두근거림, 손발 저림, 입이 마름, 화끈거림
- 원 인 신경전달물질 이상, 유전적 요인, 가족 배경, 사회적 요인(스트레스)
- 합 병 증 우울증, 알코올 의존, 중독

• 진　　단 1. 정신과 전문의의 진찰
- 병력 청취, 질의 응답
2. 평가 설문지
3. 혈액검사
4. 뇌영상 검사

• 치　　료 1. 약물치료
- 항우울제(SSRI 등), 항불안제(벤조다이아제핀 등)
2. 정신치료
3. 인지행동 치료
4. 이완기법
5. 바이오피드백 치료 기법

• 관련질환 공황장애, 수면장애, 강박장애

## obsessive compulsive disorder 강박장애

(KCD code :　　　　)

• 용어 분석 obsessive 강박의　compulsive 강박성

• 주 진료과 정신건강의학과

• 개　　요 스스로의 의지와 상관없이 특정한 사고나 행동을 떨쳐버리지 못하고 반복적으로 하게 되는 것

• 증　　상 반복적 폭력적 사고, 반복적 성관련 사고, 종교적 믿음, 자주 손씻기, 반순서 지키기, 청소하기

• 원　　인 유전적 요인, 환경적 요인, 정신적 요인

• 합 병 증 알콜중독, 약물중독

• 진　　단 1. 자주 강박사고
2. 자주 강박행동
3. 일상생활 지장
- 강박 사고, 강박 행동 원인

• 치　　료 1. 약물치료
- 세로토닌 조절
2. 행동요법
- 탈감각(Desensitization)
- 노출 및 반응 제어(exposure & response prevention)

• 관련질환 강박성 인격장애

## post-traumatic stress disorder 외상 후 스트레스 장애

(KCD code :  )

- 용어 분석 post- 후 traumatic 외상 stress 스트레스
- 주 진료과 정신건강의학과
- 개 요 심한 충격, 두려운 사건을 당하거나 목격 후의 극심한 스트레스(정신적 외상)를 경험 후 심리적 반응이 발생하는 것
- 증 상 외상 재경험(꿈, 생각), 상황 회피, 무감각, 인지와 기분 변화, 불면증, 짜증, 해리 상태, 공황 발작, 불안, 착각, 환각
- 원 인 생물학적 요인, 정신 사회적 요인
- 진 단 1. 외상 이후 극심한 불안, 공포, 무력감, 고통
  2 외상 재경험 : 악몽, 환시, 생각, 해리
  3, 외상 관련 회피, 무감각
  4. 각성 상태 증가 : 수면 장애, 짜증 분노, 놀람
- 치 료 1. 상담 : 지지와 격려, 위기개입
  2. 대처 방법에 대한 교육
  3. 약물치료
  4. 정신치료

## adjustment disorder 적응장애

(KCD code :  )

- 용어 분석 adjust 적응시키다, 조화시키다, 순응하다
- 주 진료과 정신건강의학과
- 개 요 정신적 충격의 강도 보다 사회적, 직업적 기능에 적응을 못하는 것
- 증 상 새로운 환경 적응 못함, 우울증, 외톨이
- 원 인 1. 개인적 문제 : 질병, 업무, 경제, 이혼
  2. 개인의 감수성 : 인격, 문화적・집단적 특징, 기질성 정신장애
- 합 병 증 우울, 불안, 품행이상, 부적응
- 진 단 1. 스트레스 반응 : 정서나 행동
  2. 사회, 직업(학업) 기능 손상
- 치 료 심리치료
  – 감수성, 욕구, 동기, 건강상태, 주변 사람 지지
- 관련질환 우울증, 행동 및 충동 장애, 사회공포증

## dissociative disorder 해리장애

(KCD code :            )

- 용어 분석 di- 두 개의 soci 사회
- 주 진료과 정신건강의학과
- 개 요 정상적인 기억, 의식, 정체성, 환경 등에 대한 지각이 붕괴되는 것
  한 인격체에 여러 사람이 존재
- 증 상 1. 과거 경험, 개인 정보 기억 손상
  2. 학습, 언어 능력은 정상
  3. 한 사람 안에 서로 다른 인격이 번갈아 나타남
  4. 다른 인격 부정, 갈등
- 원 인 충격적 사건, 충격적 경험에서 자신을 보호하기 위해 회피
  죄책감에서 벗어나려는 행동
- 합 병 증 기분장애, 성격장애
- 진 단 1. 뇌검사
  2. 시밀 검사
- 치 료 1. 최면치료
  2. 심리치료
  3. 약물치료 – 향정신성 약물
  4. 집단치료 – 다양한 인격 들어냄
- 관련질환 외상 후 스트레스 장애
- 동 의 어 다중인격장애, 해리성기억상실

## hypochondriasis 건강염려증

(KCD code :            )

- 용어 분석
- 주 진료과 정신건강의학과
- 개 요 비정상적으로 자신의 건강을 염려하고 지나치게 병에 집착하는 것
- 증 상 질병에 걸렸다고 생각, 여러 병원 다니며 병에 집착, 검사결과 정상 의심(재검사), 건강식품과 민간요법 관심
- 원 인 1. 몸의 약간 불편한 것을 강하게 느낌
  2. 정신 질환의 일종
  3. 상실, 배신, 분노, 죄책감 대한 방어 현상

• 진　　단 1. 비정상적 믿음
　　- 증상, 감각 잘못 해석
　2. 일상생활, 직장생활 지장
• 치　　료 1. 정신치료 : 대처요령
　2. 약물치료 : 우울, 불안
　3. 정기적 검사
　4. 질환의 검사나 치료

## neurosis 신경증

(KCD code :　　　　)

• 용어 분석 neuro- 신경　-sis 상태, 활동
• 주 진료과 정신건강의학과
• 개　　요 스트레스와 내적 심리 갈등에서 일어나는 심리적 인격 변화 증상
• 증　　상 불안, 두려움, 두통, 발한, 두근거림, 흉부 압박, 불면증
• 원　　인 스트레스, 불면증, 두통, 심인성 위장 장애, 화병
• 합 병 증 두통, 두근거림, 불면, 불안, 히스테리, 강박증, 공포증, 망상
• 진　　단 1. 전문가의 상담
　　- 심리적 원인
• 치　　료 1. 인지행동기법
　2. 근육 이완법
　3. 명상법
　4. 바이오피드백

## aorexia nervosan 신경성 식욕부진, 거식증

(KCD code :　　　　)

• 용어 분석 an 없다　orexia 식욕
• 주 진료과 정신건강의학과
• 개　　요 체중증가에 대한 강한 두려움과 집착으로 살을 빼려는 행동을 계속적으로 하는 것
• 증　　상 설사제 이뇨제 복용, 과격한 운동, 음식 감춤, 피부건조, 가는 모발, 손발톱 부러짐. 골다공증, 빈혈, 탈수, 무월경, 심부전, 근육무력증, 죽음
• 원　　인 유전적 요인, 환경적 요인, 체중에 대한 강박관념, 우울증, 문화적 영향(텔레비전)

• 합 병 증 사망, 대인관계 장애, 우울증
• 진 단 1. 문진
2. 선별 검사
  – 식사장애조사, 섭식태도검사
3. 정신과적 진단
4. 혈액검사
• 치 료 1. 입원치료
2. 개인과 가족치료
3. 정신치료
4. 약물치료
• 관련질환 우울증, 불안장애, 골다공증, 철 결핍성 빈혈, 섭식장애
• 동 의 어 거식증, 신경성 식욕부진

## bulimia nervosa 폭식증

(KCD code : )

• 용어 분석 buli- 병적 굶주림 nervosa 신경성
• 주 진료과 정신건강의학과
• 개 요 체중과 몸매의 잘못된 인식으로 식욕과 체중증가에 대한 두려움으로 나타나는 정신적 증상
• 증 상 구토 유발, 설사약, 이뇨제, 심한 운동, 소화기관 천공 파열, 체액과 전해질의 불균형, 치아 손상
• 원 인 유전적 원인, 식욕 관련 뇌 이상, 충동 조절 장애
• 합 병 증 치아 손상, 충치, 전해질 이상, 탈수증
• 진 단 1. 진찰, 병력청귀 – 정신과 전문의
2. 정신적 질환 진단 – 강박, 불안, 기분이상
3. 혈액검사
• 치 료 1. 영양 상담 – 식사 계획
2. 심리 상담 – 건강한 식사 행동
3. 약물 치료 – 항우울제
• 관련질환 충동장애, 섭식장애, 신경성 식욕부진증
• 동 의 어 신경성 과식증, 신경성 식욕대식증

## insomnia (nonorganic) 불면증(비기질성)

(KCD code :          )

- 용어 분석 in- 없는 som 수면
- 주 진료과 정신건강의학과
- 개 요 잠잘 수 있는 적절한 환경을 갖추었으나 잠을 못 자는 것
- 증 상 쉽게 못 잠, 자주 깸, 쇠약, 체중감소, 체온저하, 피부 이상, 사망
  일시적(며칠 밤), 단기(2주~3주), 장기・만성 불면증
- 원 인 약물, 습관, 소음(자동차, 비행기), 밝기, 온도, 우울증, 심리 요인
- 진 단 1. 병력청취, 정신상태 검사
  – 정신과 전문의
  2. 수면 다원 검사
  3. 심리 검사
  4. 질환 검사
- 치 료 1. 수면습관
  2. 약물치료
  3. 인지행동치료
  4. 이완 요법
  5. 자극 조절법

## sleepwalking [somnambulism] 몽유병, 수면보행증

(KCD code :          )

- 용어 분석 sleep 잠, 수면 walking 걷기, 보행 somn 수면, 졸린 ambul 보행
  ism 상태의, 습관의, 이론의
- 주 진료과 정신건강의학과
- 개 요 잠자는 중 일어나 돌아다니거나 깨서는 기억하지 못하는 이상행동을 보이는 것
- 증 상 수면 중 밖에 나감, 물건 찾는 행동, 식사, 행동기억 못함, 잠 깨지 못함
- 원 인 심리적 요인, 생리적 요인, 약물 요인, 스트레스, 알코올, 피로
- 합 병 증 낙상, 사고
- 진 단 1. 수면 중 일어나 돌아다님
  2. 수면 중 멍하고 반응 없음
  3. 수면 중 행동 기억 못함
  4. 사회적, 직업적 일상생활 지장

• 치　　료　1. 약물 치료 – 벤조다이아제핀계
2. 스트레스 해소
3. 긴장이완훈련

• 관련질환　수면장애

• 동 의 어　sleepwalking, 몽유병, 몽유증

## sleep terror disorder 야경증

(KCD code :　　　　)

• 용어 분석　sleep 잠, 수면　terror 공포

• 주 진료과　정신건강의학과

• 개　　요　수면 중 갑자기 소리를 지르거나 헛소리, 손짓, 발짓 등 이상 행동을 하는 것

• 증　　상　비명, 손짓, 발짓, 몸부림, 행동 기억못함, 호흡·맥박 증가, 동공확대, 땀, 불안

• 원　　인　정서적 불안, 스트레스, 수면 부족, 고열

• 진　　단　1. 수면 중 비명과 갑자기 잠에서 깸
2. 꿈 기억 못함
3. 수면 중 행동 기억 못함
4. 일상생활에 지장

• 치　　료　1. 특별한 치료 필요 없음
2. 간단한 상담
4. 전문의 상담 – 증상 지속, 일상생활 지장

• 다른 이름　유아수면장애, 밤공포증

## paranoid personality disorder 편집성인격장애

(KCD code :　　　　)

• 용어 분석　paranoid 편집, 집착　personality 인격

• 주 진료과　정신건강의학과

• 개　　요　타인에 대해 의심, 불신, 적대적, 방어적, 친밀감 회피하는 인격장애

• 증　　상　의처증, 의부증, 자기 중심적, 불신, 완고함, 상대방과 거리둠

• 원　　인　유전적인 영향, 초기 아동기의 학대나 결핍 경험

• 합 병 증　망상, 알츠하이머 치매, 헌팅톤 무도병, 파킨슨병

• 진　　단 1. 타인이 자신에게 해 끼친다는 의심
2. 타인의 진심과 신뢰에 대한 의심
3. 타인에게 비밀 이야기 하지 않음
4. 어떤 말이나 사건에 대해 부정한 의미로 해석
5. 계속적 원한 가짐
6. 이유없는 의처증, 의부증

• 치　　료 1. 약물치료
2. 행동치료
3. 정신치료

## antisocial personality disorder 반사회적 인격장애

(KCD code :　　　　)

• 용어 분석 anti 반대의 social 사회적 personality 인격

• 주 진료과 정신건강의학과

• 개　　요 상대의 권리를 무시·침해하며 사회규범이 없고 범법 행위 등 자신의 잘못된 행동을 인지 못하는 인격장애

• 증　　상 무책임함, 공격성, 사기성, 정학, 무단결석, 거짓말, 청소년 비행, 범법행위, 성적문란, 채무 불이행, 잔인함

• 원　　인 1. 유전적 요인 – 충동성, 공격성
2. 뇌기능 문제 – 세로토닌, 인지기능, 감정반응
3. 환경적 요인 – 어린시절 부정적 경험

• 합 병 증 건강염려증, 우울증, 충동조절장애

• 진　　단 1. 정신과적 면담 – 정신과 전문의
2. 정신과적 심리검사

• 치　　료 1. 입원치료
2. 약물치료

• 관련질환 편집성인격장애

• 동 의 어 싸이코패스, 소시오패스

## narcissistic personality disorder 자기애성 인격장애

(KCD code :                    )

- 용어 분석 narcissistic 자기애적  personality 인격
- 주 진료과 정신건강의학과
- 개   요 자신에 대한 과장된 평가, 인정받고 싶은 욕구, 존경과 관심을 끌려고 하는 인격장애
- 증   상 남을 위할 줄 모름. 자기 중심적, 비현실적 자신감, 재물, 권력, 높은 지위, 이상적 사랑, 겉치장, 열등감, 수치심, 허무감
- 원   인 사회학적, 정신역동적, 대인관계적 요인
- 합 병 증 정동장애, 식사장애, 우울증, 결혼 생활 문제
- 진   단 1. 자신에 대한 과대한 느낌
  2. 공상 – 성공, 권력, 아름다움, 이상적 사랑
  3. 대인관계에서 착취적
  4. 감정이입의 결여
  5. 오만, 건방진 행동이나 태도
- 치   료 1. 역동정신치료
  2. 인지행동 치료
  3. 집단치료
  4. 약물치료
- 동 의 어 자기애, 나르시즘

## impulse control disorders 충동조절장애

(KCD code :                    )

- 용어 분석 impulse 충동, 자극  control 통제, 제어
- 주 진료과 정신건강의학과
- 개   요 충동이 강하거나 억제 기능이 약해져서 충동을 조절 못하는 정신장애
- 증   상 1. 충동・욕구 조절 못함, 쾌감, 다행감
  2. 자책, 후회, 죄책감이 없음
- 원   인 유전적 요인, 환경적 요인, 사회심리적 요인, 뇌 기능 문제
- 합 병 증 다른 정신질환이 동반

• 진 단 1. 병적 도박(pathological gambling)
2. 절도광(kleptomania)
3. 방화광(pyromania) : 병적 방화
4. 간헐적 폭발성 장애(intermittent explosive disorder)
5. 발모광(trichotillomania)

• 치 료 1. 약물치료
2. 정신치료
- 인지행동치료
- 분석적 정신치료
- 지지치료
- 상담
3. 자조 그룹

## transsexualism 성전환증

(KCD code : )

• 용어 분석 trans 경-, 경유-, 통과 sexual 성-, 생식-, 성적-
ism 상태의, 습관의, 이론의

• 주 진료과 정신건강의학과

• 개 요 생물학적 성과 성역할에 대해 부적절감을 가지고 반대 성을 동일시하며, 반대 성이 되기를 소망하는 것

• 증 상 반대 성에 속한다는 믿음. 반대 성과 동일시, 반대 성으로 대우 받길 원함

• 원 인 어린이 기질, 부모 태도, 양육 방법, 양육 환경, 성 호르몬 영향, 아동기에 성적 학대 받은 경험

• 합 병 증 우울증, 불안, 약물의존, 높은 자살률, 정신과적 문제

• 진 단 1. 생물학적 반대 성이 되고자 함
2. 생물학적 성별에 대한 불편함 느낌
3. 사회생활과 일상생활 장애

• 치 료 1. 성전환 치료(SRT) -트랜스젠더, 인터섹슈얼
2. 호르몬 대체 치료(HRT), 여성화 수술, 영구 제모 수술
3. 심리적, 정신적 치료

• 다른 이름 성정체성장애, 성주체성장애

## fetishistic transvestism 의상도착증

(KCD code :  )

- 용어 분석 fetishistic – 여성물건애적
  transvestism 복장 도착자 ; 이성의 복장을 하는 사람
- 주 진료과 정신건강의학과
- 개 요 이성의 옷을 입고 성적 만족을 느끼는 것으로 성적 만족의 대상이나 표현의 장애가 있는 것
- 증 상 이성의 옷을 입음
- 원 인 1. 정신과적 요인
  2. 신경전달물질의 장애
- 진 단 정신과 전문의와의 면담
- 치 료 1. 정신분석치료
  – 개인심리치료, 집단치료
  2. 행동치료
  3. 인지치료
  4. 약물치료
  – 항안드로겐, 세로토닌, 항정신병약물, 항우울제
- 관련질환 성도착증
- 동 의 어 transvestism, 복장도착증

## exhibitionism 노출장애

(KCD code :  )

- 용어 분석 exhibi– 대중에게 보여지는 것 –ism 주의(행동상태)
- 주 진료과 정신건강의학과
- 개 요 타인에게 자신의 성기를 노출하여 성적 쾌락을 얻는 행동장애
- 증 상 성기 노출, 성적흥분 공상, 성적 충동, 자위 행위
- 원 인 어릴시절 경험한 충격적 경험, 호르몬 이상
- 진 단 1. 급작스럽게 성기 노출 행위 반복
  2. 사회적, 직업적, 일상생활에 지장 초래
- 치 료 1. 정신심리 치료
  2. 인지행동 치료
  3. 그룹 치료
  4. 약물 치료

## voyeurism 관음증

(KCD code :  )

- 용어 분석 voyeur- 타인의 성기를 보거나 성행위를 보면서 성적인 만족을 얻음
  -ism 주의(행동상태)
- 주 진료과 정신건강의학과
- 개 요 타인의 사적인 행동의 몰래 엿보는 변태성욕장애
- 증 상 1. 성적 쾌락 - 타인의 벗은 신체부위, 성적 행동
  2. 자위 행위
- 원 인 1. 어릴적 충격적 사건이나 경험
  2. 정신과적 문제
  3. 호르몬 이상
- 진 단 1. 성적 흥분 느낌 - 타인의 옷 벗는 행위, 성행위, 옷을 벗은 상태
  2. 성적 공상이 사회적, 직업적, 일상생활에 지장 초래
- 치 료 1. 정신치료 요법
  2. 인지행동 요법
  3. 그룹치료
  4. 약물치료

## paraphilia 성도착증

(KCD code :  )

- 용어 분석 para 부차적, 옆 philia 좋아하는 증세
- 주 진료과 정신건강의학과
- 개 요 정상적인 성적 상호작용이 아닌 비정상적인 성에 몰두하는 것
- 증 상 성관계 두려움, 대인관계 기피, 성적 만족 위해 타인에게 고통 가하거나 고통 당함, 낮은 자존감, 잘못된 자아개념
- 원 인 1. 정신과적 문제
  2. 호르몬 이상 - 신경전달물질 장애
- 진 단 1. 여성물건애
  2. 의상도착증
  3. 노출증
  4. 관음증
  5. 가학증, 피학증

6. 접촉도착증
7. 소아기호증
8. 강간

• 치 료 1. 정신분석치료
2. 행동치료
3. 인지치료
4. 약물치료
– 항안드로겐, 세로토닌 재흡수 억제제, 정신병약물, 항우울제

## mental retardation 지적장애

(KCD code : )

• 용어 분석 mental 정신– retard 지연

• 주 진료과 정신건강의학과

• 개 요 지적 기능이 평균 이하, 지능 발달 장애로 학습이 불가능하고 적응행동에 제한이 있는 상태

• 증 상 언어 지연, 인지학습 문제, 행동과 감정 조절 장애, 대인관계 어려움

• 원 인 1. 선천적 요인 : 다운증후군, 염색체 이상
2. 임신 중 요인 : 매독, 풍진, 약물, 방사선
3. 분만 시 요인 : 산소증, 뇌손상
4. 후천적인 이상 : 영유아기 뇌염, 뇌막염, 중독, 영양실조, 뇌손상

• 합 병 증 행동장애, 신경학적 장애. 주의력결핍 과잉행동, 충동적, 우울, 불안, 공격, 자해 행동, 간질, 뇌성 마비, 성적 탈선, 조현병(정신분열), 정동장애

• 진 단 1. 평균 이하 지적 기능
– IQ 70 이하
2. 적응기능 장애
– 의사소통, 자기돌봄, 일상생활, 학업, 직업
※ 지능발육지연의 정도
경도(IQ 50–70), 중등도(IQ 35–49), 심도(IQ 20–34)

• 치 료 1. 예방적 치료
– 산전 진단검사, 신생아 대사검사, 임신기간 엽산 복용
2. 정신치료
3. 약물치료 : 항정신병 약물, 항경련제, 항우울제, 정신자극제
4. 교육과 지역사회 지지

## language disorder 의사소통장애, 말하기와 언어의 발달장애

(KCD code :          )

- 용어 분석 language 언어
- 주 진료과 정신건강의학과
- 개 요 대뇌의 언어 중추 발달 이상으로 말이 늦게 되는 것
- 증 상 언어장애(language disorder), 말소리 장애(speech sound disorder), 말더듬증(Child-onset fluency disorder, stuttering), 사회적 의사소통장애(social (pragmatic) communication disorder)
- 원 인 대뇌의 발달지연, 대뇌의 손상, 불안, 스트레스
- 합 병 증 읽기 어려움, 학습장애, 정서장애, 음성장애, 청력장애, 유창성장애, 말더듬, 의사소통장애
- 진 단 1. 언어장애, 말소리 장애
  2. 유창성장애(말더듬)
  3. 의사소통장애
  4. 언어평가, 지능평가, 심리평가
- 치 료 1. 조기 치료 – 유소아기 언어장애
  2. 전문가 평가 – 원인 진단
  3. 가정언어치료 – 부모, 가족 치료
  4. 심리적 치료
  5. 특수 교육 – 지적 장애

## autism 자폐증

(KCD code :          )

- 용어 분석 auti- 자폐 ism 상태의, 습관의, 이론의
- 주 진료과 정신건강의학과, 소아청소년 정신건강의학과
- 개 요 언어 표현·이해능력·어머니와 애착 행동·인지기능이 저하되고 놀이에 대한 관심이 저조해지는 발달장애
- 증 상 사회 적응 문제, 언어 장애, 의사소통 장애, 상동증, 불안정성, 지적 장애(75%의 자폐증)
- 원 인 뇌 발달 문제, 산전, 주산기 및 산후 합병증
- 진 단 1. 의학적 검사
    – 염색체검사, 대사검사, 뇌파검사, 뇌MRI 등
  2. 면담
    – 과거력, 발달력

3. 인지평가, 발달평가
4. 아동자폐증평가
5. 자폐증 진단 관찰스케줄(ADOS),
자폐증 진단 면담지(ADI-R)

• 치 료 1. 특수교육
2. 언어치료
3. 행동치료
4. 약물치료

• 관련질환 지적장애

• 동 의 어 자폐성 질환, 자폐스펙트럼장애

## attention deficit hyperactivity 주의력 결핍, 과잉행동

(KCDcode : )

• 용어 분석 attention 주의, 주의력, 집중력 deficit 부족, 결핍, 결손
hyper- 과다의 activity 활성도, 활동, 활성

• 주 진료과 정신건강의학과

• 개 요 아동기에 나타나고 주의력 부족과 산만, 활동과다, 충동성이 나타나는 행동장애

• 증 상 주의력 결핍증, 주어진 과제를 끝마치지 못함, 체계적으로 일을 수행 못함, 물건들을 자주 잃어버리고 버림, 일이나 약속 망각

• 원 인 1. 뇌 신경전달물질 불균형
2. 뇌손상, 후천적 뇌 질병
3. 미숙아

• 합 병 증 집중력 저하, 충동조절 장애

• 진 단 1. 상담
 - 소아청소년정신과 전문의, 부모님, 선생님
2. 지능검사, 주의력검사
3. 감별진단
 - 우울증, 불안 증상, 조울증, 학습 장애 등

• 치 료 1. 약물치료
2. 인지행동치료
3. 학습치료
4. 놀이치료
5. 사회성 그룹치료

• 관련질환 태아알코올증후군, 아동학대, 뇌염

• 동 의 어 과운동성장애, 주의력결핍, 주의력결핍

## separation anxiety 분리불안증

(KCD code :                )

- 용어 분석 sepa- 분리 anxiety 불안
- 주 진료과 정신건강의학과, 소아청소년 정신건강의학과
- 개 요 집이나 애착대상(아버지, 어머니, 양육자)과 분리되는 것에 대한 불안이 나이에 비해 심해 일상생활에 장애를 초래하는 것
- 증 상 1. 애착대상이 항상 옆에 있어야 안심, 있나 없나 수시로 확인
  2. 수학여행, 여름캠프를 싫어함
  3. 나이가 들어도 부모나 동생과 같이 자려고 함
  4. 또래 관계는 의외로 원만함
- 원 인 부모의 과보호적 양육태도, 아이의 기질, 친척 죽음, 부모 질병, 스트레스 경험
- 진 단 1. 면담과 심리검사
  2. 품행장애, 우울장애
  3. 감별진단 – 사회공포증
- 치 료 1. 인지행동치료
  2. 놀이치료
  3. 지지적 면담치료
  4. 약물치료
- 관련질환 불안장애
- 동 의 어 격리불안장애, 분리불안장애

## tic disorders 틱장애

(KCD code :                )

- 용어 분석 tic- 티크(증), 경련 disorders 장애
- 주 진료과 정신건강의학과, 소아청소년 정신건강의학과
- 개 요 틱은 이유 없이 자신도 모르게 몸을 움직이거나 소리를 내는 것
- 증 상 1. 운동틱
  - 눈을 계속 깜박거림, 머리 흔듦, 어깨 실룩
  2. 음성틱
  - '킁킁' 소리, 기침 소리, 욕설, 야한 이야기
- 원 인 뇌 신경전달체계 이상, 유전적 요인, 뇌 손상, 면역반응 이상, 학습 요인, 심리적 요인

• 합 병 증　만성 틱, 뚜렛병
• 진　　단　1. 면담 : 소아청소년정신과 전문의
　　　　　　　– 임상적 관찰, 심리평가
　　　　　　2. 감별진단
　　　　　　　– 신경과적 질환, 상동증, 강박행동
　　　　　　2. 뚜렛장애, 만성 운동, 음성틱 장애
• 치　　료　1. 약물치료
　　　　　　2. 행동치료
　　　　　　3. 신경수술적 처치
• 관련질환　우울증, 불안장애, 행동 및 충동 장애

## hallucination 환각

(KCD code : 　　　　)

• 용어 분석　halluci- 정신착란을 경험하는, 없는 것을 지각하다
• 주 진료과　정신건강의학과
• 개　　요　외부의 감각자극이 없음에도 지각되는 이상체험
• 증　　상　1. 실제로 없는 누군가와 말하고 소리 듣고 봄
　　　　　　2. 환청, 환시, 환취, 환미, 환촉, 체감환각, 운동환각
• 원　　인　마약, 정신병, 외상 후 스트레스 장애(PTSD), 감각 차단, 알코올 중독
• 진　　단　1. 개인의 감각 진단 – 환시, 환청, 환미, 환후
　　　　　　2. 진단 특이성은 없음
• 치　　료　1. 약물치료(Medications)
　　　　　　　– 금단현상, 정신착란 : 신경계 과다활동 억제
　　　　　　　– 정신병에 의한 환각 : 도파민 길항제(dopamine antagonists)
　　　　　　2. 심리상담(Psychological Counseling)

## behavior therapy 행동요법

(KCD code : 　　　　)

• 용어 분석　behavior 행동　therapy 요법
• 주 진료과　정신건강의학과
• 개　　요　신경증적 행동과 부적응 행동 등의 이상행동의 변화를 위한 심리학적 치료법

1. 올바른 습관 교육 : 부적당한 행동습관 교정
   - 과거의 잘못된 경험을 원인으로 봄
2. 말더듬증 · 야뇨증 · 성적이상 · 알코올중독 · 자폐증 · 조현병(정신분열병) 등에 적용

• 치　　료　1. 과거의 경험을 새롭게 형성하여 치료
   - 이상행동 원인을 교정
2. 칭찬
   - 자발적, 적극적 반응 유도하여 치료

## psychoterapy 정신요법

(KCD code :　　　　)

• 용어 분석　psycho 정신　terapy 치료, 요법
• 주 진료과　정신건강의학과
• 개　　요　정신적 고통을 가진 환자와 치료자의 의사소통을 통해 환자가 정신장애를 인식하고 변화시키는 치료 방법
• 종　　류　1. 통찰 치료
   - 심리 치료, 개인과 집단 대상, 정신분석, 인지 치료, 집단 치료
2. 행동 치료
   - 부정적 습관 교정, 잘못된 행동 변화
3. 생물의학적 치료
   - 약물 치료, 전기 충격 치료, 정신과 의사만 할 수 있음
• 시술방법　통합적인 치료법 사용
• 소요시간　1. 치료기간 - 치료 방법, 목표, 개인에 따라 적용
2. 치료 목적 - 개방집단, 폐쇄집단
• 질병치료　불안, 우울, 인간관계, 나쁜습관, 자기통제 문제, 자존심저하, 부부 갈등, 회의감

## family therapy 가족요법

(KCD code :　　　　)

• 용어 분석
• 주 진료과　정신건강의학과
• 개　　요　가족을 대상으로 치료하는 심리요법
가족 내부에 문제의 원인이 되는 가족에게도 치료 적용

1. 병행심리요법(concomitant psychotherapy)
   - 가족 구성원 중 각각 다른 치료자가 개별치료
2. 합동가족요법(conjoint family therapy)
   - 가족 전원과의 동시 면접

• 목　　적　환자 가족 전원의 심리적 치료
- 자율과 개성화
- 가족 내의 의사소통
- 가족 구성원의 역할과 기능
- 사회와 개방된 관계

## group psychotherapy 집단심리요법

(KCD code :　　　　)

• 용어 분석　group 집단　psycho 정신, 심리　therapy 요법
• 주 진료과　정신건강의학과
• 개　　요　1. 집단을 대상으로 행하는 심리요법
2. 집단정신요법
3. 집단 구성하는 법, 운영 기술 등
4. 감수성 훈련, 개인심리요법, 집단역학
5. 가족요법, 지역정신의학

## play therapy 놀이요법

(KCD code :　　　　)

• 용어 분석　play 놀이, 연주
• 주 진료과　정신건강의학과
• 개　　요　유아를 대상으로 놀이를 통하여 유아의 정신적 문제를 진단하고 치료하는 심리요법
- 자유유희 · 인형놀이 · 손가락 그림물감놀이
- 아동이 놀이를 통하여 주제와 감정을 반영

## hypnotherapy 최면요법

(KCD code : )

- 용어 분석 hypno 최면
- 주 진료과 정신건강의학과
- 개 요 최면의 이용한 치료법
  1. 최면 이용한 심리요법
     - 정신분석법, 자율훈련법, 상반금지법(reciprocal inhibition), 행동요법(behaviour therapy) 등
  2. 최면분석법
     - 최면 중에 정신분석
     - 자율훈련법, 행동요법
  3. 최면유희법
     - 최면 중의 심리극
     - 최면극, 유희요법
  4. 최면면접법
     - 최면 중 치료면접
     - 이미지 면접법

## lobotomy 뇌엽절리술

(KCD code : )

- 용어 분석
- 주 진료과 정신건강의학과
- 개 요 1. 뇌의 앞면을 가로지르는 신경섬유를 절단하는 수술
  2. 대뇌의 감정기능과 운동기능을 담당하는 전두엽을 파괴
  3. 1890년대부터 시작, 1960년대엔 유행, 1970년대에 무분별한 시술금지
  4. 시술 후 아무런 감정과 운동능력 없음
- 시 술 1. 눈꺼풀을 들추고, 그 안에 송곳을 넣고 뇌속 전두엽 부분을 완전 파괴하는 방법
  2. 수많은 정신과 환자들이 강제적으로 당함
  3. 노벨 의학상까지 받지만 역효과 확인

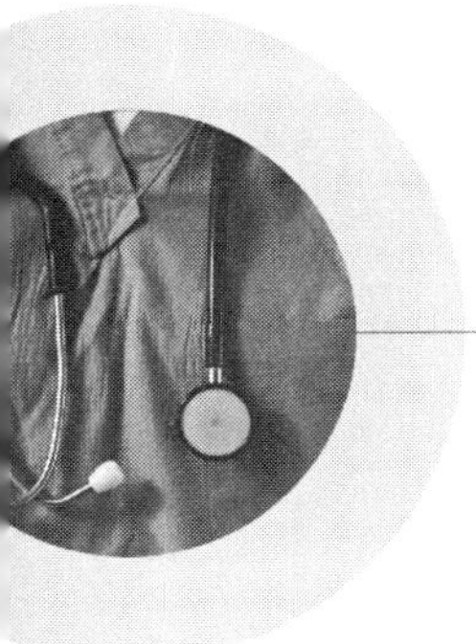

# 제12장

# 노인질환

## Geriatric Disease

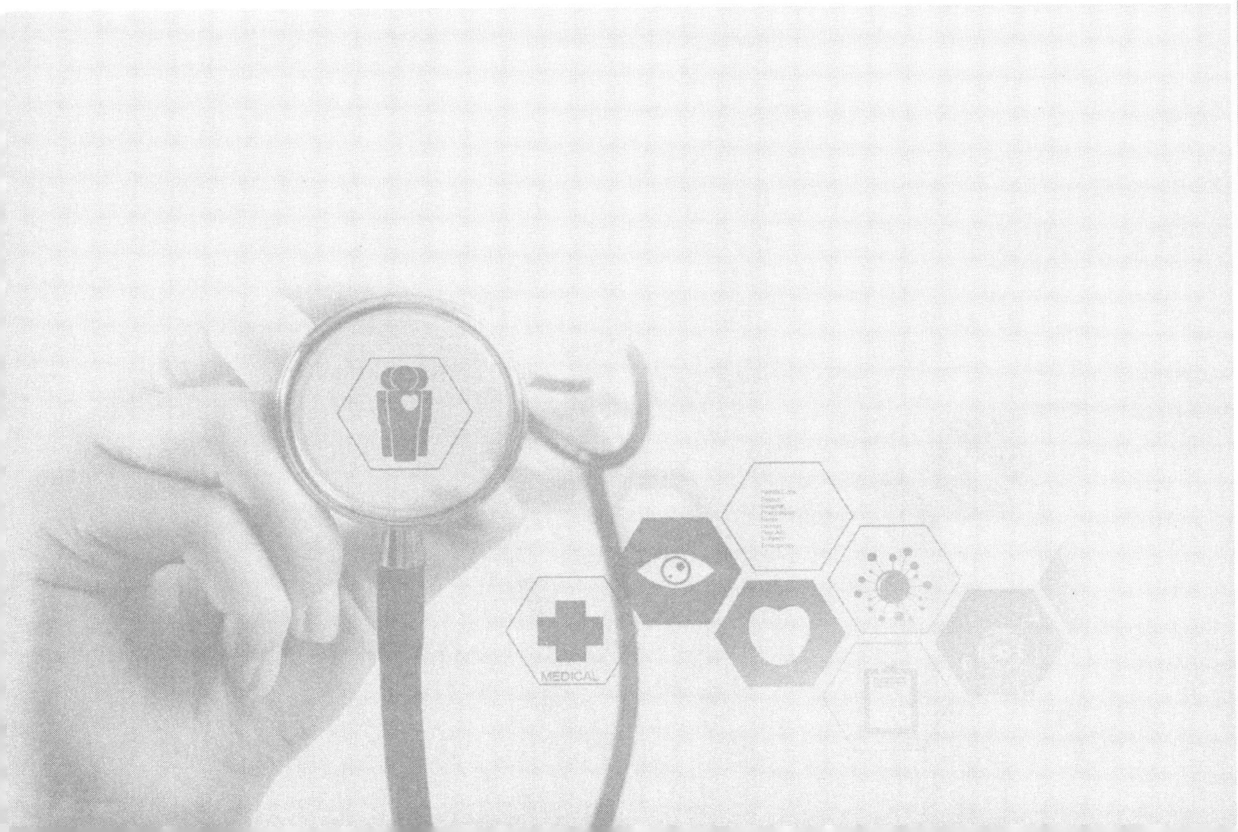

# 제12장 노인질환
## Geriatric Disease

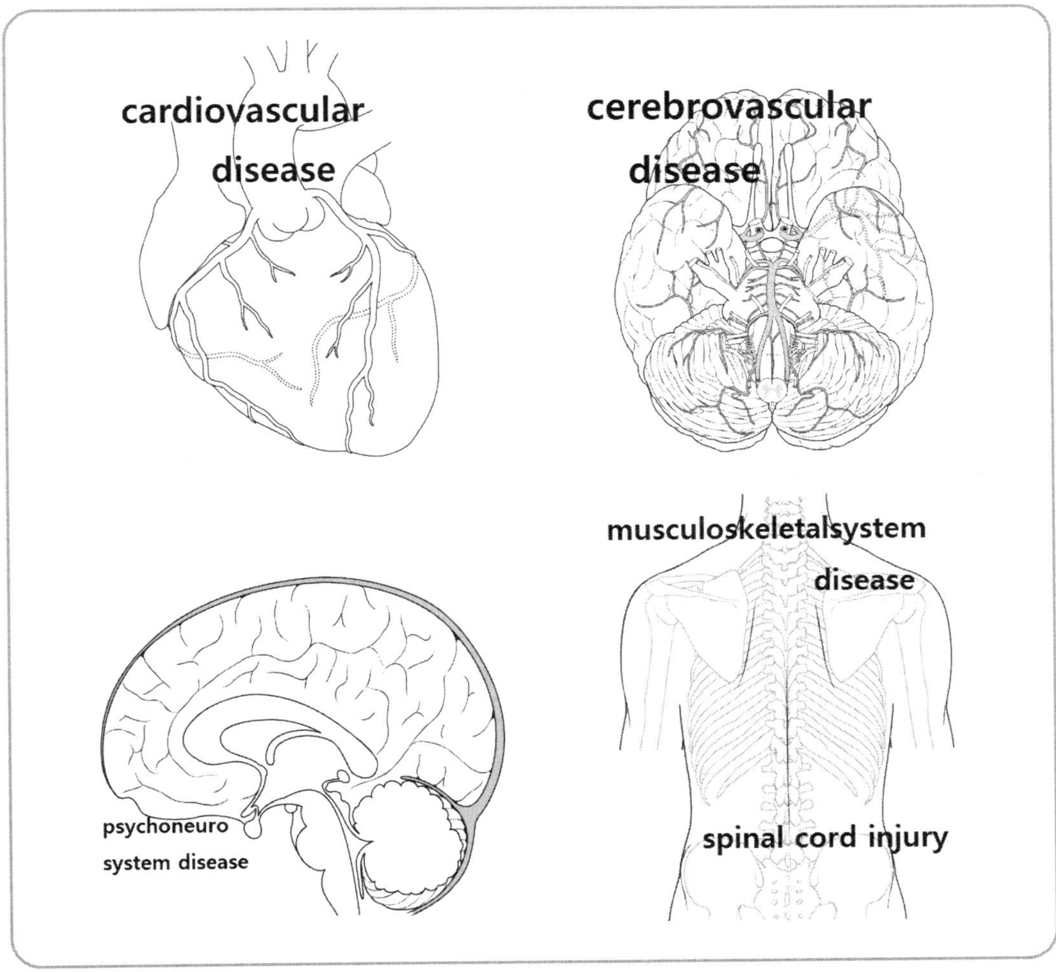

## 1. 주요 노인질환

- 심혈관질환(cardiovascular disease),
- 퇴행성 근골격계질환(Degenerative musculoskeletalsystem disease),
- 만성 정신신경계 질환(chronic psychoneuro system disease)
- 뇌혈관질환(cerebrovascular disease)
- 척수질환(spinal disease)
- 호흡기계통질환(respiratory system disease)
- 고혈압(hypertension) – 뇌졸중(stroke) –당뇨병(diabete mellitus)
- 암(cancer), 만성폐색성 폐질환(chronic obstructive pulmonary disease)
- 시각(optic) 및 청각장애(auditory disorder), 영양불량(oligotrophy)

### dementia 치매

(KCD code :        )

- 용어 분석 dement 미치게 하다
- 주 진료과 정신건강의학과
- 개 요 후천적 인지 기능 감소로 인해 일상 생활을 수행 못함
  알츠하이머병, 혈관성 치매, 다양한 원인의 치매
- 증 상 기억력저하, 언어장애(실어증), 시공간 능력 저하(길을 잃음), 계산능력 저하, 성격・감정 변화, 불면증
- 원 인 뇌기능 손상 : 신경퇴행성 질환, 뇌의 혈액순환장애
- 합 병 증 사지경직, 보행장애, 낙상, 욕창, 호흡 곤란, 폐렴, 요로 감염, 패혈증
- 진 단 1. 병력 청취
  2. 선별검사(인지 능력 평가)
  4. 혈액검사
  5. 뇌영상 검사(MRI)
- 치 료 1. 수술 : 뇌출혈, 뇌종양, 수두증 인한 치매
  2. 약물 치료
     – 신경인지 기능활성제
     – 항우울제, 항정신병약물
  3. 작업치료 : 일상생활 활동 개선
  4. 인지기능 강화요법
- 관련질환 파킨슨 증후군, 알쯔하이머 병, 혈관성 치매
- 동 의 어 노인성 치매

## dementia in alzheimer's disease 알츠하이머병에서의 치매

(KCD code : )

- 용어 분석
- 주 진료과 정신건강의학과, 신경과, 신경외과
- 개 요 뇌 신경세포가 죽는 퇴행성 뇌질환
- 증 상 기억장애, 언어장애(실어증), 시공간능력장애, 판단력 장애
- 원 인 고령, 유전자적 요인, 가족력, 신경계 노화, 환경
- 합 병 증 기억력 저하, 정신행동증상(무관심, 우울, 불안), 욕창, 폐렴
- 진 단 1. 병력 청취
  2. 인지 기능의 변화 확인
  3. 신체검사, 신경학적 검사
  4. 일상생활 기능 검사
  5. 혈액 검사
  6. 뇌영상학검사
  7. 신경심리검사
- 치 료 1. 약물 치료
  - 아세틸콜린 분해효소 억제제, NMDA 수용체 길항제
  
  2. 비약물치료 기법
  - 손상된 인지 훈련, 기억력 훈련, 인지재활치료, 현실 지남력 훈련

## vascular dementia 혈관성 치매

(KCD code : )

- 용어 분석 vascular 1. 혈관- 2. 맥관- dement 미치게 하다
- 주 진료과 신경과, 정신건강의학과
- 개 요 뇌 영상 검사상 뇌혈관질환과 관련된 결과 있을 때 진단
  치매의 흔한 원인 질환
- 증 상 기억장애, 일상생활기능 장애, 언어 장애, 마비, 감각 이상
- 원 인 뇌동맥 경화, 뇌혈류의 감소, 뇌졸중
- 합 병 증 편측운동마비, 보행장애, 사지경직, 낙상, 욕창, 폐렴, 요로 감염, 패혈증
- 진 단 1. 인지기능검사
  2. 영상검사 : 뇌자기공명영상, PET
  3. 혈액검사 : 대사성질환, 내분비질환, 감염성 질환

• 치　　료 1. 고혈압 당뇨 위험인자 관리
2. 약물 요법
3. 식이 요법
4. 운동 요법
5. 금연

## senile dementia 노인성 치매

(KCD code :　　　　)

• 용어 분석 senile- 노년　dement 미치게 하다
• 주 진료과 정신건강의학과, 신경과, 신경외과
• 개　　요 65세 이후 뇌기능 손상, 인지 기능 저하, 일상생활에 지장 주는 증상
• 증　　상 기억장애, 연하곤란, 경직, 언어장애, 시공간능력 저하, 성격감정 변화
• 원　　인 알츠하이머병, 혈관성 치매, 뇌기능 퇴행, 파킨슨병, 두부 외상
• 합 병 증 사지경직, 보행장애, 낙상, 욕창, 호흡 곤란, 폐렴, 요로 감염, 패혈증
• 진　　단 1. 병력 청취 : 인지 기능
2. 검사
- 신체검사
- 신경학적 검사
- 정신상태 검사
- 일상생활 기능 검사
- 혈액 검사
- 뇌영상학검사
- 심경심리검사

• 치　　료 1. 약물 치료
2. 수술 : 뇌출혈, 뇌종양, 수두증
3. 비약물 치료 : 인지 훈련, 인지재활치료, 작업치료

• 관련질환 파킨슨증후군, 알쯔하이머병, 혈관성 치매

## mild cognitive impairment 경도 인지 장애

(KCD code : )

- 용어 분석 mild 경증, 경미한 cognitive 인지 impair 부전
- 주 진료과 정신건강의학과, 신경과
- 개 요 인지기능 저하가 심하지 않고 일상생활 수행 능력은 지장 없는 정상노화와 치매의 중간단계
- 증 상 1. 기억력 저하, 같은 질문·말 반복, 시공간 능력 떨어짐
  2. 일상 생활, 사회생활 유지
- 원 인 뇌의 노화 – 추리·공간지각·언어력 감퇴
- 합 병 증 알츠하이머병 고위험군
- 진 단 1. 인지 장애 유무, 일상 생활 수행 능력
  2. 임상척도 평가 : 정신행동 증상
  3. 신경인지기능검사 : 기억력, 주의력, 집중력, 사고력
  4. 영상진단 : MRI, fMRI, PET
- 치 료 1. 주기적인 인지 기능 검사
  2. 규칙적 운동
  4. 사회활동
  5. 대뇌활용(신문, 잡지)
  7. 과일, 야채 섭취
- 관련질환 치매, 우울증, 혈관성 치매, 간성 뇌병증
- 동 의 어 MCI, 경도인지기능장애, 경미한인지기능장애

## parkinson's disease 파킨슨 병

(KCD code : )

- 용어 분석
- 주 진료과 정신건강의학과, 신경과
- 개 요 뇌흑질의 도파민의 신경세포가 소실되는 퇴행성 질환
- 증 상 떨림, 자세 불안정, 손떨림, 경직, 우울, 보행이상, 수면장애
- 원 인 유전적 요인, 환경적 요인
- 진 단 1. 전문의의 진찰소견
  2. 파킨슨유사증후군과 구별
  3. Brain MRI, Brain PET 촬영
- 치 료 1. 약물치료 : 항파킨슨제(도파민제제)
  2. 수술치료 : 뇌심부자극술
- 관련질환 치매, 파킨슨 증후군, 파킨슨증, 떨림, 진전
- 동 의 어 파킨슨 질환, 퍼킨슨병, 파킨슨질환

## quadriplegia 사지마비

(KCD code :  )

• 용어 분석 quadri- 네 개의 plegia 마비
• 주 진료과 신경과
• 개 요 척수신경 손상으로 사지의 움직임이 약하과 전혀 움직이지 못하는 상태
• 증 상 1. 완전마비 : 운동, 감각 기능 완전 소실
  2. 불완전마비 : 운동, 감각 기능 약간 남음
• 원 인 교통사고, 추락사고, 직접 손상, 다이빙 손상, 총상
• 합 병 증 하지마비, 대·소변 장애, 욕창, 요로감염, 폐렴, 신부전
• 진 단 1. 신경운동장애 정도
  2. 경도, 중증도, 중증으로 분류
• 치 료 1. 급성기 치료
  - 생명 유지, 척수 손상 방지
  2. 재활 치료
  - 물리 치료, 운동 치료, 작업 치료
  - 방광 및 배변 훈련
  3. 사회 및 직업 재활
  - 심리 치료, 사회 사업실 상담

## hemiplegia 편측마비

(KCD code :  )

• 용어 분석 hemi- 반의 plegia 마비
• 주 진료과 재활의학과, 신경과, 신경외과
• 개 요 중추신경계 피질척수로 손상. 손상 생긴 뇌의 반대편 몸에 나타난 마비
• 증 상 언어장애, 두통, 구토, 현기증, 시력저하, 팔다리 운동마비, 감각마비
• 원 인 뇌경색, 뇌출혈, 뇌 손상
• 진 단 1. 방사선검사 : 뇌CT, 뇌MRI
  2. 뇌혈관조영술, 뇌혈류측정기
  3. 심장초음파, 심전도
  5. 혈액검사 : 고혈압, 당뇨병, 동맥경화, 고지혈증
• 치 료 1. 약물치료
  2. 수술적 치료
  3. 재활치료 : 뇌신경 회복, 물리치료
• 관련질환 뇌경색, 뇌동맥 폐쇄, 경동맥협착증, 뇌출혈

## spinal cord injury 척수손상

(KCD code : )

- 용어 분석 spinal 척수 cord 끈, 줄, 삭, 다발 injury 손상, 부상
- 주 진료과 재활의학과, 신경외과, 응급의학과
- 개 요 외상과 질병으로 척수가 손상되는 상태
- 증 상 외상, 종양, 감염질병, 낙상, 총기, 흉기 사고, 스포츠 손상
- 원 인 하지 마비(흉수, 요수 손상), 사지 마비(경수손상)
- 합 병 증 욕창, 배뇨배변 장애, 자율신경 반사부전증, 저혈압
- 진 단 1. X-선 촬영
  2. 정밀 검사 - CT, MRI
- 치 료 1. 심호흡 훈련 : 인공호흡기, 호흡운동기
  2. 외과적 수술 : 신경학적 손상, 개방성 상처
  3. 척추고정 : 보조기
  4. 인공적 방광 비움
  5. 정기적 대변 점검
  6. 약물치료
  7. 물리치료와 재활치료

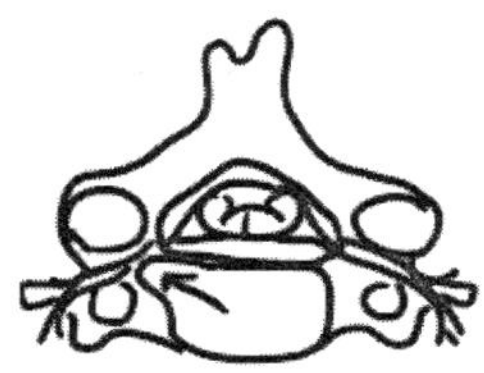

## hereditary ataxia 유전성 운동실조

(KCD code : )

- 용어 분석 hereditary 유전 ataxic 실조
- 주 진료과 신경과, 소아청소년과
- 개 요 척수와 소뇌에 퇴행성 질환
- 증 상 보행장애, 말더듬증, 복시, 시신경 위축, 망막 색소 변성, 눈근육마비, 안구진탕, 감각상실, 인식장애
- 원 인 유전적 요인(상염색체 우성 · 열성, X연관 형질)
- 진 단 1. 신경학적인 검사 : 신경과 전문의
  2. 뇌 자기공명영상촬영(뇌 MRI)
  3. 각막검사

4. 안저검사
5. 갑상선기능검사, 부갑상선검사
6. 혈당검사
7. 비타민농도검사
8. 자율신경계검사
9. 유전자 검사

• 치　　료　1. 실조증 원인 치료
2. 보조적 치료
3. 약물치료 – 아만타딘(amantadine)

## facial palsy 안면마비

(KCD code :　　　　)

• 용어 분석　facial 얼굴　palsy 마비

• 주 진료과　성형외과, 신경과, 이비인후과

• 개　　요　안면신경 기능 손상으로 얼굴 마비가 생기는 것

• 증　　상　완전마비, 부분마비, 음식물 흘림, 부정확한 발음, 얼굴 비대칭

• 원　　인　중이염, 스트레스, 신경 압박, 면역학적 염증, 정신적 충격, 불안

• 진　　단　1. CT, MRI 검사 : 귀와 신경 기능 진단
2. 벨 마비 : 원인 없음
3. 혈청검사 : 라임병
4. 신경전도검사, 근전도 검사

• 치　　료　1. 뇌신경 치료
2. 수술 치료
3. 중이염 치료
4. 약물치료 : 항바이러스 약물, 진통제
5. 물리치료
6. 보존 요법
7. 수술 요법 : 안면 신경 감압술

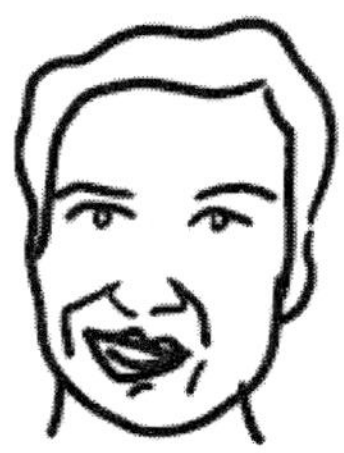

안면마비

## otitis externa 외이도염

(KCD code : )

- 용어 분석 otic 귀 itis 염증 exterior 바깥-, 외-
- 주 진료과 이비인후과
- 개 요 외이도의 세균성 감염에 의한 염증성 질환
- 증 상 동통, 가려움증, 청력감소
- 원 인 1. 급성 외이도염 : 세균성 감염
  - 잦은 수영, 귀지 과다, 당뇨병, 면역저하

  2. 만성 외이도염 : 세균성, 진균성
  - 지루성 피부염, 건선, 신경피부염

  3. 악성 외이도염 : 당뇨 있는 노인
  - 녹농균(Pseudomonas aeruginosa)
- 합 병 증 임파선염, 청력저하, 안면신경 마비, 뇌신경 마비, 혈전증, 사망
- 진 단 1. 급성 외이도염 : 압통, 외이도 협착, 피부 발적

  2. 만성 외이도염 : 외이도 피부 두꺼워짐
- 치 료 1. 급성 외이도염 : 청결, 약제, 산도 유지(acidification)

  2. 만성 외이도염 : 항생제, 스테로이드 외용제, 수술

  3. 악성 외이도염 : 녹농균 항생제, 수술
- 관련질환 이루, 이통, 소양감

## presbycusis 노인성 난청

(KCD code : )

- 용어 분석 presby- 늙은, 연령
- 주 진료과 이비인후과
- 개 요 나이가 들어 청력손실로 잘 듣지 못하는 것
- 증 상 처음에는 고음(스, 즈, 츠, 프, 흐)을 듣지 못하고 심해지면 낮은 음도 듣지 못함
- 원 인 내이손상으로 인한 신경성 난청
- 진 단 전문의 진료 : 청력검사
- 치 료 1. 보청기 사용

  2. 청력재활
- 관련질환 노화, 감각신경성 난청

## vertigo dizziness 현훈

(KCD code :            )

- 용어 분석
- 주 진료과 신경과, 이비인후과
- 개 요 주위 사물과 자신이 빙빙 도는 것처럼 느껴 지는 것
- 증 상 구토, 발한, 어지러움, 오심, 귀울림, 어눌한 말
- 원 인 1. 속귀(내이 : 달팽이관, 반고리관), 뇌 문제
  2. 이석증, 전정신경염, 메니에르 병, 만성 중이염 합병증
  3. 뇌종양, 뇌졸중, 뇌신경장애
  4. 뇌 혈류 감소, 편두통, 당뇨합병증
- 진 단 1. 어지럼 지속시간, 동반증상
  2. 의사의 진찰 - 귀, 신경 기능
  3. 비디오안진검사, 온도안진 검사, 회전의자 검사
  4. 청력검사, 특수청력검사, 뇌 CT나 MRI
- 치 료 1. 뇌졸중, 뇌질환 초기 진단 치료
  2. 약물치료, 수술치료 – 만성 중이염, 뇌종양
  4. 재활치료 – 평형기관
- 관련질환 뇌졸중, 이석증, 전정신경염, 메니에르 병
- 동 의 어 어지러움, 어지러움증, 어지럼, 어지럼증, 현기증

## benign paroxysmal vertigo 이석증

(KCD code :            )

- 용어 분석 benign 양성 paroxysmal 발작 vertigo 현기증, 현훈
- 주 진료과 신경과, 이비인후과
- 개 요 주변이 빙글빙글 돌아가는 느낌의 심한 어지러운 증상
  원래명칭은 양성 발작성 체위성 현훈
- 증 상 어지러움, 메스꺼움, 돌아가는 듯한 증상
  잠자리에서 일어나거나 고개를 돌릴 때 증상 나타남
- 원 인 1. 이석이 원래 위치에서 떨어져 균형유지 이상
  2. 외부 충격, 바이러스 감염, 약물 부작용
- 진 단 1. 의사 상담
  2. 기능이상 유무 : 신경 기능, 균형 기능
  3. 검사 : 청력검사, 평형기능 검사, MRI 등
- 치 료 1. 적절한 진찰 2. 약물치료
- 관련질환 전정신경염
- 동 의 어 양성 돌발성 체위 현훈증, 양성 발작성 현기증

## ischemic cerebrovascular disease(CVA) 뇌졸중

(KCD code : )

- 용어 분석 isch emic 허혈- cerebro-대뇌 vascular 혈관, 맥관 disease 병, 질병
- 주 진료과 신경과, 재활의학과, 신경외과
- 개 요 뇌혈관이 막히거나(뇌경색) 터짐(뇌출혈)으로 뇌 손상 발생. '중풍'이라 함
- 증 상 반신 마비, 언어 장애(실어증), 운동실조, 연하장애, 치매, 의식 장애
- 원 인 혈전증, 색전증, 고혈압성 뇌 출혈, 동맥류, 혈관기형(vascular malform ation), 동맥염(arteritis), 혈액질환(blood dyscrasia), Moyamoya
- 진 단 1. 문진, 이학적, 신경학적 검사
  2. 전산화단층촬영술(CT), 자기공명영상(MRI)
  3. 관류검사(뇌혈류 양)
  4. 혈관검사(CTA, MRA, 카테터혈관조영)
- 치 료 1. 동맥경화, 혈관 위험인자(고혈압, 당뇨 등) 관리
  2. 재관류시술
  3. 수술 치료 : 동맥류 수술, 혈관조영술

## cerebral hemorrhage 뇌출혈

(KCD code : )

- 용어 분석 cerebral 뇌동맥류, 뇌동맥자루 hemorrhage 출혈
- 주 진료과 신경과, 재활의학과, 신경외과
- 개 요 뇌혈관벽이 터져 출혈이 원인이 되어 발생하는 뇌혈관장애
- 증 상 반신 마비, 혼수상태, 말이 어눌, 입이 돌아감, 사망, 두통, 현기증
- 원 인 고혈압, 당뇨, 고지혈증, 지주막하 출혈, 뇌동정맥기형, 종양, 외상, 매독
- 진 단 1. CT와 MRI
  2. 뇌혈관조영
- 치 료 1. 뇌부종 : 지혈제, 진정제
  2. 약물치료
  3. 혈종 제거술
  4. 뇌동정맥기형
     ※ 예방목적으로 색전술, 방사선치료(감마나이프시술) 시행

## cerebral infarction 뇌경색

(KCD code :　　　　)

- 용어 설명　cerebral 대뇌　infarction 경색증
- 주 진료과　신경과, 재활의학과, 신경외과
- 개　　요　뇌혈관이 폐색되어 뇌조직이 괴사 되는 질병
- 증　　상　반신 불수, 언어장애, 시야장애, 어지러움증, 의식소실
- 원　　인　동맥경화증. 혈전이 혈관을 막음
- 진　　단　1. 뇌전산화 촬영
  2. 자기공명영상
- 치　　료　1. 약물요법 : 혈전용해제, 항혈소판제제, 항응고제
  2. 비약물요법 : 혈관성형술, 스텐트 삽입술, 경동맥 내막절제술

## subarachnoid hemorrhage(SAH) 지주막하출혈

(KCD code :　　　　)

- 용어 분석　subarachnoid 거미막밑-, 지주막하-　hemorrhage 출혈
- 주 진료과　신경과, 재활의학과, 신경외과
- 개　　요　뇌의 지주막 아래 뇌출혈이 일어나는 뇌졸중의 일종
- 증　　상　구토, 두통, 반신마비, 호흡곤란, 혼수
- 원　　인　돌출된 동맥류의 파열
- 진　　단　1. 영상검사 – CT와 MRI
  2. 척수액 검사 – 요추천자
  3. 뇌혈관조영술, MRI 혈관 조영술
- 치　　료　1. 응급처치
  2. 두개골 혈액 배액
  3. 약물, 정맥주사
  4. 수술 : 동맥류 파열

## atrial fibrillation 심방세동

(KCD code :　　　　)

- 용어 분석　atrial 심방　fibrillation 잔떨림
- 주 진료과　심장내과, 심장병원
- 개　　요　심방이 규칙적으로 뛰지 않고 무질서하게 뛰는 것

• 증　　상　심계항진, 가슴 두근거림, 어지러움, 숨이 참, 호흡곤란, 피곤함
• 원　　인　판막질환, 관상동맥질환, 고혈압성 심질환, 비후성 심근증(심부전증)
• 진　　단　1. 심전도 검사
2. 홀터검사
3. 이벤트 레코드
• 치　　료　1. 약물요법 : 항부정맥
2. 수술요법
3. 전극도자절제술

## heart failure 심부전

(KCD code : )

• 용어 분석　heart 심장　failure 기능상실, 부전
• 주 진료과　순환기내과
• 개　　요　심장의 구조적 기능 이상으로 심장의 이완 기능과 수축 기능이 감소하여 혈액을 공급하지 못해 발생 하는 증상
• 증　　상　호흡곤란, 부종, 간 비대, 복수, 소변량 감소 및 체중 증가
• 원　　인　관상동맥질환, 심장 근육 질환, 유전적, 바이러스 감염, 심근염, 고혈압, 판막질환, 빈맥, 음주, 스트레스, 항암제
• 합 병 증　부정맥, 뇌졸중(중풍), 급사, 간 기능부전, 신장 기능 부전, 폐동맥 고혈압
• 진　　단　1. 혈액검사
2. 심전도
3. 흉부 X-선 촬영
4. 심장초음파
5. 핵의학적 검사
6. MRI
7. 혈과조영술
8. 심장조직검사
• 치　　료　1. 급성 심부전의 치료
- 스완-간쯔 도관(Swan-Ganz catheter) 삽입 시술
2. 내과적 치료
- 저염식, 금연, 금주, 유산소 운동, 고혈압, 당뇨, 고지혈증
- 혈관확장제 : 이뇨제, 질산염(nitrates)
- 강심제 : 디곡신(digoxin), 도뷰타민(dobutamine)
3. 수술적 치료
- VAD (Ventricular Assistance Device)
4. 심장 이식

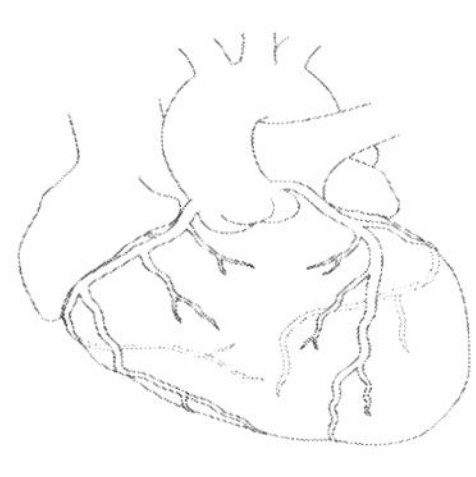

## moyamoya disease 모야모야 병

(KCD code :  )

- 용어 분석
- 주 진료과 신경외과
- 개　　요 일본의 스즈키 교수에 의해 이름 지어진 특수한 뇌혈관질환
  아지랑이와 담배연기 모양과 비슷해서 일본말로 모야모야로 이름 지어짐
- 증　　상 뇌출혈, 의식장애, 신경장애, 일시적 팔다리 마비, 저림, 운동기능 마비
- 원　　인 1. 발병 원리나 원인은 없음
  2. 환경적 유전적 요인
  3. 직업, 생활양식, 지역과는 무관
- 진　　단 1. MRI, MRA　2. CT　3. 뇌스캔　4. 뇌혈관 조영술
- 치　　료 1. 보존적 치료
  2. 수술적 치료 : 직접혈관 문합술, 간접혈관 문합술
  3. 항경련제 투약 : 전간 발작

## liver cirrhosis 간경화증

(KCD code :  )

- 용어 분석 liver 간 cirrhosis 경화증
- 주 진료과 소화기내과, 간이식 및 담도외과
- 개　　요 염증에 의한 간의 섬유화증
- 증　　상 식욕부진, 소화불량, 복수, 하지부종, 식도와 위 정맥류로 출혈, 간성뇌증
- 원　　인 만성 B형간염, 알코올성 간염, 만성 C형간염, 지방간염,
  자가면역성간염, 경화성 담관염, 윌슨병, 알코올
- 합 병 증 황달, 간성뇌증, 간암
- 진　　단 1. 임상 검사
  - 간효소치, 응고 검사, 알부민 수치, 빈혈과 혈소판 감소증, 황달지수(빌리루빈), BUN, Cr
  2. 복수 천자
  3. 초음파검사
  4. CT
- 치　　료 1. 약물치료 – 만성 B형간염과 C형간염
  2. 금주

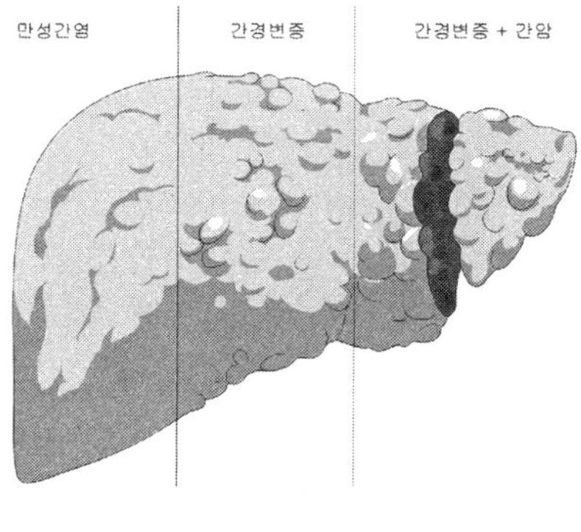

## dental caries 치아우식증

(KCD code :            )

- 용어 분석  dental 이-, 치아- 2. 치과- 3. 치음  caries 부식, 우식
- 주 진료과  치과
- 개　　요  입안 박테리아에 의해 설탕, 전분 등이 분해되면서 생기는 산(acid)에 의해 치아의 법랑질이 손상되는 것. 충치라고 함
- 증　　상  치아 통증, 찬 것에 시림, 단맛에 예민
- 원　　인  치아 면에 생성된 세균막인 플라그
- 합 병 증  신경치료, 크라운, 발치
- 진　　단  1. 방사선사진촬영
  2. 기구탐침
- 치　　료  1. 아말감
  2. 레진
  3. 금, 레진 인레이
  4. 임플란트
- 관련질환  만성 치주염, 치은염, 치주농양
- 동 의 어  치아 우식증

## gingivitis 치은염

(KCD code :            )

- 용어 분석  gingiva 잇몸, 치은  itis 염, 염증
- 주 진료과  치과
- 개　　요  치은염은 잇몸의 염증
- 증　　상  잇몸에서 피가 남, 입냄새, 음식 먹을때 불편함, 치주염
- 원　　인  치아에 생기는 세균막인 플라그,
  잇몸과 이 사이에 세균 침투해 염증 발생
- 진　　단  1. 방사선 검사
  2. 치아검사
  3. 치주검사
- 치　　료  1. 올바른 칫솔질, 치실 사용
  2. 정기적인 스켈링
- 관련질환  치조골염, 치주농양
- 동 의 어  잇몸염증

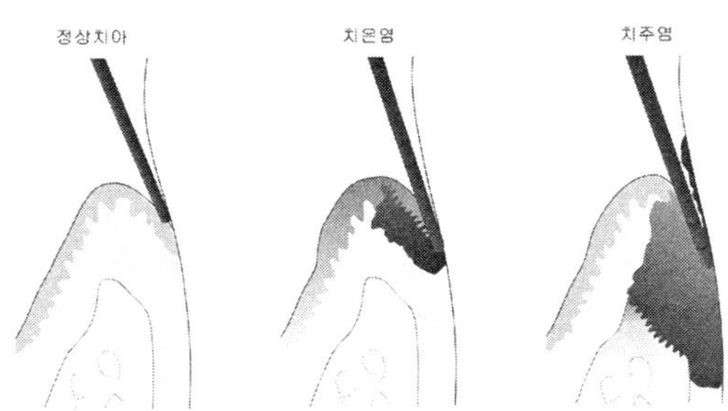

## xerosis cutis 피부건조증

(KCD code :              )

- 용어 분석 xero 마른 sis 활동, 과정, 상태 cutis 피부
- 주 진료과 피부과
- 개 요 건조함으로 피부 수분이 부족한 피부 상태
- 증 상 미세한 비늘, 소양감, 피부균열, 손과 발에 균열
- 원 인 1. 피지분비감소
  2. 점액수종, 림프종, 종양, 에이즈 감염, 당뇨병
  3. 잦은 목욕, 스트레스
  4. 피부 노화
  5. 약물복용 – 이뇨제, 항히스타민제
  6. 영양상태 불량 – 아연 결핍, 비타민 A의 불균형
- 합 병 증 습진, 건선, 아토피 피부염, 색소성 건피증, 피부가려움
- 진 단 1. 스스로 진단 가능
  2. 피부관리 습관 진단
     – 오랜 시간의 목욕, 샤워
     – 건조한 기후, 가습기
- 치 료 1. 수분 공급 유지
  2. 지질 성분 유지
  3. 과한 세정, 비누 사용 줄임
  4. 피부보호 – 외부 유해 환경
  5. 적절한 보습제 사용

## decubitus ulcer and pressure area 욕창

(KCD code :              )

- 용어 분석 decubitus 욕창 ulcer 궤양 pressure 압력, 압박
- 주 진료과 성형외과, 외과
- 개 요 욕창은 신체 한 부위에 압력을 받아 혈액순환 장애로 인해 산소와 영양공급이 부족하여 발생하는 피부손상. 궤양이라고 함
- 증 상 피부 붉어짐, 궤양, 피부 궤사
  ※ 4단계의 과정
  1단계 피부손상은 관찰되지 않으나 피부가 따뜻하고 단단

2단계 피부가 파열되어 찰과상과 물집 보임
3단계 피하조직까지 괴사가 일어나 악취를 동반한 삼출물
4단계 근육, 뼈, 지지조직(건, 관절) 등의 광범위한 조직괴사

- 원　　인　오랫동안 누워있음, 튀어나온 뼈, 혈액순환 장애, 산소부족
- 합 병 증　근육, 뼈 드러나 감염이 되면 패혈증이나 사망 초래
- 진　　단　1. 환자의 압박부위 관찰
  - 물집, 벗겨지거나 괴사, 심한 냄새, 고름

  2. 영향 받은 피부의 사진
- 치　　료　1. 압력감소 : 체위변경
  2. 피부관리 : 피부 관찰
  3. 영양관리
  4. 드레싱, 세척, 국소치료제
  5. 수술 :
  - 괴사 조직의 제거
  - 피부 이식 및 피판술

## scabies 옴

(KCD code :　　　　)

- 용어 분석
- 주 진료과　피부과
- 개　　요　옴 진드기(Scabies mite)에 의하여 발생되는 전염성 피부 질환
- 증　　상　습진, 피부소양감, 농가진
- 원　　인　성관계 인해 전염, 피부 접촉 통해 전염
- 진　　단　1. 현미경 확인 - 의심되는 부위 조직
  2. 굴잉크 검사(burrow ink test)
- 치　　료　1. 린덴 로숀이나 크림
  2. 가족 동시 치료
  3. 스테로이드 연고
  4. 항히스타민제 복용
  5. 항생제 : 이차적 세균감염 발생
- 관련질환　피부염, 습진, 농가진
- 동 의 어　개선증, 피부병 옴

## gonarthrosis[arthrosis of knee] 무릎관절증

(KCD code :            )

- 용어 분석 gonarthro 슬관절,무릎관절 -osis 증 arthro 관절
- 주 진료과 정형외과
- 개 요 무릎관절 연골의 퇴행성 변화로 무릎에 염증 발생 하는 것
- 증 상 관절잡음, 무릎부종, 무릎 통증
- 원 인 무릎의 퇴행성 변화, 세균성 관절염, 결핵성 관절염
- 진 단 1. 방사선 사진
  2. 동위 원소 검사
  3. MRI 검사
  4. 관절경 시행
- 치 료 1. 약물치료
  2. 온찜질
  3. 스트레칭
  4. 관절내시경수술
  5. 인공 관절 치환술

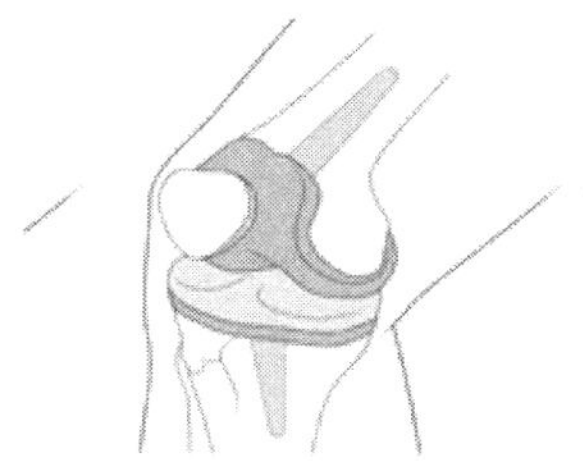

## spondylopathies 척추병증

(KCD code :            )

- 용어 분석 spondylo- 척추 path 경로, 통로 patho 병
- 주 진료과 정형외과, 류마티스내과
- 개 요 몸의 균형을 유지하고 기둥 역할을 하는 척추에 문제가 발생하는 것
  척추는 모두 33개의 뼈, 경추, 흉추, 요추로 나눔
- 증 상 감각이상, 요통, 운동장애, 자율신경장애, 저림
- 원 인 1. 경추(목 디스크) : 머리무게 받침, 움직임 큼
  2. 흉추 : 앞뒤로 움직임 적어 손상이 적음
  3. 요추(요추 디스크) : 하중을 지탱, 척추질환 가장 많음
  4. 천추, 미추 : 골반 속, 잘 다치지 않음
- 진 단 1. 엑스레이 검사
  2. 근전도 검사
  3. 동위원소 검사
  4. 척수강 조영술
  5, CT, MRI
- 치 료 1. 척추뼈, 디스크, 인대, 근육, 신경 – 강하게 함
  2. 운동 – 근육 강화 체조, 수영, 자전거타기, 빨리 걷기, 등산
- 관련질환 강직성 척추염, 잠복 매독, 골수염

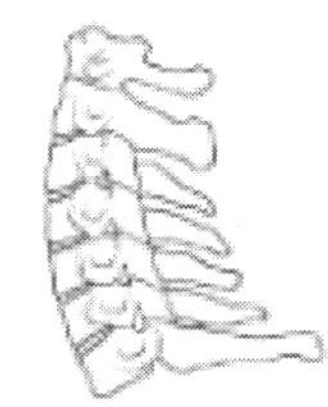

## tear of meniscus 반월판 연골손상

(KCD code :            )

- 용어 분석 tear 째짐, 열상 meniscus 반달, 반달연골
- 주 진료과 정형외과
- 개　　요 반원판 연골은 무릎에 있는 반달 모양의 연골
  무릎관절 보호, 충격 완화, 무릎 기능 할 수 있게 하는 역할을 함
- 증　　상 관절통, 무릎부종, 관절잡음, 무릎 통증, 관절 불안정, 경직
- 원　　인 1. 외상이나 스포츠 손상
  2. 퇴행성 질환, 무릎에 가해진 스트레스
- 진　　단 1. 병력
  2. 이학적 검사
  3. 맥머레이(McMurray) 검사
  4. Apley 검사
  5. 웅크리기 검사
  6. MRI
  6. 관절경검사
- 치　　료 1. 보존적 치료
  - 통증, 부종 관리
  - 압박붕대, 부목, 석고붕대, 소염제
  - 관절운동
  
  2. 수술적 치료 : 관절내시경

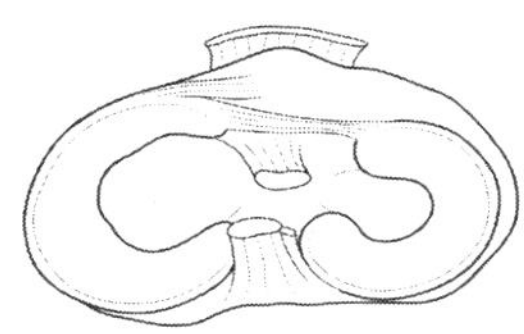

- 관련질환 슬관절 장애, 슬개건염
- 동 의 어 무릎결림, 무릎관절염, 반월판연골통증

## tear of meniscus 반월판 연골손상

(KCD code :            )

- 용어 분석 tear 째짐, 열상 meniscus 반달, 반달연골
- 주 진료과 정형외과
- 개　　요 반원판 연골은 무릎에 있는 반달 모양의 연골
  무릎관절 보호, 충격 완화, 무릎 기능 할 수 있게 하는 역할을 함
- 증　　상 관절통, 무릎부종, 관절잡음, 무릎 통증, 관절 불안정, 경직
- 원　　인 1. 외상이나 스포츠 손상
  2. 퇴행성 질환, 무릎에 가해진 스트레스

• 진　　단 1. 병력청취
2. 엑스레이
3. 정밀검사
- 척추강내 조영술
- 컴퓨터단층촬영
- 자기공명영상(MRI)
4. 전기생리학적검사
5. 혈액 검사

• 치　　료 1. 보존적 요법
- 약물, 물리 치료, 견인, 보조기, TENS, 근육내 자극술 등
2. 수술 요법
- 경피적 척추 후굴 풍선 성형술
- 경피적 척추 성형술
3. 척추 수술 후 요통 환자
- 척수 자극기(spinal cord stimulator).
- 이식형 약물 주입기(Intrathecal Drug Administration System).

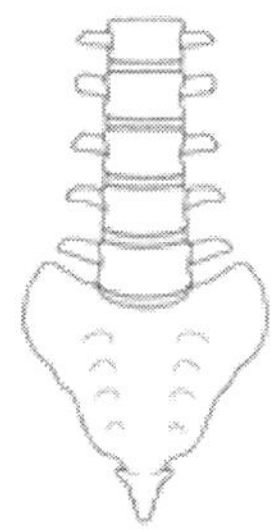

## frozen shoulder 동결견, 오십견, 어깨의 유착성 관절낭염

(KCD code : 　　　)

• 용어 분석 frozen 고착, 동결 shoulder 어깨, 견갑

• 주 진료과 정형외과, 소아정형외과

• 개　　요 손상이나 원인 없는 어깨 통증
어깨의 움직임이 통증으로 제한을 받는 증상

• 증　　상 심한 통증, 야간 통증, 관절 운동 제한

• 원　　인 노화, 운동부족, 어깨관절 연부조직 퇴행성 변화

• 진　　단 1. 진찰 : 임상증상, 운동 검사
2. 방사선 사진 : 어깨관절 연골소실, 견관절 탈구 확인

• 치　　료 1. 냉찜질, 온찜질, 전기자극
2. 소염제
3. 리도카인, 스테로이드 주사
4. 어깨운동, 목어깨 강화훈련, 시계추 운동

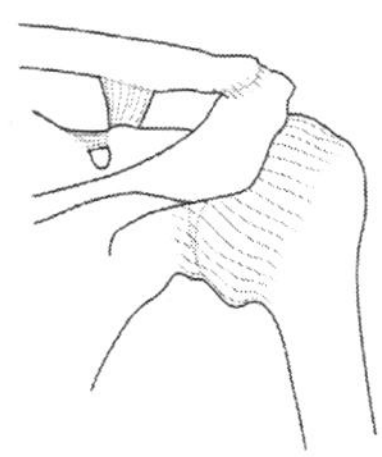

• 관련질환 회전근개 증후군

## fibromyalgia 섬유근통

(KCD code :　　　　)

- 용어 분석　fibro 섬유 my 근육 algia 통
- 주 진료과　정신건강의학과
- 개　　요　신체 여러 부위 통증이 발생하는 질환
- 증　　상　근육통, 목 통증, 복부 통증, 설사, 어깨 통증, 피로. ※ 18군데의 압통점.
- 원　　인　정신적 충격, 호르몬 변화, 근육 이상, 신경 전도 물질
- 진　　단　1. 근골격계 통증
  2. 병력 청취
     - 섬유근육통 진단설문지(Fibromyalgia Impact Questionnaire : FIQ) 점수표
  3. 이학적 검사
     - 근골격계, 신경학적 검사
  4. 혈액 검사
- 치　　료　1. 약물치료
     - 진통제, 항우울제, 항간질제
     - 압통점에 국소 주사
  2. 운동치료(유산소 운동)
     - 스트레칭, 자세교정, 마사지, 요가
     - 물리요법, 경보, 자전거타기, 수영
- 동 의 어　긴장 근육통(Tension Myalgia), 섬유근육통은 섬유조직염(Fibrositis), 섬유근육염(Fibromyositis), 관절주위 섬유조직

## urinary incontinence 요실금

(KCD code :　　　　)

- 용어 분석　urinary 요-, 소변-. 비뇨-, 요로-　incontinence 실금, 실조
- 주 진료과　비뇨기과
- 개　　요　자신도 모르게 소변이 흐르는 증상
- 증　　상

| 요실금종류 | 증 상 |
|---|---|
| 복압성 | 기침, 재채기, 줄넘기 |
| 절박성 | 소변 못 참음<br>화장실 가는 도중<br>속옷 내리기 전 |

| 복합성 | 복압성 요실금과 절박성 요실금 혼합 |
| --- | --- |
| 일류성 | 방광에 소변 가득 차서 넘쳐 흘러 나옴 |
| 심인성 | 신경질환, 정신질환 |
| 진성 | 요관 방광구조적 이상<br>요도괄약근 완전기능 소실 |

• 원　　인 1. 골반 근육 느슨 - 분만, 난산
2. 요도괄약근 기능 저하 – 신경 손상
3. 방광염, 골반부 수술, 방사선 치료 후
4. 당뇨 합병증, 중추말초 신경질환, 방광 수축력 상실, 요로 폐색

• 진　　단 1. 병력청취
2. 신체검사
3. 임상병리검사
4. 방사선 검사
5. 패드테스트
6. 요역동학검사

• 치　　료 1. 비수술적인 치료
– 방광훈련, 골반저근운동, 바이오피드백요법, 질콘요법, 약물치료
2. 수술적 치료
– 복강경 수술, 테이프 수술법, 신경조절법, 방광확대술

## fecal incontinence 변실금

(KCD code : 　　　)

• 용어 분석 fecal 대변- incontinence 실금, 실조

• 주 진료과 소화기내과, 대장항문외과

• 개　　요 자기도 모르는 사이에 대변이 나오는 증상

• 증　　상 변실금 – 자신도 모르게 실수, 속옷에 묻힘, 변 참지 못함

• 원　　인 항문점막 감각이상, 항문 손상·외상, 정신적 장애 다산, 난산, 변비, 외음부 신경 장애, 괄약근 손상, 중추신경 장애, 말초신경 장애

• 진　　단 1. 항문 초음파(anal endosonography)
2. 항문직장 내압 검사(anorectal manometry)
3. 배변 조영술(defecography)

4. 근전도 검사(electromyography)
5. 음부신경 말단운동근 잠복기 측정법
(pudendal nerve terminal motor latency)
6. 자기공명검사(MRI)

• 치　　료 1. 식이 요법
2. 약물 요법
3. 회음부 운동
4. 바이오 피드백치료
5. 전기자극 치료
6. 수술적 치료법
- 1차 괄약근 교정술
- 괄약근 성형술
- 후방 항문 교정술
- 인공 항문 괄약근 조성술

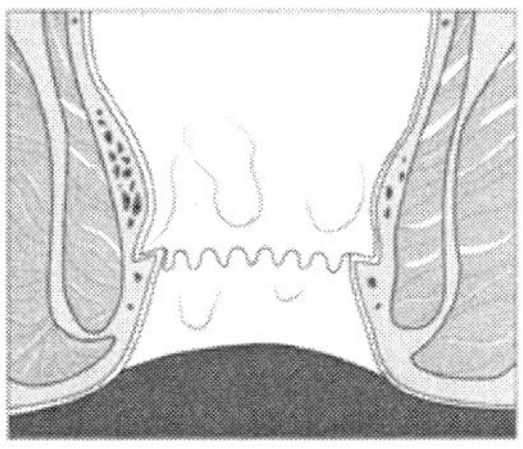

• 관련질환 항문암, 치매, 뇌경색, 혈관성 치매, 회음괴저

## vegetative state 식물인간 상태

(KCD code :　　　　)

• 용어 분석 vegetal 생장하는, 식물성의

• 주 진료과 신경과

• 개　　요 저산소성 뇌손상 환자가 혼수상태에서 식물적 기능만 하는 것

• 증　　상 1. 의식 없음, 자극 반응 없음
2. 호흡기능・소화기능・심장박동 기능 밖에 못함

• 원　　인 두부외상・척추손상・뇌혈관손상・뇌척수종양・중독

• 합 병 증 욕창, 요로감염, 흡인성 폐렴

• 진　　단 의학적 진단
- 운동 반응, 외부자극, 환경 자각 없음

• 치　　료 1. 체위변경 - 욕창 방지
2. 합병증 - 흡인성 폐렴, 요로감염

## dysphagia 연하곤란

(KCD code :            )

- 용어 분석 dys- 고통스러운, 힘든
- 주 진료과 재활의학과, 신경과
- 개 요 입에서 위로 음식이 지나가는데 장애를 받는 운동성 장애
- 증 상 침 흘림, 목에 이물질 느낌, 체중감소, 영양부족, 기침, 음식물 흡인
- 원 인 치아 이상, 진행성 신경장애, 성대마비, 구강내 암, 수술, 위식도 역류
- 진 단 1. 병력청취
  2. 후두내시경 : 혀, 구강, 목, 후두 검사
  3. 식도, 위, 소장의 검사
  4. 방사선 검사
- 치 료 1. 약물 치료 : 근이완제, 제산제
  2. 생활습관 개선
  3. 수술 치료

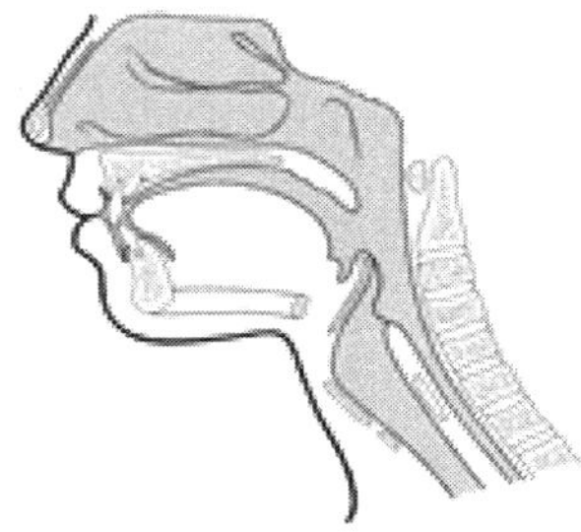

## dyspnea 호흡곤란

(KCD code :            )

- 용어 분석 dys 고통스러운, 힘든 pnea 호흡
- 주 진료과 호흡기 내과
- 개 요 체내에 산소 부족, 폐 기능 이상시 발생
- 증 상 의식 저하, 천명음, 청색증, 호흡곤란, 함몰가슴
- 원 인 천식, 흉부 외상, 심부전, 폐 부종, 폐색전증, 기흉, 기도 막힘, 심장 질환, 갑상선 기능 항진증, 빈혈, 비만, 대사성 산증
- 진 단 1. 급성 호흡부전
  2. 흉부 X-선 사진
  3. 혈액 내 산소 검사
  4. 폐기능 검사
- 치 료 1. 중환자실 산소 치료
  2. 인공호흡기
  3. 이뇨제 투여
  4. 원인질환, 합병증 치료

## coma 혼수

(KCD code :             )

- 용어 분석
- 주 진료과 신경외과
- 개 요 외부 자극에 전혀 반응 못하고, 자발적 신경활동이 소실된 의식장애 상태
- 증 상 무의식, 경련
- 원 인 두부 손상, 뇌출혈, 뇌부종, 뇌의 산소부족, 내분비 장애, 외부 독소의 유입
- 진 단 1. CT, MRI
  2. 혈액검사
  3. 약물검사
- 치 료 1. 기저질환 치료
  2. 감염 예방 - 폐렴, 욕창
  3. 영양 공급

## brain death 뇌사

(KCD code :             )

- 용어 분석 brain- 뇌 death 죽음
- 주 진료과 신경외과
- 개 요 뇌의 죽음, 뇌활동 정지, 뇌기능 정지
- 증 상 혼수상태, 자발호흡 못함, 동공 확대, 저체온증, 전해질 이상, 심부정맥
- 원 인 외상, 뇌출혈, 뇌졸중, 뇌손상, 뇌종양, 질식
- 합 병 증 뇌사판정위원회 정식판정 - 환자의 장기기증 여부 결정
- 진 단 1. 외부자극 전혀 반응 없는 혼수상태
  2. 자발적인 호흡 안되는 상태
  3. 뇌간의 모든 기능 정지
  4. 3명의 전문의의 뇌사판정
  5. 뇌사판정위원회 최종적 뇌사판정
- 치 료 1. 2000년 2월부터 뇌사는 사망 인정
  2. 장기 기증
  3. 심장, 폐, 간장, 신장, 췌장, 안구, 뼈, 조직 기증 가능
- 관련질환 부정맥, 악성 뇌종양, 양성 뇌종양

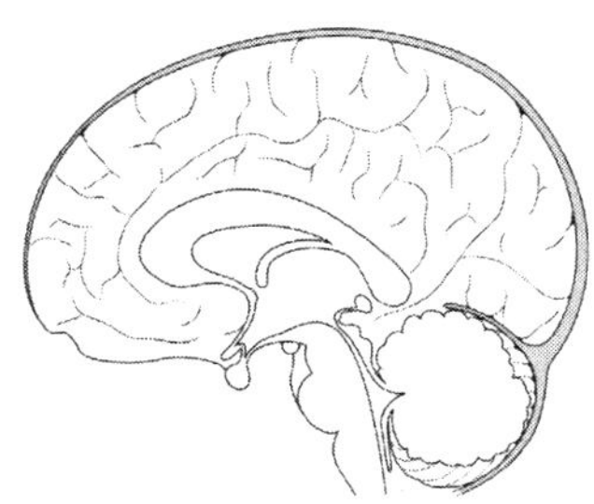

## anamia 빈혈

(KCD code :                    )

- 용어 분석　an 없다　amia 혈액
- 주 진료과　혈액내과
- 개　　요　적혈구 수 감소, 혈액 산소 운반 능력 감소 상태
- 증　　상　두통, 피로, 호흡곤란, 현기증, 식욕부진, 구토, 변비
- 원　　인　골수이상(DNA합성장애), 헤모글로빈 합성장애, 출혈, 적혈구 파괴
- 진　　단　혈액 검사 : 페리틴, 적혈구 수, 헤모글로빈
- 치　　료　1. 빈혈 원인 치료
  2. 영양 섭취, 몸 상태 유지

## tuberculosis 결핵

(KCD code :                    )

- 용어 분석
- 주 진료과　호흡기내과, 흉부외과
- 개　　요　폐결핵 환자로부터 나온 침방울, 비말핵에 의한 감염
- 증　　상　기침, 호흡장애, 객담, 가슴통증, 만성 기침, 객혈, 소화불량, 발열
- 원　　인　결핵균 감염
  숙주의 감수성 차이, 유전적・환경적 요인
- 진　　단　1. 폐결핵 감염의 진단
    - 투베르쿨린 피부반응 검사(Tuberculin Skin Test)
    - 체외 인터페론 감마(Interferon-gamma) 검사
  2. 폐결핵 발병진단
    - 흉부 X선 촬영
    - 결핵균 검사
    - 흉부 CT
    - 기관지 내시경 검사
  3. 그 외 검사
    - 중합효소 연쇄반응법(PCR)
    - 약제 감수성 검사, 내성 검사
- 치　　료　1. 항 결핵제
    - 9~10종 정도
    - 리팜핀, 에탐부톨, 피라진아마이드 등
  2. 부신피질호르몬제 병행
- 동 의 어　속립결핵

## vancomycin-resistant Staphylococcus aureus 반코마이신 내성 황색포도상구균균 감염증

(KCD code :          )

- 용어 분석
- 주 진료과 감염내과
- 개　　요 항생제 페니실린, 세파로스포린계 등 내성, 반코마이신 내성 황색포도알균(VRSA)감염증, 노란색을 띠는 둥근 공모양의 균
- 증　　상 고열, 오한, 혈압 저하, 화농성 염증, 식중독, 패혈증
- 원　　인 1. 기저질병 - 당뇨, 신장질환 등
  2. 메치실린 내성 황색포도알균(MRSA)에 이전 감염된 환자
  3. 몸 속 삽입된 기구 - 중심정맥관
  4. 반코마이신 투여 환자
- 주의사항 감염・보균자 격리, 병원환경 정기적인 소독, 손씻기, 의료기기 멸균 처리
- 진　　단 배양 검사 - 혈액, 감염 병소
- 치　　료 항생제 치료 - 내성이 없고, 감수성 있는 항생제

## vancomycin-resistant enterococci (VRE) 반코마이신 내성장알균

(KCD code :          )

- 용어 분석 resistant 저항, 내성
- 주 진료과 감염내과
- 개　　요 항생제 페니실린과 세파로스포린계 등에 내성 나타냄, 반코마이신 내성, 동그란 알모양의 장 상주균, 위장관과 비뇨생식기계 존재
- 증　　상 요도감염, 창상감염, 심내막염, 열, 오한, 쇼크, 패혈증, 작열감, 심부전
- 원　　인 1. 반코마이신 장기 투여, 악성종양, 혈액질환, 면역제제
  2. 환자 손, 기구 통해 전파
  3. 요로, 상처, 담즙관, 혈류 감염
- 합 병 증 사망률 높음
- 진　　단 배양 검사 - 혈액, 감염 병소
- 치　　료 항생제 치료 - 내성이 없고, 감수성 있는 항생제

**공저자 소개**

김 상 미 (전 한국폴리텍대학 의료정보과)
김 민 주 (로하스광명재활요양병원 심사과)
서 우 순 (경동대학교 보건관리학과)
이 옥 희 (경동대학교 보건관리학과)
정 은 욱 (안동과학대학교 보건행정과)
최 지 연 (고려대학교 구로병원 의료정보팀)
황 슬 기 (수원여자대학교 보건행정과)

**실무 의학용어** 값 25,000원

2018년 3월 2일 제1판 인쇄
2018년 3월 6일 제1판 발행

공저자 : 김상미 · 김민주 · 서우순 · 이옥희
정은욱 · 최지연 · 황슬기
발행인 : 주 영 일
발행처 : **계 축 문 화 사**

서울특별시 종로구 통일로12길 16-17
우편번호 03029
TEL : 735-2257 · 738-9746
FAX : 723-9025
E-mail : gyechuk@hanmail.net
홈페이지 : http://gyechuk.co.kr
1973. 10. 31 등록번호 제300-1973-8호
ISBN 978-89-5629-508-4 93510